李可经方医案解读

主　编　雒晓东

副主编　范玉珍　苏巧珍　吕少华　王启章

编　委　郑春叶　李　哲　周世雄　赵贝贝

周志成　张新春　梁宏风

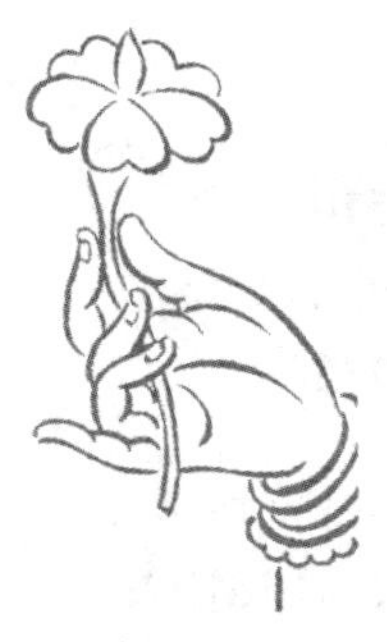

中国中医药出版社

·北　京·

图书在版编目（CIP）数据

李可经方医案解读 / 雒晓东主编. --北京：中国中医药出版社，2025.6（2025.8 重印）

ISBN 978-7-5132-9425-6

Ⅰ. R289.2；R249.7

中国国家版本馆 CIP 数据核字第 2025SC4558 号

中国中医药出版社出版

北京经济技术开发区科创十三街 31 号院二区 8 号楼

邮政编码　100176

传真　010-64405721

廊坊市佳艺印务有限公司印刷

各地新华书店经销

开本 710×1000　1/16　印张 18.75　字数 322 千字

2025 年 6 月第 1 版　2025 年 8 月第 2 次印刷

书号　ISBN 978-7-5132-9425-6

定价　78.00 元

网址　www.cptcm.com

服 务 热 线　010-64405510

购 书 热 线　010-89535836

维 权 打 假　010-64405753

微信服务号　zgzyycbs

微商城网址　https://kdt.im/LIdUGr

官 方 微 博　http://e.weibo.com/cptcm

天猫旗舰店网址　https://zgzyycbs.tmall.com

如有印装质量问题请与本社出版部联系（010-64405510）

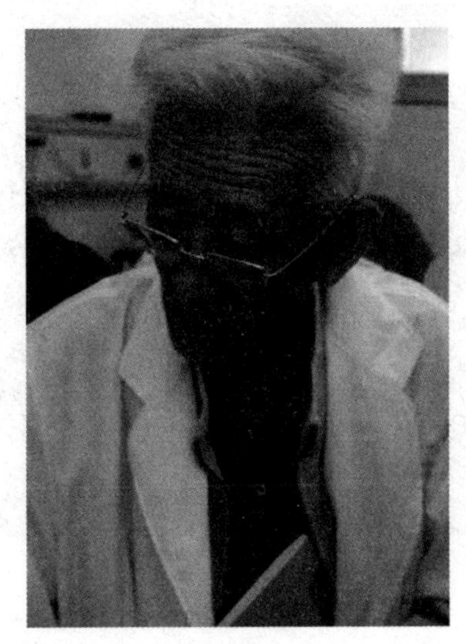

李可先生

李可，1930年生，山西灵石人，中医界独树一帜的临床家，著有《李可老中医急危重症疑难病经验专辑》。毕业于原西北艺专文学部。自学考取中医大专，先是任职于灵石县人民医院中医科，后受命创建灵石县中医院并任院长。致力于中医临床50余年，擅长中医救治急危重症和疑难病症。在灵石县人民医院中医科任职时，急救成了中医科的专长。这在全国各级医院中可谓绝无仅有，故被著名中医大家邓铁涛称为“中医的脊梁”。李老不仅医术高明，而且医德高尚，常年奔走在贫困山区，为贫苦百姓治病；遇到危急重症，还常常守候在侧，亲自为患者煎药、灌药，直到脱险方才离去。

李老学术上崇尚仲景，认为晋唐之后学派蜂起，大多背离了《内经》、仲景之旨。倡导“重疾沉疴，师法仲景”，主张中医立法，回归仲景用药剂量。临床擅长以扶阳重剂救治危急重症，尤其擅用附、桂、姜、萸等温阳峻药，使诸多垂危患者起死回生。其中有案可查，被西医下了病危通知书者，不下千余人，在国内颇有影响。

李老临证治疗内、外、妇、儿、皮肤等科疾病均有丰富的经验，体现在其著作《李可老中医急危重症疑难病经验专辑》中。该书记录了他治疗各种急危重症和疑难病症的独到经验，自创方剂多首，疗效重复性高，大多可供借鉴。

勉励

总纲

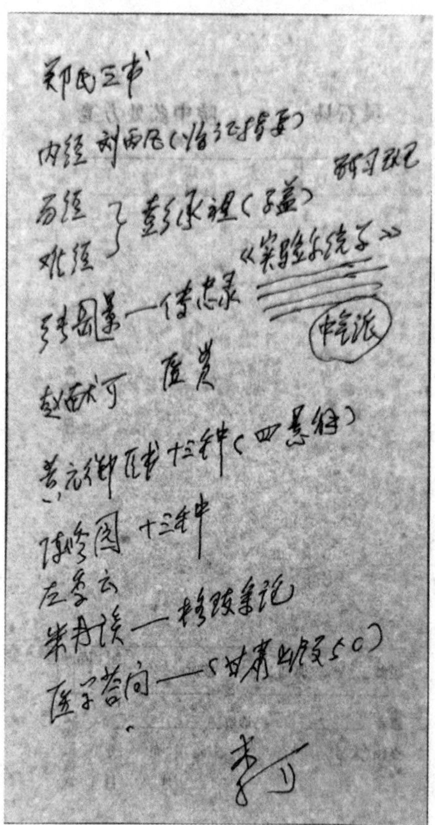

私授

悟道

真武汤证（真武归于理中汤类方）

①筋惕肉瞤，②振振欲擗地，③眩晕，④心悸，浮肿，……

①引伸：一切风木妄动之证象。小儿目眨动不停，大人不定处肌肉跳动，上下眼睑跳动、面肌痉挛……

部位：脾所属。治则：补火生土，壮元阳以消阴翳。

性质：木克土。

②③④

水气～痰饮。脾为生痰之源，肺为贮痰之器，肾为痰饮之根（水泛为痰）（阳不化阴）。

病在三阴，太阴统之。

脾胃为釜，釜中之物，唯火可以腐熟、运化、敷布于五脏。

故，脾胃病，理中、小建中，重温釜底之火，以大桂附理中，补火生土。

若见生克乖乱，但扶其正，听邪自去。

至木克土，不单是木气强，主要是土气虚，土旺则自不受克，补火生土。

难经提倡之隔二隔三治法，我经常用（但特别注重升降（东方升，西方降，南方浮，北方沉））（以中气为圆运动之轴）

我治数百例小儿眨眼症，大人面肌痉挛，得知皆因太阴不升，直接用

见北方人大多面黄肌瘦，精神萎靡不振，食少便溏，

理中汤，一般半月即大为好转，以桂附理中收功。30岁前，还注意抑“木”，用一些平肝

熄风之药，实是画蛇添足。而且“木”气乃生生之气，张锡纯叫作“生命的萌芽”，

岂能任意摧残！（镇肝，伐肝，泻肝！）

真武汤之用白芍，乃是降胆（甲木），酸以敛之，使升发太过的肝气（乙木），

回归肾水之中，成为坎中一阳。只有降的到位，才能生化无穷。故“十一脏皆

取决于胆”，其义在此。

一切属于少阴、太阴两虚之证，真武汤完全可以胜任。

真武汤解

晓东、邓宏、小兰、海钧：

倡议书已签，赞成同志们的计划。

我意，在三年内，应下定决心，咬紧牙关做到：

一、彻底消除，跳出中西汇通、中西结合的迷阵与陷阱，正是这些东西毁灭了中医；

今年刚刚由中国中医药出版社出版的《圆运动的古中医学》一书，近八十年，彭子益继承了中医的正统，可以彭氏的观点判从汉以后各家学说的是非，特别是滋阴学说与温病学派的千古大错。每一个问题都要结合你们的经历一一反思。纠正了当代某些医生的大错也不要紧。各行各业都难免有错，唯独医学是关人命，出不得错。医学之错是以人的生命为代价的，每个人都有沉痛教训，要警醒下一代不可再错。

二、按你们的规划，一些有关性的问题，我的意见如下：

1. 方向，一句话可以概括：凡人身五脏六腑、经络、五官九窍、筋骨血液，但凡一处阳气不到便是病。阳为生命之根基与统帅，万病根本，治病切勿舍本。

2.《伤寒论》是医学的重要起点，基本上是传世的，彭子益遗书，是中华文化大智慧的结晶，她不仅是中国医学的灯塔，世界医学的首

1

书信

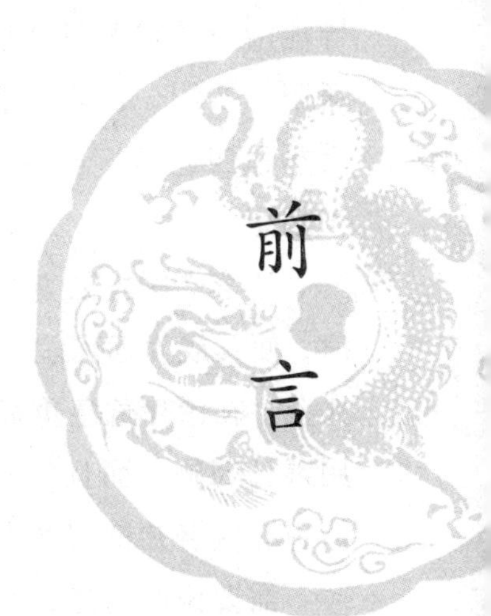

前言

在本书出版之际，想说几句心里话，以表达我对李老的感谢和敬意。有幸能够跟师李老，实是我一生中之大幸！李老的学术思想让我“四十而惑”，让我真正品尝到原汁原味的仲景医学，同时也开始反思院校派的思维定式。李老不仅医术高明，而且医德高尚，常年奔走在贫困山区，为贫苦百姓治病；遇危急重症，常守候在侧，亲自为患者煎药、灌药，直到脱险方才离去。跟师李老几年，既学中医，更学做人！

李老因其自学成才，故少一些院校派中医的规矩束缚；因其常年奔走于缺医少药的山区，故少一些西医西药的干扰，多一些鲜活的中医经验。李老学术上崇尚仲景，认为晋唐之后，学派蜂起，但大多背离了《内经》、仲景之旨，故主张“重疾沉疴，师法仲景”，认为六经乃“万病之牛耳”，主张六经辨治内、外、妇、儿一切疾病！倡导中医立法，回归仲景用药剂量。在方药用量上，李老是最接近仲景的一代宗师，甚至前破仲景，后无来者。李老擅长以扶阳重剂救治危急重症，尤其擅用附、桂、姜、萸等温阳峻药，使诸多垂死患者起死回生，被民间称为“救命先生”。著名中医大家邓铁涛誉李老为“中医的脊梁”。

李老的学术思想核心：认为人之所病，内因不外乎阳衰和阳虚，而外因多是寒凝、寒湿。其内涵为：阳气可以助人身之一切气化，助阳可以治人身一切病证。李老更提出了六经伏寒、三阴同病、培元固本、破格用药及注重煎服法等创新理论与独到经验。其学术精髓在理论上沿袭《易经》《内经》《伤寒杂病论》之学术思想，尤重阳气，认为六经气化乃《伤寒》之真机；诊断辨证上首分阴阳，重辨六经，认为万病总在阴阳之中；论治上“但扶真阳，内、外二邪皆能治”，“阳者阴之根也，阳气充足，则阴气全消，百病不作”；治疗上但求通阳、扶阳、回阳、救阳；用药上承袭仲景六经用药特点，简方重剂，大辛大热，四逆汤、理中汤类，重用附、姜、桂、萸，遵六经以治万病，而不拘于伤寒。

读李老医案处方可知，李老擅用大剂附、桂、姜、萸温阳散寒以起重疾沉疴，使其成为远离院校派的独树一帜的中医大家，是中医大剂量用药的代表和典范，在治疗危急重症方面疗效卓著。需要提醒的是，因其用药剂量超大，常用毒性药物，而且经常用到“相反”“相畏”药，故我们临床应更加谨慎，并需患者签署知情同意书。

需要说明的是，本书所附医案处方，均为电子存档，搜集来源不一。受限于当时拍摄环境或拍摄水平，部分图片清晰度欠佳，字迹模糊。本书排版处理图片时，以保持图片原貌为原则，不予以修饰处理。

雒晓东

2024年10月5日

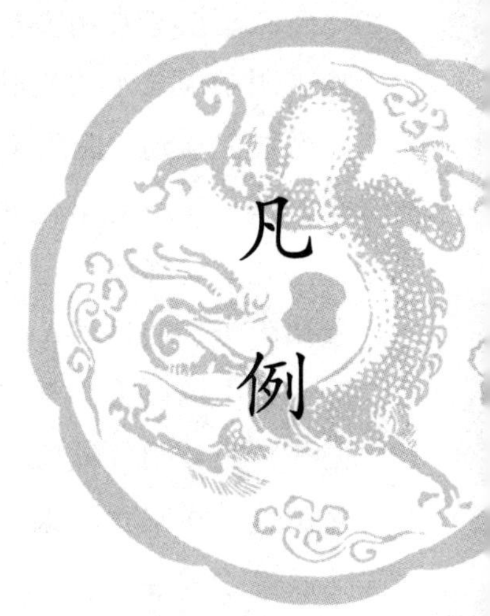

凡例

一、本书主要介绍了李可学术思想、临床经验、医案精选三部分内容。三部分内容之间互有印证和联系，其学术思想、临床经验、医案互为一体，扶阳抑阴之道一以贯之，望读者前后互参，相互印证。

二、学术思想部分，重点论述李老学尊仲景、全六经辨治、扶阳抑阴等方面的内容，并归纳论述代谢病、免疫病、肿瘤等大病类的共性治疗思路，在养生和治未病方面也时时处处体现扶阳、重视扶阳。

三、临床经验部分，重点对肿瘤、中风、帕金森病、糖尿病、甲型流感等疑难病和部分常见病的辨治经验做了详细介绍，其中甲型流感治疗方案可为寒性传染病提供开创性借鉴经验。

四、医案精选部分，选择李老有代表性的典型案例，贯穿“全六经辨治”学术思想，分别按六经伤寒体系和六经杂病体系予以排序，以便需要时对应查找。

五、破格救心汤是李老所创方剂的重中之重，不但“救心”，在很多危急重症阳亡、阴脱、脑衰的关键时刻，都可以辨证加减应用。

六、李老最可贵之处，在于绝不保守！其所想所悟、用药经验和煎服方法，全部和盘托出，辨治之精细，用药之胆识，在今日之中国绝无仅有！中医赤子之心，全部蕴藏在病案经验之中，愿大家细细品味。

七、病案标题与按语，尽量体现李老“全六经辨证”学术思想，并尽量保留李老原有记录思绪。“全六经辨证”即用六经辨证辨治一切疾病，用以体现李老“六经执万病之牛耳”的学术思想。

八、李老常用“小青龙汤虚化”，即指太阳风寒水饮兼见少阴阳气不足，或少阴阳虚兼水饮犯肺。“小青龙汤虚化”这里不应看成小青龙汤加附子，而应看成四逆汤、麻附辛加小青龙汤，以四逆汤温少阴之阳，麻、桂解表散寒，姜、辛、味、夏温化寒饮，又有麻、附、辛托透伏寒之意。

九、病案题目与按语，我常用“三阴阳虚或阳衰”，即指少阴阳气虚衰，重用附子、四逆汤（或合用肾四味）之类；太阴阳气虚衰，用大剂理中汤或附子理中汤以火生土；厥阴阳气虚衰可用肉桂、干姜之类，但多见疏泄太过，阳气亡脱或阳气欲脱，常用来复汤、“三石”、大剂山萸肉等收敛欲散、欲脱之阳气。在阳亡阴竭、有欲脱之危象时，宜用破格救心汤合肉桂加减论治，无脑衰或神昏，则要去麝香。

十、五脏阳气虚衰，或三阴阳气虚衰，皆可以桂附理中汤为底（应该用肉桂），桂附理中汤不应看成理中汤加桂、附，而应看成四逆汤温肾阳或温少阴之阳，理中汤温脾阳或温太阴之阳，桂枝甘草汤温心阳或手少阴之阳，甘草干姜汤温手太阴之阳，《辅行诀》小补肝汤温补肝阳或温厥阴之阳气。五脏六经之阳气旺盛则身心健康，万病不生。

十一、“李可医案处方选讲”部分，是其医案处方的详细解读，是为了帮助读者能够更深入地进行思考与临床运用。

十二、在救治急危重症和疑难病方面，李老是国内首屈一指的专家，在国内外享有盛名，故邓老誉之为“中医的脊梁”。但其用药剂量往往超过药典数倍或数十倍，有毒药物及“十八反”“十九畏”也常常用到，故青年医生不宜盲目使用，建议待到高年资或至少经历 5 ~ 10 年的临床历练，深知医疗风险可畏可怕，而且能够把控风险时方可。学习之时，或开方用药时，一定要非常谨慎，须患者知情同意，并能做到中毒时的紧急救治处理。

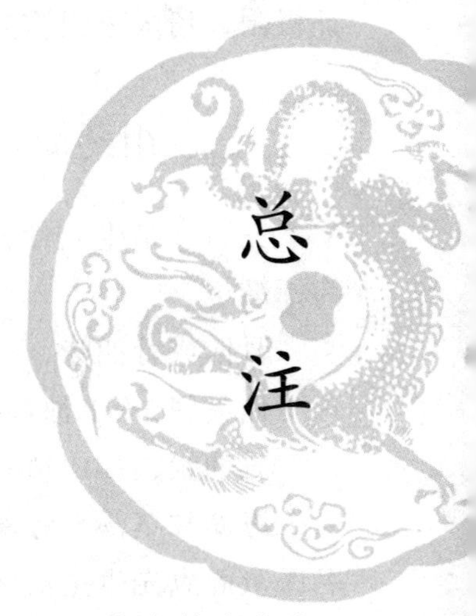

总注

李老医案处方中习用中药名、组药简方、炮制、煎服法、病症等略称注明如下，正文中不再统一改为标准用名。

一、中药名略称

大贝，指浙贝母。尖贝，即川贝母。

二花，即金银花。米壳，即罂粟壳。

生芪，即生黄芪。北芪，即黄芪。杭芍，即杭白芍。

云苓，即茯苓。川连，即川黄连。土元，即土鳖虫。

酒芩，即酒黄芩。炙草，即炙甘草。川断，即川续断。

粉葛，即葛根。淫羊藿，即仙灵脾。元参，即玄参。

砂米或砂仁米，即去壳砂仁。穞豆，即黑豆。

伏龙肝，即灶心土。油桂，油润之肉桂，有时写紫油桂。

炙紫冬，指炙紫菀、炙款冬花。蝉衣、虫衣，即蝉蜕。

血珀，即血色琥珀。血沉，即血色沉香。

鳔珠，即鱼鳔珠。二冬，天冬、麦冬。

东阿，山东东阿所产阿胶。大叶金，即金钱草。

20 头三七或 30 头三七，即上等三七。

二杠，即两叉鹿茸，有时用“二杠正头”“一等茸”“黄毛茸”“茸尖”，即上等鹿茸。

壳白果，即带壳白果，打碎入煎。白果壳可以解白果毒性，故李老多用带壳白果。李老原著成人多用 21 枚，但白果带有毒性，带壳白果 21 枚为李老临证极限，请大家慎重并临证斟酌。

二、组药简方略称

三石，指生龙骨粉、生牡蛎粉、活磁石粉各 30g（以李可原著破格救心汤为标准）。

肾四或肾四味，一般指菟丝子[白酒浸一刻钟（15 分钟）]、枸杞子、淫羊藿（仙灵脾）（羊油炒）、盐补骨脂各 30g。肾四味×g 即肾四味各×g。

三仙炭，即山楂炭、神曲炭、麦芽炭；与姜炭合称四炭。

海藻甘草汤，海藻、甘草、全蝎、蜈蚣，水煎服。海藻甘草汤是兰州已故名医董静庵先生主治瘰疬之验方。李老用之消肿瘤、瘰疬等。

引火或引火汤，熟地黄 90g，巴戟天 30g，天冬、麦冬各 30g，茯苓 30g，五味子 30g，肉桂粉 3g（米丸吞）。来源于清・陈士铎《辨证奇闻》，李老有变动。

定风丹，何首乌、白蒺藜等量用，多入汤剂。

止痉散 12～6，即全蝎 12g，蜈蚣 6 条，数量经常变动，但前面为全蝎克数、后面为蜈蚣条数不变。多研粉冲服。

三、炮制、煎服法及其他略称

九地，九制地黄，即熟地黄。

漂海藻，海藻用热水漂洗 3 次。

药名后面括号中标注（后）、（后 5）、（后 5 分）、（后一刻）等，如肉桂（油桂、紫油桂）、辽细辛、白芷等，有写具体分钟可按具体时间要求，无标注具体分钟可按最后 5～15 分钟入煎或酌情处理即可。

药名后括号中标注（研）、（炒研）、（研冲）、（冲服）等，即须研粉，或先炒后研粉，或研粉冲服。

药名后括号中所标注（另），如高丽参（另）等，即须单独煎煮后兑入服用。

药名后括号中所标注（打）、（捣），即将前药捣碎，不是制粉。

米丸吞，肉桂粉 3～5g 用小米粥和丸，其余药煎汤送服肉桂粉米丸。

旬 7，就是一个月上、中、下旬，每旬 10 天，服 7 天药，停 3 天药。

目扎，即频繁眨眼，指眼睑肌痉挛或 Meige 综合征。

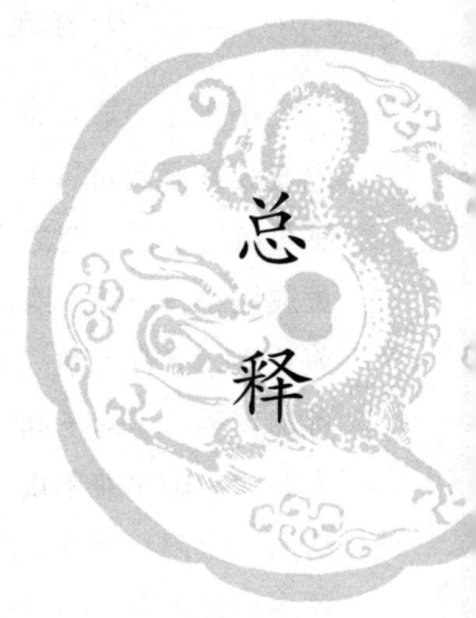

总释

一、六经的本质

六经的基本作用就是解决疾病定位的问题，是病在太阳还是阳明，或少阳、或三阴经，是在脏腑还是经络，是太阳腑还是阳明腑，还包括六经附属的五体九窍，首先要解决定位的问题；在病位确定的基础上，进一步解决病性的问题，比如说厥阴病有寒热错杂、厥热胜复、上热下寒的问题，少阳病有寒热往来的问题，太阳病有表虚表实的问题。通过六经，也便于分析疾病的病因，还可以解决病机问题，比如足厥阴肝疏泄太过或不及，手少阴心不能主血脉或阳气不足，足太阴脾阳虚、寒湿太重等病机的问题。另外，要解决经络的问题，比如足厥阴肝经，过阴器抵小腹，与生殖器相关的病症，可能和足厥阴肝经关系密切。前胸部的病症和阳明经关系密切，身体侧部的病症和少阳经关系密切。实际上六经辨证就是解决病因病机、定位定性的问题。

二、“太阳虚化”解

李老治疗太阳病常讲到“虚化”问题，桂枝汤、麻黄汤、葛根汤、小青龙汤等皆有虚化问题，比如桂枝加附子汤、桂枝去芍药加附子汤、麻黄附子细辛汤、麻黄附子甘草汤、小青龙汤加附子等皆是针对太阳虚化问题。所谓“太阳虚化”，就是太阳为病，但少阴阳虚，阳气在根本上不足，故大多太阳表病多兼少阴阳气虚衰，就要用到扶阳的根本药物——附子、四逆汤之辈。即《内经》所谓“邪之所凑，其气必虚”。

三、“小青龙汤虚化”解

小青龙汤原是仲景为太阳寒饮立方，但凡一切阴寒痰饮在肺皆可运用，不论有无外感均可，兼少阴阳虚者可加附子，李老谓之“小青龙汤虚化”。无外感可减麻、桂、芍之类，有阳脱之象者需加三石、山萸肉等固脱之品，并减麻黄或用小量麻黄，有时加用白果止喘，有治喘之效，无拔阳之虞。并加人参另煎兑入，有肾不纳气者加蛤蚧、沉香、核桃。病缓者可加肾四味，心衰水肿者可加茯苓、车前子利水之品，痰多可加半夏、瓜蒌，热化者加用石膏。李老认为寒饮犯肺多兼阳虚，故小青龙汤多有虚化，小青龙汤加附子应理解为加四逆汤回阳温阳，加麻、附、辛温阳托透，交通表里阳气。小青龙汤虚化方实为不可多得之良方。一切慢性阻塞性肺疾病、肺炎、呼吸衰竭等有寒饮喘咳之证候皆可加减运用，“甲流”“寒疫”“SARS”“新冠”等皆可参考。

四、“三阴统于太阴”解

太阴是脾、肺及其经络、附属结构的问题，重点在于脾失运化，水饮内停。李老讲“三阴统于太阴”，一般情况下三阴病可从太阴论治。李老特别强调一切代谢病皆因太阴失于运化，水湿痰饮内停所致，须从太阴论治，糖尿病、高血压、高血脂、高尿酸、肥胖、心脑血管病的预防等皆可从太阴着眼，理中汤、建中汤、补中益气汤、四君子汤皆太阴常用之方。外感风寒所致手太阴肺失宣发、肺气不畅喘咳之类，李可遵仲景，常归于太阳经病。

五、“三阴同病”解

包括了仲景的三阴合病、并病，只要三阴受累，不管其先后次第，皆谓之“三阴同病”，但李老还有“三阴阳虚”“三阴阳衰”“三阴寒湿”“三阴寒凝”等，所指多为三阴阳虚、阳衰，阴寒凝聚，寒痰、水饮、瘀血留滞盘踞，或有虚阳外越、龙火上燔之类证候。

六、桂附理中汤解

桂附理中汤应看成理中汤、四逆汤、桂枝甘草汤、甘草干姜汤诸方之合剂，实为温补一身之阳气的基础方。其中桂枝应用肉桂以温厥阴之阳，干姜温太阴之阳，附子温少阴之阳，或理中汤温太阴之阳，四逆汤救少阴之阳，《辅行诀》小补肝汤（肉桂、干姜）温厥阴之阳，故用以作为治疗三阴五脏阳虚、阳衰之总剂或基础方。

七、"龙火上燔"解

龙火，少阴元阳，即肾中命火。龙火上燔有两种情况，一个是阴虚龙火上燔，水浅不养龙，用朱丹溪的办法，封髓丹、大补阴丸、知柏地黄汤之类；一个是水寒不藏龙，阳衰阴寒盛极，逼迫龙火上燔，用仲景通脉四逆汤、白通汤之类。

八、破格救心汤解

破格救心汤是李老所创的最重要方剂，增强了仲景四逆汤类回阳救逆方的功效。破格重用附子、山萸肉后，使本方发生质变。破格救心汤具有扶正固脱、活血化瘀、开窍醒神的功能，能救治心力衰竭（心衰）、呼吸衰竭、循环衰竭，纠正全身衰竭状态，具有"起死回生"的神奇功效。

本方可挽垂绝之阳，救暴脱之阴，敛欲散之气，开窍醒神救脑。凡内、外、妇、儿各科重危急症，或大吐大泻，或吐衄便血，妇女血崩，或外感寒温，大汗不止，或久病气血耗伤殆尽，导致阴竭阳亡，元气暴脱，心衰休克，生命垂危……一切心源性、中毒性、失血性休克及急症导致的循环衰竭。症见冷汗淋漓，四肢厥冷，面色㿠白或萎黄、灰败，唇舌指甲青紫，口鼻气冷，喘息抬肩，口开目闭，二便失禁，神志昏迷，气息奄奄，脉象沉微迟弱，每分钟 50 次以下，或散乱如丝，雀啄屋漏，或脉如潮涌壶沸，数急无伦，每分钟 120～240 次及以上，以及古代医籍所载心、肝、脾、肺、肾五脏绝症和七怪脉、绝脉等必死之症，西医放弃抢救的垂死患者，凡心跳未停，一息尚存者，急投本方大剂，或可转危为安。

本方绝不是单纯救心方，而是救命方！

本方是一切内外妇儿急危重症，最后阳亡阴竭或阳气欲脱的终极救命之方！

目 录

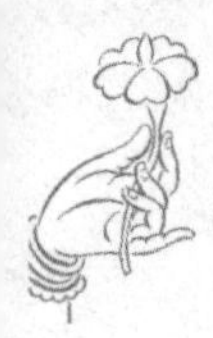

总 论

经方是中医临床方药体系的基石，是辨证论治的源头，自张仲景创立六经辨证论治体系，六经生理病理体系就成为经方体系的纲要，李老讲“六经执万病之牛耳”，即是说六经体系可以辨治一切疾病，包括伤寒、温病、疫病与内、外、妇、儿、眼科、五官科等一切杂病。

六经包括太阳、阳明、少阳、太阴、少阴、厥阴六大生理系统，其核心为经气及其功能、脏腑经络气化及其附属的五体九窍方面的生理体系。比如，太阳包括足太阳膀胱经、腑及其主持的膀胱气化、排尿储尿，也包括手太阳小肠经、腑的分清泌浊及其所属气化结构的所有病理变化。另外，十二经经气合化成为六经体系。

在内外邪气的影响下，六经生理功能失常就会产生病理变化，即出现六经病。若发生在太阳经中，便是膀胱或小肠经、腑体系的病变，但太阳主表，为六经之蕃篱，与肺的宣发功能密切相关，因此，太阳经腑体系还包括了一切表病、表气功能失常和肺的宣发失常证候。经方十二字方针有云：“观其脉证，知犯何逆，随证治之。”脉证（舌象、脉象、症状、体征）便是生理功能失常的表现与依据。同理，如果能明辨生理失常（病理）的依据，就能依此选方用药。其过程即中医临床的核心——辨证论治。

六经的本质是什么？六经的基本作用就是解决疾病定位的问题。是病在太阳还是阳明，或少阳或三阴经，是在脏腑还是经络，是太阳腑还是阳明腑，还包括六经附属的五体九窍，首先要解决定位的问题。在病位确定的基础上，进一步解决病性的问题，比如说厥阴病有寒热错杂、厥热胜复、上热下寒的问题，少阳病有寒热往来的问题，太阳病有表虚表实的问题。通过六经，也便于分析疾病的病因，还可以解决病机问题，比如足厥阴肝疏泄太过或不及，手少阴心不能主血脉或阳气不足，足太阴脾阳虚、寒湿太重等病机的问题，另外，要解决经络的问题，比如足厥阴肝经，过阴器抵小腹，那么与生殖器相关的病症可能和足厥阴肝经关

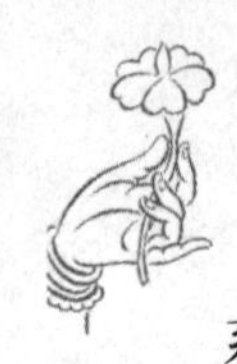

系密切。前胸部的病和阳明经关系密切，身体侧部是少阳经的部位。实际上六经辨证就是解决病因病机、定位定性的问题。

六经，简单地说，就是太阳、阳明、少阳、太阴、少阴、厥阴，深层次探讨，六经的本质，涉及脏腑经络的气化功能障碍。六经包括六个腑，六个脏，十二条经脉，其直接联系到络脉、皮部、奇经八脉、五体、九窍体系。麻桂剂解决太阳表虚、表实的问题；五苓散、桃核承气汤解决蓄水、蓄血等太阳腑证的问题；白虎汤、承气汤解决阳明经腑的问题；柴胡剂解决少阳经腑的问题；理中汤、建中汤解决脾、肺等太阴经脏的问题；四逆汤、真武汤解决少阴心、肾经病、脏病等问题；厥阴系列方药解决肝和心包的厥阴经脏病问题，比如“少阴病，二三日，咽痛者，可与甘草汤，不差者，与桔梗汤”，因为少阴之脉过咽部，所以就要考虑少阴经的问题。

第 1 章　李可治病思路与方法

第一节　代谢病总体治疗思路与方法
——病在三阴，统于太阴

代谢病，包括各种代谢综合征与 2 型糖尿病（糖代谢异常）、高脂血症（脂类代谢异常）、痛风（嘌呤代谢异常）、高血压病（水、电解质代谢异常）、肥胖等。由于代谢病的病因和发病机制有密切的内在联系，中医、西医都能以一类疾病来探讨。代谢病的危害，除直接给患者带来痛苦以外，更重要的一点，它还是心脑血管疾病、肾脏疾病、周围血管疾病的潜在病因。代谢病目前在我国呈暴发性、广泛性，且发病年龄日趋年轻化。患者数量达到 3 亿以上，造成了极大的社会经济负担。

一、2 型糖尿病

（一）病因病机

《素问·奇病论》中关于消渴的论述，我们认为完全可以指导代谢病的诊疗。“帝曰：有病口甘者，病名为何？何以得之？岐伯曰：此五气之溢也，名曰脾瘅。夫五味入口，藏于胃，脾为之行其精气，津液在脾，故令人口甘也。此肥美之所发也，此人必数食甘美而多肥也。肥者令人内热，甘者令人中满，故其气上溢，转为消渴。治之以兰，除陈气也。”

1. 过食肥甘，嗜食生冷　不争的事实是：我国 20 世纪 80 年代以前，2 型糖尿病的发病率很低。而现在，由于生活水平提高，肥甘厚味及冷冻食品增多，致使该病发病率升高。肥甘厚味对人体最大的影响是引起脾胃过劳，嗜食生冷则直折脾阳，二者均可致脾气左升、胃气右降的功能下降，亦即中气虚馁。

彭子益先生言：脾升胃降乃是人体气机升降的枢纽，枢纽斡旋之力不足，则整个人体气机的升降出入必然受影响。中气不运则中满，胃气不降则产生郁热，

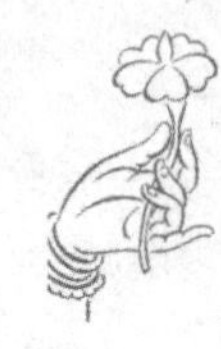

故有内热。脾胃失其健运，则水谷不化，湿气内生，互结为患，再困中州，由此形成恶性循环。

许多2型糖尿病患者，虽有口渴，但无舌红少津，反见舌淡有齿痕，苔滑或白腻罩黄之象。此为中土气化失职，气不化津，津不上承所致，而非阴液亏少。赵献可云："脾主浇灌四傍，与胃行其津液者也。脾胃既虚，则不能敷布其津液，故渴。"饮而不解渴，甚则愈饮愈渴足以证明。许多青壮年患者表现为面红如醉，午后更甚。头面乃阳明经范围，午后阳明当降，降机不利则郁于上，故见面红而头汗多。

2. 少动多逸　这也是现代人生活方式的特点之一。《吕氏春秋》言："流水不腐，户枢不蠹，动也，形气亦然，形不动则精不流，精不流则气郁。"少动多逸则气血流动不畅，阳气虚者则更易导致中气馁，水谷无以化，精微不能生。

3. 失治误治　西医治法在此不论。不少中医泥于阴虚火旺之论，不详阴阳、寒热真假，妄投清热泻火、滋阴润燥之剂。仲景曾在厥阴篇中警示："下之利不止"，是断其生化之源。白虎、六味辈虽不是下法，然其寒凉之气与下法无异。寒凉之品首伤中宫，太阴告急，则五脏六腑失其养，少阴之气亦将不保。消渴者燥热为标，阳虚为本，为其病机主脑。阴津精血当易再生，阳气耗损则难恢复，故临床每见消渴病轻者重、重者死的残局。

4. 房事不节　脾阳之根乃肾中元气，中土为釜，则肾之元气为釜底之火。腐熟水谷，运化精微，全赖此火。房事不节则元气困乏，上不能助中土之运，下不能助膀胱气化。另有佐证，在治疗过程中，确凿发现：一次房事足以升高血糖。

总之，2型糖尿病，虽病在三阴，但统于太阴。试分析如下：肾中阳气，通过厥阴风木的调动而上入于脾，再通过脾气之升而达上焦；心肺之气借助阳明之降再入肾中，如此循环。此循环必通过脾升胃降才能顺利进行。肺胃降气不利，则元气游于上，出现中、上二焦之假热。热象背后，却是元气上浮而不归宅。脾升不及，则厥阴风木加强调动肾中元气，以助脾之升清散精，表现出肝的疏泄太过，风火相煽，出现消渴的同时，过度调动元气。左升右降两端均能造成下焦虚而生寒，中、上两焦郁而生热的局面。故郑寿全之"消渴求之于厥阴"、赵献可之"伏龙雷之火"、喻昌之"始于胃而极于肺肾"等论述在理论上可得到统一。

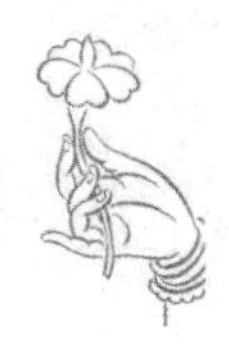

（二）治疗大法

1. 龙雷之火上炎时，急则敛固。用引火汤、大剂桂附地黄汤先引火归原。视胃气之盛衰，择加人参、干姜、白术等理中之品。

2. 若有消渴，脐下有气上冲，心慌汗出（气上撞心），食纳不香（饥而不欲食），厥阴主证悉见，用乌梅丸；若尺脉见浮，腰困等，阳火不藏，可合用封髓丹。

另：乌梅丸中原无炙甘草，我们用乌梅丸则必加之。且看乌梅丸炮制法中，将全药研末后还有一道工序，即“蒸之米下”一句，至关重要，不可认为可有可无。何以“蒸之米下”（药末置于笼中，上覆一层粳米，待米熟去米留药）？显然是为“资其谷气”（谷气，脾土之气）。彭承祖谓“三阴统乎太阴”，太阴告急，则五脏六腑失其根，少阴元气亦将不保（先天、后天互为其根）。一部《伤寒论》，无处不在警示固护中气之深意。

3. 少阴、厥阴证不显，中焦脾胃证见，或患者无甚明显症状而有血糖高者，附子理中汤加味。附子 30～90g，肉桂 10g，人参 30～60g，炒白术 30～60g，干姜 30～60g，山萸肉 90～120g，炙甘草 30～90g，砂仁 30g，生半夏 30g，白芍 45g。化裁该方，以运太阴、固少阴、敛厥阴。

（三）注意事项

1. 凡误服寒凉滋阴、苦寒泻火者，先以大剂理中汤救药误，亦即救胃气，一切虚损大证首要保胃气（中气）。

2. 肾气既伤，元气欲脱，救阳为先，破格救心汤。

3. 服药期间杜绝房事。切记！

4. 服药期间，大多数患者出现排气排便多，且味大，虽未用“兰”，但可除“陈气”，符合《内经》的思路。

二、高脂血症

理同 2 型糖尿病，用加味附子理中汤，1 周即下降，较之糖尿病易治。

三、痛风性关节炎

疼痛剧烈可用加味乌头煎，缓解后继用附子理中汤、真武汤辈。虚象明显者，扶正即可止痛。

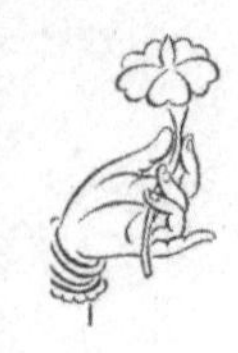

四、喻昌之“律五条”

对于代谢病的治疗，以喻昌之“律五条”与同道共勉。

1. 凡治初得消渴病，不急生津补水，降火彻热。用药无当，迁延误人，医之罪也。（注：此节所言“生津补水，降火彻热”，当作调畅气机讲，使得辛金降而癸水生，戊土降而郁热自消，而不是用知柏地黄类滋阴泻火。）

2. 凡治中消病成，不急救金、水二脏，泉之竭矣。不云自中，医之罪也。

3. 凡治肺消病而以六味地黄丸治其血分，肾消病而以白虎汤治其气分，执一不通，病不能除，医之罪也。

4. 凡消渴病少愈，不亟回枯泽槁，听其土燥金不生，致酿疮疽无救，医之罪也。

5. 凡治消渴病，用寒凉太过，乃至水胜火湮，犹不知返，渐成肿满不救，医之罪也。

第二节　免疫系统疾病总体辨治思路
——扶正以托邪外出（托透法）

免疫系统疾病，包括一切以免疫功能失调为主的疾病，诸如类风湿关节炎、系统性红斑狼疮、皮肌炎、强直性脊柱炎、哮喘、牛皮癣等疾病，是世界医学难题。但在我们的医疗实践中，这些所谓的疑难病大多数是可以治愈的。把我的治疗思路传授给弟子，他们也治愈了许多。我们始终坚信古训：“或言久疾之不可取者，非其说也。”“言不可治者，未得其术也。”

查阅古今医案，不难发现，历代医家对西医免疫系统疾病的认识十分丰富，有从外感论之，有从内伤论之；有从脏腑入手，有从经络入手；用药寒者有之，热者也有之。这些观点让后学很难从舍，因而治疗上难以形成定见。

观察了数十例典型病例的由重到轻、由轻到愈的全过程，我们发现了免疫系统疾病的由无到有、由轻到重的发展规律。

一、本气先虚

《灵枢·百病始生》：“风雨寒热，不得虚，邪不能独伤人。”《灵枢·营卫生会》：“人受气于谷，谷入于胃，以传于肺，五脏六腑皆以受气，其清者为营，浊者为卫。营在脉中，卫在脉外，营周不休，五十而复大会，阴阳相贯，如环无端。”此讲营卫出于中焦。《素问·太阴阳明论》：“足太阴者，三阴也，其脉贯胃属脾络嗌，故太阴为之行气于三阴。阳明者，表也，五脏六腑之海也，亦为之行气于三阳，脏腑各因其经而受气于阳明，故为胃行其津液。四肢不得禀水谷，日以益衰，阴道不利，筋骨肌肉无气以生，故不用焉。”此讲脾胃行气于三阴三阳，又言筋骨肌肉之水谷气依赖于脾胃。

人体营卫气血的生成及正常运行依赖于中焦。六淫之邪伤人的基础是脾胃虚弱，脾胃不虚则邪不能侵，邪侵亦不能潜伏。在临证中发现，免疫系统疾病患者在发病前、发病中，其中焦失运是必备条件。

二、伏邪存焉

关于伏邪理论，最早肇端于《内经》：“冬伤于寒，春必病温。”我们发现，伏邪的确是许多疑难大症的发病机制，在免疫系统疾病中占主要位置。

风寒湿邪侵袭人体，本气不虚者，机体祛邪之力尚足，多表现为外感表证。邪气从皮毛而入，当从皮毛而解，故麻黄汤、桂枝汤、葛根汤、麻黄附子细辛汤等可用。表证的发热、咳嗽、喷嚏等症状，给患者带来痛苦的同时，也具有外散之势，此类症状不能轻易见热用凉，当因其势而利导之，否则会邪陷于里，损伤正气，导致病从三阳而入三阴。小儿常见太阴证（西医所谓的肠系膜淋巴结炎）、老年人常见少阴证（诱发心脏病、呼衰）等，多由中西医不恰当的治疗，形成伏邪，是其主要机制。

邪初在表，本气虚者，无力驱邪外出，而入于经络，内舍五脏，伏于血气，形成“伤风不醒变成痨”的格局。此时的治疗应“扶正达邪”“助阳透邪”，甚至“但扶其正，听邪自去”。用人参败毒散、小青龙汤、四逆汤、麻黄附子细辛汤、乌头汤等加味。此类证非但不能用白虎汤、银翘散等剂，麻黄汤、桂枝汤等汗法也不能单独运用，必加补气、补阳之剂，否则容易导致大汗亡阳而寒邪不去的残局。

三、伏邪既存，正气必攻

人有一息尚存，正气必然去破邪，毕竟正与邪不两立。正气足时，有类表证的祛邪表现；正气虚，不能一鼓作气驱邪外出，遂偃旗息鼓，伏邪继续隐匿。免疫系统疾病在春季加重，恰是人体借天地生发之大势，驱邪外散的表现。春曰发

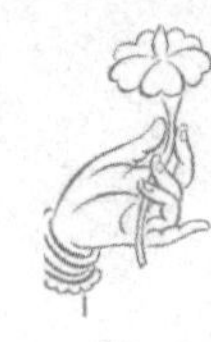

陈，亦发陈病也。正邪之间的拉锯战，因正始终不能完全胜邪而形成，导致反复发作，缠绵不愈。

理解了这个特点，我们在治疗上的思路也就有了：以扶正为主，固本培元。或附子理中汤，或补中益气汤、补血汤、建中汤、桂附地黄汤等。正气充足时，临床定有表现，即祛邪反应。譬如，出现皮疹、关节疼痛加重、关节肿等。此时，可在扶正的同时加川乌、细辛、附子、吴茱萸、麻黄、桂枝、葛根等温开温通之品。有络病表现，亦可用蜈蚣、全蝎、地龙、僵蚕等虫类通络。瘀血表现者，加乳香、没药活血化瘀之属。代表方为加减乌头汤。外散之机欲停，或已现虚象，如纳呆、便溏、汗多、乏力，脉有空浮象时，停上述温运之药，再回扶正之途。如此反复几次，伏邪有望彻底透发，即告病愈。这个阶段的治疗，当拳拳以元气为念，正气足则攻，正气弱则补，或寓攻于补。

四、正气攻邪，必伤正气

正邪相争阶段，如果忽视正气，仅见邪实，专事破邪，或恣用寒凉以减症状，加上伏邪一刻不停地消耗正气，易使元气空乏，造成元阳浮越的危候。若出现下肢冰冷或浮肿，上实下虚，上假热下真寒，面如红妆，气升而不降等证，不能祛邪，不能扶正，急敛元气。用四逆汤、破格救心汤、四逆加人参汤、引火汤、潜阳封髓丹等。待下焦有根，元气归宅，再行扶正、托透交叠进行的方案。

五、总结

（一）难症痼疾，师法仲景

免疫系统疾病的治疗过程，虽然强调阳气，强调寒邪，强调三阴证，但六经病证均可能在不同时期出现，出现哪经病证就按照哪经用方。体不虚，邪气盛，表现出太阳证风湿热痹者，可用人参白虎汤加味。病从三阴到三阳，出现了阳明腑证和少阳证，用承气汤加味、小柴胡汤加味等。不能仅执一方一法，而应明了疾病的来龙去脉，按六经辨证施治，这样才能把历代医家的宝贵经验统一起来。

（二）免疫系统疾病有时会出现热象

免疫系统疾病有时会出现热象，当分析热证的真假虚实。此类疾病的热，若是外感风寒湿邪，外束肌表，内阻经络之发热，当以汗解；若是正邪交争，郁阻气机升降出入，则应温通，通则郁解，郁去热清；若是元气浮越之真寒假热，当亟破阴寒，敛固元气。寒去阳回则热去。见热用寒，必伤元气，而致病由轻而重。

第三节　肿瘤病因与辨治思路
——扶阳抑阴，以阳消阴

对肿瘤的认识，我们目前尚没有完全成熟的思路，在治疗过程中有一些体会，在此求证于同道。

一、病因总括

（一）人身各处，但凡一处阳气不到便是病

《素问·生气通天论》言："阳气者，若天与日，失其所则折寿而不彰。"阴阳的关系不是对等的，阳气是主要的，阳主阴从，《内经》强调"凡阴阳之要，阳密乃固"。阳气失于敷布，阴寒得以凝聚，是肿瘤的基本病因病机。人之阳气的多少主要取决于脾胃。元阳虽藏于肾，但需后天脾胃的滋养。元气升降出入的运行也依赖于脾升胃降的斡旋之能。如果进行中西医比较，西医的免疫系统功能可以和中医的脾勉强对应。大家都承认，免疫系统是人体抵抗肿瘤的最后一道防线，换言之，脾胃虚寒是易于发生肿瘤的体质类型。

（二）寒湿为患，十占八九

损伤人体阳气者，寒湿之邪最重，阳气受损则易形成阴证。《素问·举痛论》言："寒气客于小肠膜原之间，络血之中，血泣不得注于大经，血气稽留不得行，故宿昔而成积矣。"已经明确表示因寒而成积。《景岳全书·新方八阵》曰："夫寒之为病，有寒邪犯于肌表者，有生冷伤于脾胃者，有阴寒中于脏腑者，此皆外来之寒。……至于本来之寒，生于无形无响之间，初无所感，莫测其因……"张景岳总结寒的成因时说："……或因禀受，或因丧败，以致阳气不足者，多见寒从中生……"人体的津液精血，靠阳气的推动才能运行。寒湿伤阳，则津液精血运行缓慢，甚至停滞，易形成瘀血、痰湿、食积等有形之邪。有形之邪又会阻碍气机，形成恶性循环。因此，肿瘤患者除肿瘤本身表现出的诸多症状以外，多数口不渴，

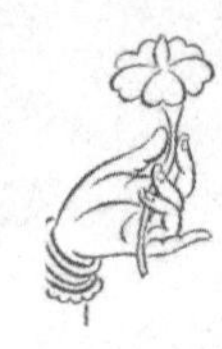

或渴不欲饮，或喜热饮，手足厥冷，小便清长，大便溏，舌色淡或暗紫，舌体胖大，苔白腻而润，脉沉细或紧硬等一派阳虚阴盛之象。

有的肿瘤病患，有口渴烦热、恶热喜凉饮食、持续高热或低热不退等热象，此为假热或为标热。不能把它作为辨证用药的唯一证据而恣用寒凉。这种假热源于真寒，寒主收引，阻遏气机，气机升降出入受阻，郁而化热。此时再用寒药清热，无异于雪上加霜，犯虚虚实实之戒。

（三）情志内伤

《素问·血气形志》言："暴忧之病也。"《素问·疏五过论》言："……必问尝贵后贱，虽不中邪，病从内生，名曰脱营。尝富后贫，名曰失精，五气留连，病有所并。"《诸病源候论》言："夫五噎……虽有五名，皆由阴阳不和……忧恚嗔怒所生。"又言："……忧恚则气结，气结则不宣流使噎。"《外台秘要》谓："五病（指五膈）同药，常以忧愁思虑食饮而得之。"薛立斋《外科枢要》中认为肉瘤之生，始于"郁结伤脾"。

据我们对肿瘤患者的了解，大多数有情志事件的刺激，有的患者治疗后效果不错，但由于精神刺激，又使病情加重。忧恚则气结，气结则阳气不通，出现在何脏腑及其经络，则肿瘤就有可能发生在何处。

二、治疗方法

（一）有胃气则生，无胃气则死。固护胃气为第一要着

《伤寒论》厥阴篇言："凡厥利者，当不能食，今反能食者，恐为除中。食以索饼，不发热者，知胃气尚在，必愈。"而厥阴病中，主方用乌梅丸而不是乌梅汤，大概也是恐其"以汤灭火"，反而成害，故以丸药缓图，以复其阳。而肿瘤患者大多数已病入三阴，顾护胃气尤为重要。药物剂量应把握准确，特别在实施汗、吐、下法及应用寒凉之品时尤当注意。放化疗、手术后的晚期患者每见纳呆、腹胀、体倦乏力、便溏或便秘等胃气衰败之证。很多患者不是死于肿瘤，而是亡于胃气衰竭。

本脏自衰，用理中汤；火不生土，用桂附理中汤；湿浊盛者以芳化，用理中汤加苍术、白蔻仁、藿香、佩兰、砂仁之属；土壅木郁、木不疏土者，用生黄芪、桂枝尖。

张景岳言："人之饮食在胃，惟速化为贵，若胃中阳气不衰而健运如常，何酸之有？使火力不到，则其化必迟，食化既迟，则停积不行，而为酸为腐……必渐至中满、痞膈、泄泻等症。岂非脾气不强，胃脘阳虚之病，而犹认为火，能无误乎？"健中焦必补火，对于脾胃阳虚证，最主要的是当以理中汤或附子理中剂补脾阳，扶助胃阳，及早消除寒凝。《脾胃论》言："大抵脾胃虚弱，阳气不能生长，是春夏之令不行，五脏之气不升。脾病则下流乘肾，土克水则骨乏无力，是为骨蚀，令人骨髓空虚，足不能履地，是阴气重叠，此阴胜阳虚之证。大法云，汗之则愈，下之则死。若用辛甘之药滋胃，当升当浮，使生长之气旺。言其汗者，非正发汗也，为助阳也。"中焦为上、下之枢，升降之本。《四圣心源》言："其上下之开，全在中气，中气虚败，湿土湮塞，则肝脾遏陷，下窍闭涩而不出，肺胃冲逆，上窍梗阻而不纳，是故便结而溺癃，饮碍而食格也。"中焦阻隔则上下不通，当运中土以溉四傍，理中汤合半夏、秫米、砂仁。腹胀虚者，塞因塞用，补大气，理中汤加黄芪（250g）、砂仁，忌一切行气破气之品（厚朴、青皮、陈皮、枳实、枳壳）；腹胀实者用通法，大黄附子细辛汤加减，即温下。

无论肿瘤发生在何脏腑，只要有脾胃虚寒的症状，只能先顾护中气而舍其他。无论中医西医，无论用寒用热，都应在不伤胃气的基础上治疗。

（二）温阳散寒是基本治疗思路

四逆汤、桂附理中汤、真武汤、麻黄细辛附子汤是基础方。

1. 肺部肿瘤，可用四逆合小青龙汤、四逆合阳和汤、四逆合千金苇茎汤。咳血，加仙鹤草、三七粉；胸腔积液，可加葶苈大枣泻肺汤；胸痛，加蜈蚣、全蝎；间用理中汤、补中益气汤，培土以生金。

2. 消化系统肿瘤，以桂附理中汤加砂仁、半夏为主方。肝胆肿瘤可加吴茱萸、当归、赤白芍、三棱、莪术、茵陈、鸡矢藤等；腹水，可用真武汤、桂枝汤去芍药加麻黄细辛附子汤；腑气不通，多因阴寒凝阻，当用破冰解凝之剂（大黄附子细辛汤加吴茱萸；若出现肠梗阻，当用张锡纯氏硝菔通结汤，便下即止）。

3. 肾、膀胱、脑部肿瘤，用四逆汤、桂枝茯苓丸、大黄䗪虫丸、麻黄细辛附子汤、真武汤、八味地黄汤为主，间用理中汤。

4. 子宫卵巢肿瘤，用四逆汤、当归四逆汤、温经汤，紫石英、吴茱萸常用。

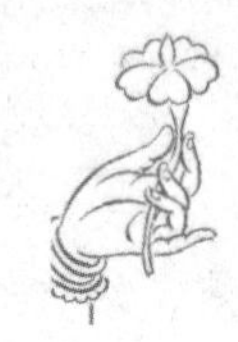

5. 高热不退或长期低热，多为本寒标热，治疗应以四逆汤、理中汤、当归四逆汤、麻黄附子细辛汤为主。高热的出现，多为正气渐复，阴证化阳之佳兆，伏邪有从阳明透发之机；若出现大热、大渴、大汗、脉大四症，可于去附子剂中加石膏 250g，冰炭同炉，热退即止，不可过剂；腑气不通，暂加承气汤釜底抽薪，应着眼于气机是否通畅，不能着眼于寒热。

6. 有形癥积，削之，磨之，鼓之，荡之，持之以恒。主方加海藻甘草汤。化热，肿物增大，加木鳖子。病势缓慢，合阳和汤法。

7. 少阴阳衰，危在旦夕，救阳为急，大破格（即大剂破格救心汤）。重症痼疾，多为元阳衰微。

8. 寒伏极深，麻黄附子细辛汤托里透解于外，使邪有出路。

（三）攻下之法不可偏废

《儒门事亲·凡在下皆可下》言："《内经》一书，惟以气血流通为贵。世俗庸工，惟以闭塞为贵，又只知下之为泻，又岂知《内经》之所谓下者，乃所谓补也。陈莝去而肠胃洁，癥瘕尽而荣卫昌，不补之中有真补者存焉。"下法之意义远不止通便，邪去正自安。

1. 阳明之降是人体最大的降机。攻下，通过降阳明而降肺、降胆，进而调畅气机的升降。有形之物的背后必有无形的气机存在，不调畅气机，只去攻破有形癥瘕，一定无功而返。对于肿瘤，气机调畅就是釜底抽薪。

2. 阳明是排出毒物的最主要通道。下法对消化系统肿瘤的作用不必多说，对其他部位的肿瘤，作用也至关重要。瘀血、痰湿、瘀毒等废物必须通过肠道尽快排出，才能发挥温散、化积等治法的作用。

3. 当以温下为宜。阳虚寒凝是肿瘤形成的主要病机，应在温补的基础上，运用下法。况且，下焦确有寒凝者，单用四逆汤就可有攻下的效果，因为四逆汤犹如一团火，有雷霆万钧之力，破阴通阳之能；不少放化疗手术后的晚期肿瘤患者，体质状况极差，但下焦冰结，阻碍气机，反见奄奄一息之假象，所谓"大实有羸状"。大剂攻下之后，确能转危为安。但要准确判断虚实之真假，不可滥用，固护胃气永远是重中之重。以上拙见请同道斧正。

图 1–1 为李可论治肿瘤手稿。

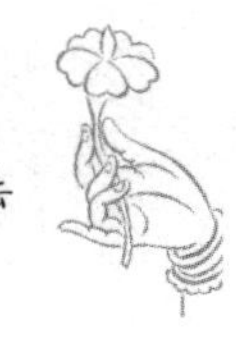

图1-1　李可论治肿瘤手稿

第四节　帕金森病治疗思路与方法

我对帕金森病未做专题攻关，谈不上什么最佳方案。我所经治的病例大多属中晚期，见证以少阴、太阴为主。帕金森病属世界十大医学难题之一，古中医学派有望在短期内攻克此病。条件是集中大量病例，进行临床验证。

病机：本气先虚，寒自内生；表邪误攻，内陷三阴（太阳、少阴同病）。

证候：水气（痰饮之类）为病（阴水）。

大法：壮元阳以消阴翳，逐污垢以清水源。

选方：真武汤原方原量加味。

分期论治如下。

一、初期

病机：初期，本气损伤不甚，出现发热、心下悸、头眩、身瞤动（筋惕肉瞤）、摇摇欲擗地（震颤，时欲跌扑）等，先以变通真武汤。

处方一：茯苓 90g，白术 90g，杭白芍 90g，炮附片 45g，生晒参 45g（捣），三石各 45g，生山萸肉 90g，生姜 90g。

煮服法：以水 1600mL，煮取 600mL，3 次分服。

加减法：咳（或微喘），加五味子 38g，辽细辛 30g，干姜 30g；小便自利者，去茯苓；下利者，去芍药加干姜 60g；呕者，去附子，生姜加至 125g，呕止（大约 1 剂的 2/3）仍用附子。

上方服至诸症十去八九，本气渐复，扶正托透三阴伏邪。

处方二：麻黄 30g（先，去上沫），炮附子 30g，细辛 30g，黑小豆 30g，红枣 12 枚，核桃 6 枚，红参 30g（另），生姜 30g，肾四味各 30g。

上窍不利，鼻塞不闻香臭，耳闷聋，加辛夷 45g，鹅不食草 30g，九节菖蒲 30g，麝香 0.2g（冲服）。

此法宜反复用之，直至伏邪全数透发于外。此期治法得当，可阻断病邪深入，逐渐康复。

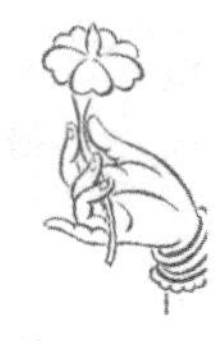

二、中期

病机：中期，本气已伤。

1. 救胃气，大桂附理中汤服至胃气来复。

处方：炮附片、干姜各 45g，越南桂 10g（后下），砂仁米 30g（后下），云苓 45g，高丽参 15g（另），炒麦芽 60g，藿香、佩兰、焦曲楂各 10g，炙甘草 30g。

2. 运大气，固阳根，托透伏邪（复方大乌头汤）。

处方：黄芪 500g，孙真人续命煮散 30g（包），生附子、川乌、黑小豆、防风各 30g，桂枝、赤芍各 45g，炙甘草 60g，麻黄 10g，干姜 45g，肾四味各 30g，止痉散 3～6（全蝎 3g，蜈蚣 6 条）（冲），红参 30g（另），生姜 45g，大枣 12 枚，核桃 6 枚，蜂蜜 150mL。

三、晚期

病机：晚期，本气大伤，三阴冰结。

1. 亡阳端倪初现，大破格服至脱险。

2. 复方大乌头汤，生附子逐日渐加，暂定 100g 为度，出现大的瞑眩效应，服蜂蜜 150mL，开水冲服即止。

四、初中晚三期，培元固本散贯彻始终

培元固本散处方：20 头三七 200g，血琥珀、高丽参、血河车、黄毛茸各 100g，炮附片 300g，全蝎、蜈蚣、藏红花、越南桂、炙甘草各 100g，砂仁米 100g。

加减法：喘，加沉香、冬虫夏草、川贝各 100g，蛤蚧尾 20 对。

中医治帕金森病，有必要详细了解西医诊断之各期内脏损伤情势，以便制订针对性方案。中西医结合，仅此而已。其他病症要领，要另起炉灶，独立辨证。

本病关键在太阴、少阴。顾护脾胃为第一要义。厥阴风木妄动，出现木克土，则但固太阴，本气旺自不受克，本气伤则风木无制。总的趋势是：火不生土，土不伏火，出现“风”证，及早用孙真人续命煮散，可标本兼顾。

历来中医辨证侧重肝肾，吾意当为脾肾。寒、湿、虚为本病之主因。中晚期重用生黄芪有重效。少数病例用马钱子粉，可控制危化。本病少阴、太阴虚寒至极，若妄用滋水涵木，则反助湿伤阳，实助纣为虐。治本之要，切切不可弄错。

图 1–2 为李可论治帕金森病手稿。

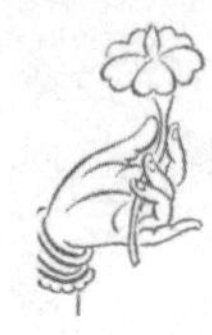

晓东：

昨晚收到咨询表。

我对"帕"症未作专题攻关，谈不上什么最佳方案。

我所经治的病例大多属中晚期，见证以少阴、太阴为主。

"帕"症属世界十大医学难题之一，古中医可能有望在短期（1年）内攻克此症。条件是集中大量病员，从事临床验证。

病机：本气先虚，寒自内生；表邪深入，内陷三阴。（太阳、少阴同病）

证候：水气（痰饮之类）为病。（阴水）

大法：壮元阳以消阴翳，逐留饮以消水源。

选方：真武汤原方原量。

分期论治：

初期，本气损伤不甚，出现发热，心下悸，头眩，身瞤动（筋惕肉瞤），振振欲擗地者。（寒重，附子加量）

先以变通真武汤

茯苓90 白术60 杭白芍90 炮附片45 [illegible]45 三石各45 生山萸肉90

生姜90

以水1600ml，煮取600ml，3次分服

加减法：

咳：（或咳嗽）加五味子38 辽细辛30 干姜30

小便自利者，去茯苓

下利者，去芍药加干姜60

呕者：去附子，生姜加至125，呕止（大约1剂的2/3）仍用附子。

上方服至诸症十去八九，本气渐复，然后托透三阴伏邪：

麻黄30（先，去上沫） 炮附子30 辽细辛30 生山萸30 红枣12枚 核桃6枚 红参30 生姜30

炙甘草30

上药不利，鼻塞不闻香臭，耳内痒，加辛夷花 苍耳子 白芷30 九节菖蒲30

麝香0.2（分冲）

此法再反复用之，直至伏邪全部透发于外。此期汗法得当，可阻断病情，逐渐痊愈。

中期，本气已伤。

1. 救胃气，大剂附子理中汤救护胃气未败

炮附片 干姜各45 越南桂10（后） 砂仁米30（后） 云苓45 五味子15 肉苁蓉60

鹿茸 佛手 生山楂各10 炙草30

2. 运大气，固阳根，托透伏邪（变方大乌头汤）

芪500 孙真人续命煮散各30 生附子 川乌 生山萸 防风 桂枝各30

赤芍各45 炙草60 麻黄10 干姜45 黑小豆各30 6~3 红参30

生姜45 大枣12枚 核桃6枚 蜂蜜150

晚期，本气大伤，三阴冰结。

1. 元阳离绝初现，大破格救阳固脱

2. 变方大乌头汤，生附子逐日渐加，暂定100克度，出现大的瞑眩效应，服蜂蜜3两，开水冲服即止

初、中、晚三期，培元固本散贯彻始终。

20头三七200 血琥珀 高丽参 血河车 黄毛茸各100 白附片300

清全虫 大蜈蚣 藏红花 越南桂 炙草各100 砂仁米100

喘，加上沉香、冬虫草 川贝各100 蛤蚧尾200对

中医治"帕"症，首先要详细了解西医诊断之早期内脏损伤情势，以便做出针对性方案。"中西结合"仅此而已。其它方面要另起炉灶，独立论治。

本症关键在太阴、少阴。顾护脾胃为第一要义：厥阴风木妄动，出现木克土，则但固太阴，本气旺自不受克，本气伤则风木无制。忌的趋势是，火不生土，土不伏火，出现"风"证，应单用孙真人续命煮散，可借本方加减。

历来中医论治侧重肝肾，吾意当重脾胃。寒、湿、虚为本症之主因。中晚期重用毒性药，少数病例用乌头类，可控制恶化。本症少阴、太阴虚寒已极，若妄用滋水涵木，则反助邪伤阳，实即背道。治本之要，切切不可弄错！

可与孔乐凯、吕英（方玉芬）交换意见。

李可

3.18日

图 1-2　李可论治帕金森病手稿

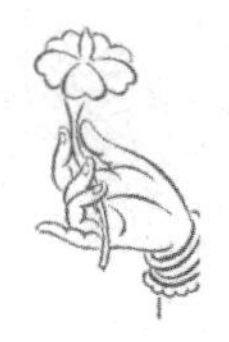

第五节　论中风病辨治思路与方药

一、论续命汤

介绍《千金要方·诸风门》中的续命煮散，这个方是孙思邈近100岁时写的。他自己中风了，整天被患者包围，劳累了，然后就病倒了。

这个病有些什么表现呢？“吾尝中风，言语謇涩，四肢痑曳，处此方（他自己开的，让他弟子给他煎好），日服四服，十日十夜服之不绝，得愈。”我想，中风这个问题，古代写书的，还没有谁自己得了病以后写出来，所以这个病，孙思邈最有发言权。

这个方主治什么呢？主治诸风无分轻重，节至则发。这个方比大小续命汤治疗得更广泛，可以治急中风、慢中风、中风后遗症，都有很好的效果。

药物组成：麻黄、川芎、独活、防己、甘草、杏仁各三两，肉桂（紫油桂较好）、附子（生附子比较好，我这次就用的生附子）、茯苓、升麻、辽细辛（原来只有细辛，我感觉辽细辛还是比普通的细辛效果好）、人参、防风各二两，透明生石膏五两，白术四两（一两等于15g）。打成粉，一天14g，绢包，煮出来的汤如白开水，药出不来，我就改成两层纱布。我考虑绢包，是但取其气，不让药末漏到汤里，但是我感觉漏出一点来问题不大。14g药粉加生姜45g，1000mL水煮到500mL左右，一天分4次服。3小时1次。如果病很重，就可以加倍。24小时不断药。

对于出现中风的预兆，或手指麻木，或肌肉跳动抽搐，比较重的麻木，就可以用它预防。急性期用此方也有效，需要加减，先用三生饮（生南星、生半夏、生川乌），用150mL蜂蜜，适量水煮好后加九节菖蒲30g，麝香0.5g，把患者救醒以后，再用这个方来纠正四肢偏瘫。

还有一个大续命散：主八风十二痹（包括类风湿关节炎、柳拐子病，最后人完全不能动）、偏枯不仁、手足拘挛、疼痛不得伸屈、头眩或卧、盗汗、临事不起（阳痿）、妇人带下无子、风入五脏，甚则恐怖，见鬼来收录，或与鬼神交通，等等。

药物组成：麻黄、乌头、防风、紫油桂、甘草、川椒、杏仁、石膏、人参、

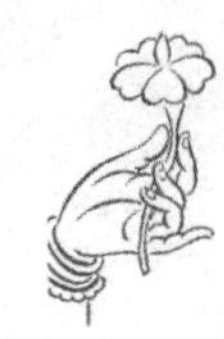

芍药、当归、川芎、黄芩、茯苓、干姜等份，研末，酒服方寸匕（现代考证约2.7g，就相当于3g），每日2次，不知稍加，加到以知为度。出现一些轻微反应为度，口舌麻木，不至于引起其他问题。

可治中风后遗症，类风湿关节炎，癔症，各种精神神经症状（与鬼神交通、鬼来收录），男子阳痿，女子宫寒无子，各种抑郁症（可以使肝阳升发，少阴的阳气得到升发）。

我治了100多例抑郁症，基本就是四逆汤，逐日加附子量到一定程度，出一身臭汗，就有说有笑了，这个很奇怪，而且得病的大部分是大学生，家庭比较困难，环境压力比较大。

我还计划用这个方，试用于运动神经元疾病（这是个顽症，不但外国人治不了，我们也治不了），这个方加适量制马钱子粉，看看会不会对这个病起到一定的效果。

二、中风要方二则

（一）重订续命煮散

1. 方药病机

方源：古今验录小续命汤（临证应用流传2000余年以上，有文字记载13个世纪）；孙思邈续命煮散（《千金要方》卷之八，孙真人暴病中风，自拟效验方）。

通过临证验证，从数十首续命汤类方中筛选，改汤为散。

组成：麻黄、川芎、独活、防己、杏仁、炙甘草、（干姜）、（天麻）、（九节菖蒲）、（生水蛭）、（生南星）各三两，肉桂、生附子、茯苓、升麻、细辛、生晒参、防风、（白芷，植物麝香，善通诸窍）、（止痉散）各二两，生石膏五两，白术四两。

注：括号内药物为重订新加。

服法：上药研极细粉，每服3g，日3夜1，蜂蜜一匙，温水调服，服后多饮开水，得微汗为佳。不效少加，最大剂量每次5g。

加减法：有表证者，加生姜45g，大枣12枚，核桃6枚，黑小豆30g，葱白4寸，煮汤送服。

病机：本气先虚，寒邪直中三阴，寒热错杂，痰湿瘀浊阻塞络道。

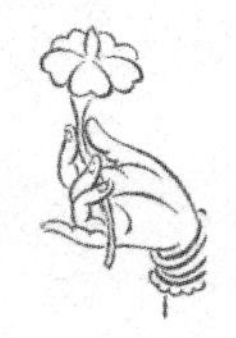

2. 主治

（1）风痱（无故全身瘫软，不知痛痒）。

（2）卒中风欲死，昏厥，口眼㖞斜，半身不遂，舌謇不能语。

（3）风湿痹痛。

3. 现代应用

（1）可试用于运动神经元疾病，本散照服，另加生黄芪500g煮汤（可供3日）送服马钱子粉（从0.6g起，逐日渐加，最高量每日1g），服1周，停马钱子3日。马钱子中毒表现：阵发性痉挛，全身僵直感，无须惊慌，喝一大杯凉白开即解。

（2）高血压、动脉硬化各症，从出现中风先兆（忽然一时四肢麻木，肌肉无故突然跳动，偶尔一时昏眩，无故口角流涎，舌根发硬，一过性失语等）直至发生急性脑梗危象，皆可应用。

（二）加味五生饮

1. 方药

方源：自创，临证应用40年以上。

组成：生黄芪500g，生半夏130g，生附子、生川乌各30g，生南星60g，生白附、白芥子各30g，生晒参45g（捣），麻黄45g（先煎去上沫，得畅汗后保留5g），细辛45g，干姜45g，云苓45g，生山萸肉120g，三石各30g，炙甘草60g，麝香0.6g（3次分冲），生姜75g，大枣12枚，核桃6枚，黑小豆30g，葱白4寸，蜂蜜150mL。

煮服法：加水3500mL，文火煮取300mL，3次分服，3小时1次。昏厥、丧失吞咽功能者，鼻饲给药。极重症，抢救生命时，开水武火急煎，待煮沸20分钟后，边煮边灌，小量多次，日夜不停。脱险后改为日1剂。

2. 主治　寒邪直中三阴，肢厥或反发热，深昏迷，痰声漉漉，舌卷挛缩，屎尿自遗，上闭下脱，危在旦夕，六脉散乱，或七怪脉。

3. 现代应用

（1）脑出血危重急症抢救，高热不退者，加生石膏250g，童子尿100mL，热退即去。痰阻气道者，加竹沥（每次20mL），姜汁5mL，苏合香丸1丸；脱险后改投生黄芪500g（可用3日）送服煮散。

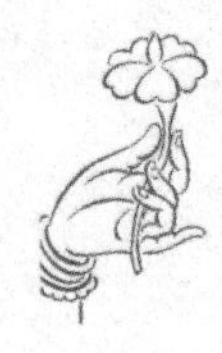

（2）癌症晚期，多脏衰竭之抢救。

针刺急救：素髎、人中、涌泉三穴，重刺雀啄灸，双尺泽（针管抽血 10mL），十宣、十二井刺泻恶血，以促苏醒，退高热。脱厥重症，大艾炷灸神阙（膻中）1 小时。

图 1–3 为李可论治中风病手稿。

图 1–3 李可论治中风病手稿

第六节　甲型 H1N1 流感防治方案

（2009 年）入冬以来，随着寒潮频频来袭，第二波甲型流感（简称“甲流”）疫情来势汹汹，已形成全球暴发流行态势，多国相继宣布进入紧急状态。我国各地甲流高峰亦波浪式呈现，正从东向西，从南向北，从城市向农村蔓延。钟南山院士预测，在未来 3 个月内，甲流最高峰时，我国将有 1.3 亿 ~ 2.6 亿人感染甲流，占总人口的 10% ~ 20%，将有 800 万 ~ 1700 万甲流患者需要住院。尽管院士的预测偏于保守，但已是一个庞大的数字。

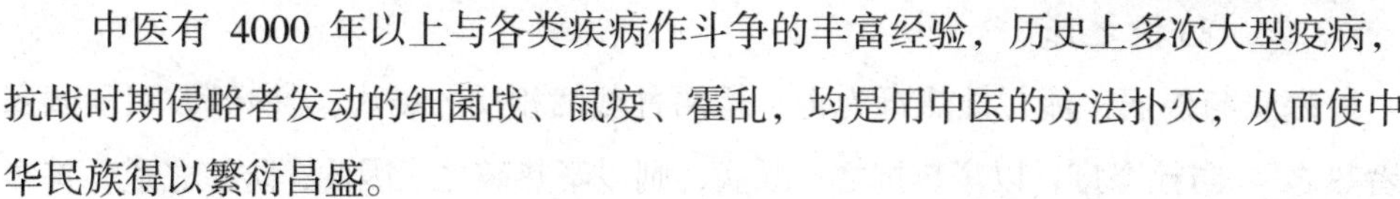

中医有 4000 年以上与各类疾病作斗争的丰富经验，历史上多次大型疫病，抗战时期侵略者发动的细菌战、鼠疫、霍乱，均是用中医的方法扑灭，从而使中华民族得以繁衍昌盛。

特别在危急重症的抢救领域，更有不可替代的独特优势，万一甲流病毒发生变异，中医的介入将可使全人类避免一场大劫难。在我国，当危重患者突然增多时，早日实施本方案，有可能做到零死亡。因此，中医及早全面介入，将从根本上改变被动局面，使人民的生命得到有效保护。

本方案浅显易懂，简单易行。凡具备初级的中医知识，经过短期培训，即可全面掌握，奔赴第一线，担负起防治重任。

各大城市人口密集，担负重症救治的西医同行，多数对中医有一定程度的理解，只要打破门户之见，依葫芦画瓢，也可救生死于顷刻。至于世界各大洲，凡有中医的国家，皆可按法施行。

一、定性

大型疫病属性，大致可分为寒毒、热毒两大类，本次甲流属于寒毒，与东汉末年张仲景所经历的情势完全相同。因此，《伤寒杂病论》的理法方药正是我们应对甲流的法宝。

从国内运气学家的论述，《内经》的记载，“己未之岁，疫病流行”，有历史记载可考。

2009 年为己丑之岁，全球气候异常，盛夏多次寒潮来袭，“非其时而有其气”，引发全球甲流暴发流行，是证甲流属于寒疫。

知己知彼，百战不殆。内因决定外因。以上列举了寒疫肆虐的“彼方”，再看人类健康状态的“己方”。

饮食不节，喜食肥甘冷饮，营养过剩，肥胖，儿童早熟，起居违常（夜生活，晚不睡、早不起，整年处于人造冷气空调环境），性生活过度，劳倦内伤，社会压力大，精神抑郁。

以上种种，形成全人类阳虚者十占八九，未病本气先虚，不计中外，几乎无一例外，不过轻重不同而已。阳虚重者，未病，本气先溃；既病，本气暴脱，死亡病例多属此类。综上所述，甲流的寒疫定性已无疑议。

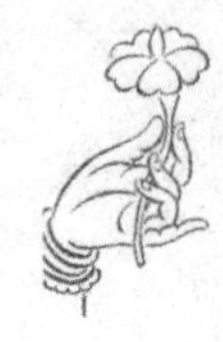

二、防控之道

寒疫与温病（流行性热毒为害）是两种截然相反的疫病。《内经》明示“寒者热之”。防控寒疫，以辛热抗之；既病，则以辛热破之。因此，防控之道，首当顾护人体阳气，以小剂四逆汤加味，扶正抗邪，使人群获得抵抗力。万不可用温病清热解毒之法，重伤人体阳气，雪上加霜，助纣为虐，自撤防卫屏障，引发虚虚之祸。

（一）预防方案

1. 甲流预防处方 1

处方：炙甘草 22g，干姜 11g，炮附片 11g，生黄芪 100g，苍术 10g，佩兰叶 10g，藿香 10g，生晒参 15g（捣碎入煎），乌梅 18g，冰糖 15g（化入），生姜 10 片，大枣 12 枚。

煮服法：加水 1500mL，文火煮取 300mL，可供三口之家 2 日服用，每人每次热饮 50mL，日服 2 次。大流行期，服 7 天，停 3 天，服至明年立春。若逢春寒，多服半月。

方解：方以生黄芪运大气，助中气，通血脉，固表气；四逆汤顾护元阳；藿香、苍术、佩兰辟秽气化湿浊；人参、乌梅、冰糖，益气生津，酸甘化阴。元阳固，中气足，则筑成卫外屏障，“正气存内，邪不可干”。

主治：适用于甲流高危人群，孕妇，肥胖儿童，素有哮喘宿疾，体弱多病，免疫力低下者。孕妇服之，可保足月顺产，孩儿健壮，久服无弊。

2. 甲流预防方 2

苍雄膏：苍术、明雄黄（黄红色、透明、无杂质者）各等份，共研细粉，以凡士林适量调膏，每日起床后涂于鼻腔中深部。

疫邪多从皮毛、口鼻而入，以苍雄膏涂鼻，可有效防疫解毒。

（二）治疗方案

甲流的中医定型：太阳伤寒，小青龙汤证虚化。

病机：本气先虚，表（太阳）里（太阴肺脾、少阴心肾）同病。

治法：固少阴，开太阳，化水气，表里双解。

方药：变通小青龙汤。麻黄 45g（另包），炮附片 45g，辽细辛 45g，生半夏

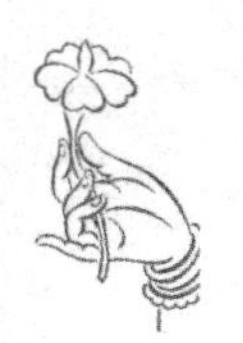

65g，生晒参45g（捣），干姜45g，五味子33g，桂枝45g，赤芍45g，炙甘草60g，炙紫菀45g，炙款冬花45g，壳白果20枚（打），虫衣30g，生姜65g，大枣12枚。

煮服法：加水2500mL，先煮麻黄15分钟，去上沫，后入余药，文火煮取300mL，日分3次服。

加减法：首剂得畅汗者，麻黄减为10g；起病即发热、咳喘者，加生石膏（透明色白，无杂质者）250g，乌梅36g，杏仁25g；高热39℃以上者，生石膏加至500g，麝香0.2g（首次顿冲）。此方连服3日，轻症即可平稳痊愈，已阻断向危症之传变。

三、甲流症状与小青龙汤主证对应解读

（一）《伤寒论》小青龙汤原文

1. 伤寒表不解（发汗未透），心下有水气（心下：胸中，肺；水气：未出之汗或素有之痰涎水饮，将阻塞肺窍，急性肺炎之根苗），干呕，发热而咳（寒邪犯肺，邪正相争，正起抗邪，故发热；干呕与咳，人体自然抗病功能，"在上者，因而越之"之表现）。

以下之五或然症，皆水气为患：或泻或利（稀便），或噎（呃逆，其气自丹田发，肾气不能下守，故加炮附子1枚），或小便不利，少腹满（膀胱蓄水）或喘者，小青龙汤主之。

2. 伤寒心下有水气，咳而微喘，发热不渴（凡水停心下者，喘而不渴），小青龙汤主之，服汤已，渴者，此寒去欲解也（渴非热化，而是水气已化）。

（二）《金匮要略》小青龙汤原文

1. 病溢饮者，当发其汗，大青龙汤主之，小青龙汤亦主之（溢饮：水饮流行，归于四肢，当汗而不汗，身疼重之症）。

2. 咳逆倚息不得卧（喘之重症），小青龙汤主之（变通小青龙加紫菀、款冬花之根据）。

3. 肺胀，咳而上气，烦躁而喘，脉浮者，心下有水，小青龙加石膏汤主之（既有外邪，复有内热烦躁，加石膏以阻断肺热叶焦而成肺痿之变）。

以上5条，重在治喘，病变部位在肺。与甲流侵害的主要脏器完全一致。变通小青龙汤重在救肺，并且以四逆汤为主帅，因此能够护阳救阴，阻断心、肝、

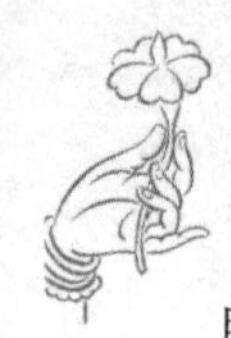

脾、肾诸脏器衰亡的趋势，是救治甲流的最佳选择。

四、甲流各型症状的中医解读

（一）轻型

发热（多数初起有恶寒，太阳病必见症），咳嗽（肺），喉痛（少阴病，虽痛不红不肿，色淡或暗，少阴脏寒至咽部的信号），身体疼痛，头痛，肌肉酸痛或疲倦（寒邪束表，寒水流入肌肤，汗法根据；疲倦，已暗伏少阴病但欲寐之渐变，重要警号：四逆汤法之根据），眼白发红（肺经告急），腹泻或呕吐（阳明气逆，太阴不升，升降乖乱，暗示中气已伤，危象重要苗头）。

（二）危重型

病情迅速发展，来势凶猛，突然高热（38℃以上），继发严重肺炎，急性呼吸窘迫综合征，肺出血，胸腔积液（较变通小青龙汤证之主证更重，未病正气先溃，肺气将绝，危象毕露），白细胞减少，气血耗伤殆尽（肝危欲脱），肾衰竭，败血症，休克（亡阳先兆），呼吸衰竭（呼衰），多器官损伤，导致死亡（五脏气绝，阳亡）。

（三）甲流危重症抢救方案

加味破格救心汤

组成：炙甘草120g，干姜150g，炮附子200g，生山萸肉120g，生龙牡各30g，活磁石30g，高丽参30g（另炖兑入），麝香0.6g（3次分冲）。高热39℃以上不退者，加透明生石膏250g，乌梅36g，热退即停，不可过用。

煮服法：加水3000mL，文火煮取300mL，3次分服，3小时1次，24小时连服3剂。诸症十退八九。预防方，加生山萸肉90g，生龙牡、活磁石各30g，调养1周，即可康复。

应用指征：凡见甲流防治第三版所列危重症八大症状之一者，急速投用本方，可以全数救治。三衰极期，生命垂危者，只要一息尚存，十中可救八九。

（四）医案实录

案1

2009年7月14日，我在广东的弟子5人小组，在某中医院，收治暴发甲流

11 名小学生，其中 7 人已用达菲（磷酸奥司他韦胶囊），出现精神异常，改用小剂（1/3）变通小青龙汤，其余 4 人单用此方，均在 4 日内痊愈出院。

处方如下。

1. *轻症用方* 麻黄 45g（另包），炮附片 45g，细辛 45g，生半夏 65g，生晒参 30g（另炖兑汁），干姜 45g，五味子 33g，桂枝 45g，赤芍 45g，炙甘草 60g，炙紫菀 45g，炙款冬花 45g，白果 20g（打碎），生姜 45g，大枣 12 枚。

煮服法：加水 2000mL，先煮麻黄 1 剂，去上沫，得畅汗后减为 5g。热重加透明生石膏 250g，乌梅 36g。5 人小组应用时，因是儿童，用半量。凡用此法的患者，已阻断发生危重险症之传变。

2. *危重症用方* 发生呼衰、心力衰竭（心衰）、脑危象昏迷，速投：炙甘草 60g，干姜 90g，炮附片 30g，高丽参 30g（另炖），生山萸肉 120g，生龙牡、活磁石各 30g，麝香 0.5g（另冲）。

煮服法：高热 39℃以上者，暂加透明生石膏 250g，乌梅 36g，加水 3000mL，开水武火急煎，煮 15 分钟后，边煎边灌，苏醒后随症变法。

以上，供收治危重症之西医同行参考。另外，还有种种防治设想，我意不宜轻试。既是寒毒，只宜以辛热破之。若用温病方法，无异雪上加霜，助纣为虐。

案 2

同年 11 月 7 日下午 6 时 15 分，治孙儿李某，男，14 岁，体胖超重，本气已虚，具备甲流全部症状 2 日，输液 1 次，无效，高热 39.5℃不退，已 50 小时，恶寒体痛，无汗，咳剧胸痛，烦躁，全身筋骨酸痛，呕而厌食，喉痛不红肿、色暗，脉沉紧急，134 次/分，舌白滑，中根腻，不渴。断为寒疫夹湿，重症。

予变通小青龙汤轻症方，加苍术 30g，藿香、佩兰各 10g，透明生石膏 250g，杏仁 25g，桃仁 30g，麝香 0.2g（顿冲）。先以三棱针刺双耳尖、百会、双太阳、印堂、十宣、十二井，刺出血以后微微有点汗，稍舒。遂连夜服药，3 小时 1 次，呕吐痰涎 1 次，泻恶臭便 3 次，次日早进食如常，病退八九。至下午 6 时再诊，24 小时服药 2 剂，体温 37℃，进入恢复期。

图 1–4 为李可论治甲流手稿。

甲型H1N1流感防治方案

一、入冬以来，随着寒潮频频来袭，第二波甲流疫情来势汹汹，已形成全球暴发流行态势，多国相继宣布进入紧急状态。我国各地甲流高峰亦继续呈现，正以东向西，从南向北，从城市向农村蔓延。钟南山院士预测，在未来三个月内，甲流最高峰时，我国将有1.3亿～2.6亿人感染甲流，占总人口的10%～20%，将有800万到1700万甲流患者需要住院。尽管院士的预测属于保守，但也是一个庞大的数字。

我国是13亿人口大国，现代医学难以应对，不堪重负，更难以顾及到广大的农村人口。全国各地的社区医疗机构，中医诊所，均接到"不接诊发热病人"的指令。这样便形成了中医排除在外，西医包打天下的局面，这个战略性的错误作法，使甲流防控陷入被动。

我国中医有四千年以上与各型疫病作斗争的丰富经验，历史上西方多次种族灭绝的大型疫病，抗战时期侵略者发动的细菌战，鼠疫、霍乱，均是用中医的方法扑灭，从而使中华民族得以繁衍昌盛。特别在重危急症的抢救领域，更有不可替代的独特优势。万一甲流病毒发生变异，中医的介入将可使人类免遭一场大劫难。在我国，当重症病人突然增多时，早日实施本方案，可以做到零死亡。因之，中医及早全面介入，将从根本上改变被动局面，使人民的生命得到有效保护。

本方案浅显易懂，简单可行。凡具备初级的中医知识，经过短期培训，即可全面掌握，奔赴第一线，担负起防治重任。参与抢救危重症救治的西医同行，多数对中医有一定程度的理解，只要打破门户之见"依葫芦画瓢"，也可救死扶伤于顷刻。至于世界各大洲，凡有中医的国家，皆可按法施行。因此，敬请国家卫生部、国家中医药管理局、世卫组织考虑我的建议。现在就要听之，行之，慎勿一误再误，贻误病机！

二、定性

大型疫病属性，大致可分为寒毒、热毒两大类，本次甲流属于寒毒。与东汉末年医圣张仲景所经历的疫势完全相同。因此，《伤寒杂病论》的理法方药，正是我们应对甲流的法宝。

从国内远古学家的论述，内经的记载，"已、未之岁，寒疫流行"，皆有历史记载可考。

2009年为"己丑"之岁，全球气候异常，盛夏多次寒潮来袭，"非其时而有其气"，引发全球甲流暴发流行，是证明甲流属于寒疫。

知己知彼，百战不殆。内因决定外因，以列举了寒疫肆虐的"温床"，再考人类健康状态的"乙方"：

饮食不节（嗜食肥甘、冷饮，营养过剩，肥胖，儿童早熟）；

起居违常（夜生活，晚不睡，早不起，终年处于人造冷气——空调环境）；

性生活过度，劳倦内伤，社会压力大，精神抑郁，以致多发生青年自杀事件。

以上种种，形成全人类阳虚者十占八九，未病本气先虚，不论中外，几乎无一例外。"邪之所凑，其气必虚"。寒疫与人群的阳虚体质，同气相求，因此，此次甲流几乎无一人幸免，不过轻重不同而已。阳虚重者，来势凶猛，既病本气暴脱，死亡病例多属此类。

综上所述，甲流的寒疫定性已无疑义。

三、防控之道

寒疫与温病（流行性热毒疫病）是两种截然相反的疫病。内经明示"寒者热之"，防控寒疫，以辛热抗之；温病，则以辛凉解之！因之，防控之道，首重顾护人体阳气，以扶正祛邪，使人群获得免疫力。万不可用温病清热解毒之法，重伤人体阳气，雪上加霜，助敌为虐，自撤防卫屏障，引发虚脱之祸！

现予防治方药如下：

1. 炙甘草 干姜 炮附片 生晒参 苍术 佩兰叶 藿香 生附子（嚼碎入煎）
   22 11 11 100 3,10 3,15

乌梅 冰糖（化入） 生姜10片 大枣12枚
18 15

加水1500毫升，文火煮取300ml，可供三口之家二日服用。每人每次热服50ml，日服2次。大流行期，服七天，停三天。服至明年立春节。若逢春寒，可继续半月。

方以生晒参之大气，助中气，固表气，四逆汤固护元阳，藿香、苍术、佩兰辟秽化湿浊，人参、乌梅、冰糖，益气生津，酸甘化阴。元阳固，中气足，则构成了外屏障。"正气存内，邪不可干"。

适用于甲流高危人群，孕妇，肥胖儿童，素有咳喘痼疾，体弱多病，免疫力低下者。孕妇服之，可保足月顺产，孩子健壮，久服无弊。

艾叶、苍术、明雄黄（黄红色透明，无杂质者）各等分，共研细粉，以瓦或小杯盛适量烟熏。每日起床后涂于鼻腔中深部，睡前洗净。疫邪多从皮毛、口鼻而入，以药熏、涂鼻，可有效防疫阻毒。

四、治疗方案

（一）1. 甲流的中医定型：太阳伤寒，加青龙汤证虚化——少阴同病。

（二）2. 病机：本气先虚，表（太阳）里（太阴—肺、肾，少阴）同病。

3. 治则：固少阴，开太阳，化水气，表里双解。

4. 方药：麦通小青龙汤

麻黄（先煎）45 炮附片45 辽细辛45 生半夏65 五味子33 干姜45 生晒参（捣）45

桂枝45 赤芍45 炙甘草60 炙紫菀45 炙冬花45 壳白果（打）20 茯苓30

生姜65 大枣12枚

加水2500毫升，先煮麻黄一刻，去上沫，后入余药，文火煮取300ml，日分3次服，首剂得畅汗者，麻黄减为10克，热病期发热咳喘者，加生石膏（透明且白无杂质者）250克，乌梅36克，杏仁45克，高热39°C以上者，生石膏加至500克，麝香0.2克（分次冲服）。此方连服3日，轻症即可平稳全愈，已阻断向重危症之传变。

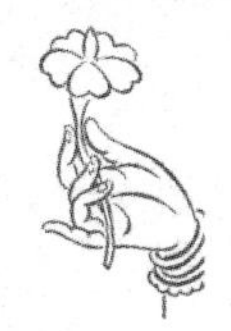

五、甲流症状与小青龙汤主证之对应解读，方义浅释：

伤寒小青龙汤证原文：

(一)伤寒表不解（发热汗未透），心下有水气（心下，胸中，肺；水气，未出之汗或素有之痰涎、水饮，阻塞肺窍，为伏肺之根苗），干呕发热而咳（寒邪犯肺，邪正相争，正起抗邪，故发热，干呕与咳，人体自然抗病功能，逐邪上出而驱之之表现）（以下五或然症，皆水气为患）或渴、或利（稀便）、或噎（呃逆，其气自丹田发，肾气不能下守，故加炮附子1枚）、或小便不利少腹满（膀胱蓄水）或喘者，小青龙汤主之。

(二)伤寒心下有水气，咳而微喘，发热不渴（凡水停心下者，喘而不渴），服汤已，渴者，此寒去欲解也（渴非热化，而是水气已化）。

以下为金匮原文：

(三)病溢饮者，当发其汗，大青龙汤主之；小青龙汤亦主之。（溢饮：水饮流行，归于四肢，当汗而不汗，身体重疼）。

(四)咳逆倚息不得卧（喘之重者），此方主之。（变通小青龙汤加紫菀、冬花之根据）

(五)治肺胀，咳而上气，烦躁而喘，脉浮者，心下有水，此汤主之（即小青龙加石膏汤，既有外邪，兼有内热烦躁，加石膏以阻断肺热叶焦而成肺痿之变）。

以上五条，重在治喘，病位在肺。与甲流侵害的主要脏器完全一致。变通小青龙汤重在救肺，并以四逆汤固护元阳，阻断了心、肺、脾、肾诸脏器衰亡之变。是救治甲流的最佳选择。

5

甲流各型症状的中医解读：

轻型：发热（多数初起有恶寒，太阳病的主症）咳嗽（肺）、咽痛（少阴病，多痛不红不肿，色淡或暗，少阴脉寒至咽喉的警号！）鼻塞、流涕、肌肉酸痛或疲倦（寒邪束表，寒水流入肌肤，汗法的依据；疲倦，已暗伏少阴病但欲寐之渐变，重要警号！四逆汤法之的依据），眼白发红（肺经告急！），腹泻或呕吐（阳明气逆，太阴不固，升降紊乱，暗示中气已伤，危象重要苗头！）

重症型：病情迅速发展，来势凶猛，突然高热（38℃以上），继发严重肺炎，急性呼吸窘迫综合征，肺出血，胸腔积液（痰实壅上），全身血细胞减少（肺危），肾功衰竭，败血症，休克（亡阳危证！），呼吸衰竭、多器官损伤，导致死亡（五脏气绝，阳亡）。

六、甲流重危症抢救方案

1. 方剂，加味破格救心汤

炙甘草 干姜 炮附片 生山萸肉 生龙牡 活磁石 高丽参（另炖对入）
120 150 200 120 30

麝香0.6（分次冲）

高热39℃以上不退者，加生石膏250克，乌梅36克

热退即停，不可过用。

6

图1-4 李可论治甲流手稿

第2章　李可经方研究及经验探讨

第一节　学用经方两大关

我虚度81岁，学做中医55年，经历了无数困苦磨难，闯过五大关（明理关、医德关、临证关、剂量关、毒药关）。现在盖棺定论，不过勉强及格而已。

现在扼要叙述一下我闯最后两关的经历，或许对青年一代有点借鉴作用。

一、剂量关

医界共识：剂量问题是经方不传之秘。剂量，是方药治病的核心一环，犹如将军的刀剑。

自1981年东汉度量衡器——大司农铜权出土，证实了汉代一两等于现代15.625g，一斤等于250g，液体一升等于200mL。这一重大发现，解决了古方剂量的一大疑案。李时珍之后400多年，以“古之一两，为今之一钱”，仅取经方原量的十分之一为临床应用的标准，显然是错了。按古今度量衡标准，重新厘定经方剂量，可以体现仲景当年用药风貌，可以大大发挥经方的神奇功效。用治疑难大症，可以药到病除；救治急重危症，可以起死回生。

《伤寒论》在人类防疫治病史上，有两个第一：第一个理论与临床完美结合的东方医学体系；第一部可以救生死于顷刻的临床急症学宝典。伤寒疫病的特点，发病急，传变速，故仲景立方剂量大，药简、力专、效宏，方能阻断病势传变，救生死于顷刻。现代用法剂量过轻，不堪大任，达不到仲景学说的基础有效剂量，所以不能治大病。习用轻剂，固然可以四平八稳，不担风险，但却阉割了仲景学术的一大特色，夺去了将军手中的刀剑。在近代两大医学体系的竞争中，使中医丢掉了急症阵地，退居附庸地位。这是老中青三代中医的“奇耻大辱”！

要雪耻，先闯剂量关。在仲景先师《伤寒论》的理法方药的大环节之中，基础有效剂量是一大关键！

我闯剂量关，曾经碰得头破血流，一次偶然的机会，误打误撞，终获成功。

20 世纪 60 年代之前，我曾用小剂量四逆加人参汤治心衰重症 6 例，死去 5 例，存活 1 例。死亡病例，皆因久病耗伤，五脏精气竭绝，中气败亡，土不伏火，阳回复散而死。救活的 1 例，受张锡纯来复汤的启发，加入了生山萸肉、龙骨、牡蛎、活磁石，因深昏迷又加入了麝香，得以康复。这 6 例患者，由于当时生附子已被禁用，用小剂四逆汤救治又屡屡失败，制附片已从三钱、五钱，逐渐加至一两半（45g）。此患者是友人之母，患肺心病 20 年，住院病危，拉回家准备后事，全身冰冷，仅胸口微温，昏迷喘急，心跳未停，六脉似有似无，测不到血压，二便失禁，唯趺阳、太溪、太冲三部根脉尚缓缓搏动，遂开药 3 剂用作最后挽救。此时，一个垂危患者卧床，一家人乱作一团，儿媳要缝制寿衣，她忙乱之中，将 3 剂药误作 1 剂煎煮，更由于加水少，火大，煮得汤汁不过半斤，此时已是深夜子时，儿媳便隔 10 余分钟喂一匙，40 分钟后喂完。此时奇迹出现，患者睁眼，知饥索食藕粉饼干，次日已能扶床走动。抢救成功后，又活了 19 年，78 岁寿终。

此事让我大为震撼，发生顿悟，我万分感激友人之妻，如不是她的失误，我将永远理解不了“医圣不传之秘在于剂量”这一条真理。在 40 分钟的时间内，服下 135g 附子，充分发挥了四逆汤斩关夺门、破阴回阳、起死回生之效。服药时间又恰恰在子时，大气一阳来复，得天时之助，于是成功。偶然之中，寓有必然，这便是我创制破格救心汤的第一个回合。

二、毒药关

药物的产地有东南西北地域之异，因此各有升降浮沉不同之性，以药性之偏，调治人气之偏，下陷者用升浮，上逆者用沉降，以完成中气的圆运动，故一切药皆仙丹妙药。

药性当以《神农本草经》为宗，它是上万年防疫治病的总结。千锤百炼，字字千金，凝结了古圣先贤的智慧。正确掌握药性，最实用的是《圆运动的古中医学》中的药性解。彭子（即彭子益）上承《本经》（即《神农本草经》）、《伤寒》（即《伤寒杂病论》），下及《黄元御》（即黄元御《四圣心源》），贯穿了天、人、药一气周流之理，最为贴切。此外张锡纯药性解寓有新义，当代朱良春大师对虫类药有独特的发挥，皆当为师。

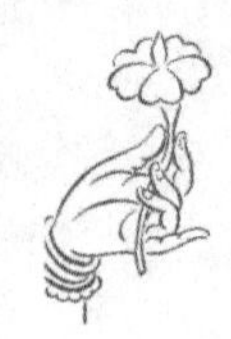

现代公认的毒药有附子、川乌、马钱子等。误认毒药，实际无毒的有辽细辛、生半夏、生南星、生禹白附（不是白附子）。

《本经》是应用毒药以治病的典范，《伤寒论》是驾驭毒药以救人性命的集大成者。以大毒之品治病的原则："先起如黍粟，病去即止。不去倍之，不去十之，取去为度。"

我闯毒药关，有以下几点。

1. 亲尝毒药，取得实感，再去治病。如附子、川乌，先煮妥解毒汤备用：黑小豆 30g，防风 30g，甘草 30g，蜂蜜 150mL，生绿豆 30g（粉冲服）。然后在饭后服煮好的乌附汤，10g 起服，由少到多，最多时附子 100g。体验一日夜各时段的感应。我 95%的弟子依法施行，然后取得治病资格。其中仅张某一人，一度发生瞑眩效应，昏迷 3 分钟，服解毒汤后而解。有的吐出恶臭、未消化食物，或放臭屁，泻下恶臭稀便等，皆是人体自我修复功能启动之排病反应，属于正常范围。

2. 领悟医圣张仲景的思路方法。四逆汤用生附子一枚，生附子已是大毒，为什么还要破八片？因为破片之后，煮出的汤液，药性的溶解更彻底，毒性更纯。事实证明，附子的大毒，正是亡阳患者的救命仙丹。

川乌较附子的毒性大，因此医圣用蜜煮乌头。为确保安全，我在 20 世纪 60 年代中期以后，凡用乌头必加入黑豆、防风、甘草、蜂蜜，以保万无一失。

3. 凡不能监控的危重患者，亲自为患者煎药，服药后密切观察 40 分钟，待患者安然入睡，方才离去。

关于细辛、生半夏、生南星、生禹白附的"毒性"问题。

《本经》谓细辛无毒，《伤寒论》基础剂量是三两，我按此量用了 40 余年，尚未发现什么毒副作用。细辛是扶正托透大法的主将，可以使伏匿于三阴经的沉寒痼冷由里出表。它被诬陷达 500 年，应当迅速平反昭雪。

经方中用的半夏是生半夏，最重用到半斤（约合 125g），加等量鲜生姜切片同煮即可。制过的半夏已是药渣，且有很浓的白矾味，一味降逆止呕的大将，反而变成入口即呕的废物，十分可惜。

1995 年，浙江东阳 87 岁的金希聪先生发现：半夏、天南星对药有八大相反功能：一主筋弛与筋张；二主疼痛与麻痹；三主失眠与多眠；四主腹泻与便秘；五主多尿与癃闭；六主肠紧与肠宽；七主贪食与厌食；八主多汗与无汗。一物而有寒温、升降、燥润、散敛之功能，实造化之奇药。能治一百多种奇难怪症，但必须生用。

生禹白附是天南星科独角莲之干燥块茎。未入《本经》。药性祛风痰，定惊搐，解毒散结止痛。主治中风痰壅，口眼㖞斜，语言謇涩，痰厥头痛，偏正头风，喉痹咽痛，破伤风。外治瘰疬痰核，毒蛇咬伤。治验如下。

刘某，男，60岁，济南泉陆村人。食管癌晚期，东北一友人嘱其服生禹白附，蒸熟打粉，早、晚各一两，调糊服之。初服3~5日内，食管、胸腔发麻，之后日日呕出痰涎及块屑，20日进食如常，1个月后拍片，肿块消失。现已生存6年，壮健逾于平昔。

毒药治病，只要驾驭得当，有殊效。近10年治肿瘤上千例，立足本气，破阴凝，散痰积，颇有捷效，基础方如下。

漂海藻45g，炙甘草45g，止痉散（全蝎6g，蜈蚣3条）（研冲），生附子30g，生南星60g，生半夏65~130g，生禹白附30g，白芥子30g（炒研），生晒参45g（捣），川尖贝6~10g（冲），两头尖45g，干姜45g，紫油桂10g，麻黄5g，辽细辛45g，生姜75g，大枣25枚。

体质极虚者，加服培元固本散，汤剂加肾四味各30g，核桃6枚（带壳打）。元气将亡，大剂破格救心汤，用至脱险。中气虚羸，大剂桂附理中汤救胃气。疼痛剧烈，为三阴冰结，加生川乌、黑小豆、防风各30g，蜂蜜150mL。阴证化阳，肿物焮赤肿痛，加木鳖子45g。发热，加乌梅36g，黑豆、黄豆、绿豆各30g。

对西医学确诊的各种癌症，与中医的脏腑无法对应，因为西医关注的是解剖学意义的有形器官，而中医的脏腑则是六气融合的一气周流。所以要另起炉灶，独立思考。据证候以寻病机，从病机判断六经之所属，万不可对号入座，见病治病。但扶中气肾气，听邪自去，不治之治，方是医学的最高境界。

第二节　论李可学术思想

李可老中医学本《内经》、仲景，凡病皆以六经辨证论治，遵“火神”郑钦安之论，重阳轻阴，为仲景经方重剂之第一传人，起重疾沉疴，实为天下可师可法之中医大家，以下简述其学术思想。

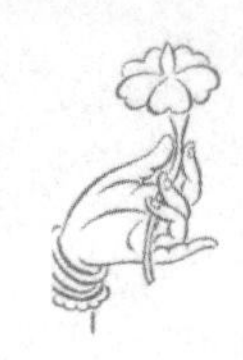

一、但有一处阳气不到便是病

李老的总体学术思想有三条：第一条是人身皮毛筋脉，五脏六腑，五体九窍，但有一处阳气不到便是病。为什么得病？就是因为阳气不到。不管是内外妇儿疾病、肿瘤还是帕金森病，包括糖尿病，都是阳气的问题。“春夏养阳，秋冬养阴”，秋冬也是要考虑阳气的，它的阳气不是去补益，而是要潜藏好、收敛好，到春天升发的时候有所用，而不是说秋冬去服养阴药。第二条是阳虚者十占八九，阴虚者百不见一。第三条是寒湿为害，十占八九。

李老对所有内伤、外感疾病的病因病机有个总体认识，这就是李老的基本学术思想，虽然他不认为自己是扶阳派，但他写下的东西，反映在病机方面，应属于扶阳派。《伤寒论》六经体系是疾病共性规律的概括，以六经生理为基础，阐释其病理变化，不单是外感，实可以统万病。阳气为一身之本，只要阳气充裕流畅，则万病不生，故四逆汤、理中汤、桂、萸为常备之药。三阴病多阳气衰，皆以少阴阳气为其根本，故三阴病多合病、并病，故三阴阳药多合而用之，吴佩衡的回阳饮（附子、干姜、肉桂、炙甘草）为三阴并治万全之剂。但太阴之上，湿气治之，故太阴要兼治其湿，苓、夏为常用之品。厥阴之上，风气治之，多寒凝、血气凝或阳气凝滞或散乱，可以当归四逆汤或乌梅丸、来复汤之类增损以治之。

六经本为一体，一气流行其间。六经之阳衰，四逆辈皆可加减用之。如太阳之桂枝加附子汤、太少两感之麻黄附子细辛汤，即使胃寒、胆寒、三焦之寒证，皆可加减用之。三阴重症，无论何经，吴氏回阳饮均为正剂，以奠其基。

总之，阳气为一身之本。无论何处，无论何病，皆阳气之病；六经无论何经，五脏无论何脏，皆要调其阳气，治其阳气。阳气旺则人旺，阳气衰则人衰，阳气亡则人亡。阳气旺则阴寒不凝，水饮不生，血气流通，万病不生！

二、一切病皆本气自病

本气自病有几个观点。一个是人本身的阳气亏虚。之所以得病，就是因为正气自虚，“邪之所凑，其气必虚。”另一个是六经标本中气。在《伤寒论》气化理论里有标本中气概念，代表六经里面重要的东西。这个本气自虚，就是六经气化理论体系里面本气虚衰的情况。但不管是狭义的还是广义的，本气者，即混元一气也。李老讲到的本气，就是先后天和大自然清气的混元一气，就是《难经》里谈到的三元之气，即先天之气、后天之气和大自然清气。这就是我们人身的经气，这个气不能病。气化学说讲的开阖枢，就是这个经气向上向下向内向外的运转趋势。本气虚衰，或者本气运行障碍，这是人体一切病证的根源！

三、重太阴还是重少阴

李老讲三阴统于太阴。到底是重先天还是重后天？到底是重太阴还是重少阴？这要分时候。在第一届扶阳论坛上，李老讲"太阴如釜，少阴如火"，太阴急重病治不好的时候，一定要急救少阴。在平稳的时候是重太阴；在艰难的时候、关键的时候、治太阴效果不好的时候，就要治少阴，要从附子下手。李老讲"太阴如釜，少阴如火，理中不效，急用四逆"即是此意。

五行学说有一个参考的公式：火生土，土伏火，土生万物。这一公式来源于河图，河图的原理即《易经》的原理，这就是我们通常说的"道"。《易经》是中华文化的母典，是后世诸子百家学说的源头。中医的四大经典：《内经》《难经》《神农本草经》《伤寒杂病论》，皆源于河图的基本原理。孙思邈曰："不知《易》，不可以为大医。"追本溯源，中医不可以不读《易经》，不但要读，而且要明理、领悟，通过反复实践，探其微言奥义。火土相生相伏的关系，也是太阴、少阴重要关系之一。

四、"虚化"问题

李老常讲到"虚化"问题，比如小青龙汤虚化，就是小青龙汤加附子。所谓"虚化"就是少阴虚，阳气在根本上不足。阳气虚衰，就要用到扶阳的根本药物附子。真武汤进一步虚化，附子量要大，天雄用30～100g。李老用附子是逐渐增加，从30g开始，每天加5～10g，直到疗效明显或到100g为止。只是这3年，李老开始用生附子。查李老的方，像破格救心汤，他都是用熟附子，但现在，李老在治大病重症的时候，如肿瘤、心衰，直接用生附子。生附子已经变成李老的常用药。熟附子李老可以用到300g，但生附子李老用到100g为止。其他的药有白术30g，云苓、杭芍、煅龙牡各45g，生晒参30g（捣），炙甘草60g，生姜45g。这个加减方除了有真武汤之外，李老把他的破格救心的思路加了进来，另外，李老对煎煮法非常重视："以水3000毫升，文火煮取300毫升，分3次服"，写得清清楚楚。

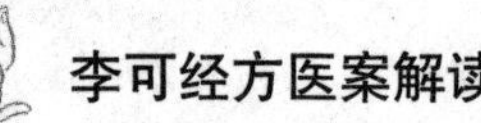

张仲景也不过如此。李老治疗大病重症，用附子的时候，都要有一个间歇。所谓“旬7”，就是一个月上中下旬，每旬10天，服7天药，停3天药。如此类推，可以防止乌头碱蓄积中毒。

（雒晓东）

第三节　李可临床经验择要

一、创立破格救心汤的立意

破格救心汤是李老所创的最重要方剂，增强了仲景先师四逆汤类回阳救逆方的功效。破格重用附子、山萸肉后，使本方发生质变。本方具有扶正固脱、活血化瘀、开窍醒神的功能，救治心衰、呼衰、循环衰竭，纠正全身衰竭状态，具有“起死回生”的神奇功效。

本方可挽垂绝之阳，救暴脱之阴，敛欲散之气，开窍醒神救脑。凡内外妇儿、各科重危急症，或大吐大泻，或吐衄便血，妇女血崩，或外感寒温，大汗不止，或久病气血耗伤殆尽，导致阴竭阳亡，元气暴脱，心衰休克，生命垂危……一切心源性、中毒性、失血性休克及急症导致的循环衰竭。症见冷汗淋漓，四肢厥冷，面色皖白或萎黄、灰败，唇舌指甲青紫，口鼻气冷，喘息抬肩，口开目闭，二便失禁，神识昏迷，气息奄奄，脉象沉微迟弱，每分钟50次以下，或散乱如丝，雀啄屋漏，或脉如潮涌壶沸，数急无伦，每分钟120~240次及以上，以及古代医籍所载心、肝、脾、肺、肾五脏绝症和七怪脉、绝脉等必死之症，西医学放弃抢救的垂死患者，凡心跳未停，一息尚存者，急投本方大剂，或可转危为安。

应用本方，当心存救死扶伤之念，严格遵循六经辨证法则，胆大心细，谨守病机，准确判断病势。脉证合参，诸症若见一端，即宜急服。凡亡阳竭阴之端倪初露，隐性心衰的典型症状出现，如动则喘急、胸闷，常于睡中憋醒，畏寒肢冷，时时思睡，夜尿多，以及无痛性心肌梗死之倦怠乏力、胸憋自汗等，急投本方中剂；亡阳竭阴之格局已成，或垂死状态，急投本方大剂。服药方法，急症急治，不分昼夜，按时连服，以保证血药浓度，有效挽救患者生命。极重症者，开水煮药，煮沸15分钟后，边煮边灌，24小时连服3剂。

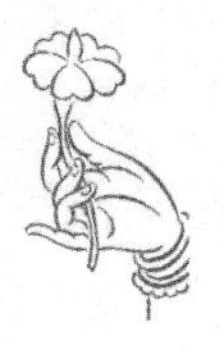

二、附子的毒性问题

附子为药中第一大将，大辛、大热、大毒，驱寒毒，破阴凝，走而不守，通行十二经表里内外，无处不到，性如雷霆霹雳，有斩关夺门之能、破阴回阳之力。与川乌同用，如虎添翼，破冰解冻，无坚不摧。以炙甘草统之，甘缓补土伏火，得干姜之守而不走、山萸肉之酸敛，可上助心阳以通脉，下温肾水以益火之源，挽散失之元阳，固下焦之阳根。故可救生死于顷刻。四逆汤之奥义便在于此。

中医治病，以药性之偏，救本气之偏。少阴亡阳为大寒大毒，附子之大辛、大热、大毒，适足以破之。故悟出：对垂死的心衰患者，附子之毒，恰恰是起死回生的救命仙丹！医圣立四逆汤，已阐明此理。且看四逆汤的组成与用法便知：本方以炙甘草为君，补土伏火，以制附子桀骜不驯之性，药用二两，恰是附子的两倍。以干姜之守而不走，固护中气，药用一两半，引附子守于下焦之水中。生附子一枚（约 30g），旁注“去皮，破八片”。去皮，为去附子之毒。破八片后，药性更易溶解，充分发挥附子大辛、大热之性。煮服法：上三味，以水三升（600mL）煮取一升二合（240mL），分温再服，即分 2 次服，每次仅 120mL，并特别提醒：强人可大附子一枚（约 50g），干姜三两。

从四逆汤的组成与用法，医圣告诉了我们三点：第一，炙甘草意不在解毒，而是在补土伏火救中气，因此它是君药。甘草善解百毒，以和缓中土正气，以制附子的戾气，驾驭附子不得为害。我的书中强调解毒是为了破疑解惑，打消初学者的顾虑。解歪了医圣原意，罪过，罪过！第二，生附子之毒在皮上，故要去皮。但附子的大辛大热之毒，却是阴毒寒毒的克星，故不但用生附子，而且要破八片，使药性充分发挥，方后还谆谆告诫：强人要用一个大的，50g 以上。医圣对这位“大将军”深信不疑，才使这位“大将军”救生死于顷刻。第三，煎服法中，三升水煮到一升二合，火候不大不小，不超过半小时。此时正是附子毒性的最高峰！少阴亡阳是重危急症，生死在顷刻之间，如果按现代教科书、药典的规定，文火煮 2 小时以上，则患者已经离开人世。所以我在救垂死患者时，是用开水武火急煮，随煮随灌，不敢有丝毫的延误。

附子是中医手中一味救命仙丹，既然要用附子，就得了解附子。书上写过，不如自己用过更踏实。因此，从我开始到第二、第三代弟子，无一例外亲尝附子，患病则亲自处方服药。所以能做到心中有数，从不失手。我们对医圣张仲景崇信无比，

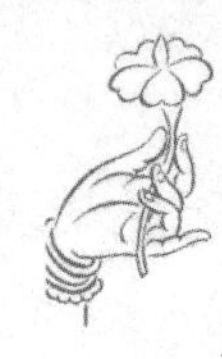

立志学医圣，按医圣的教导做人做事。我们每一个人都有许多惊心动魄的经历，一切重大风险我们都一一闯过，青年一代完全可以放心大胆地实践我们的经验，为中医复兴接过我们手中的接力棒。通过三代人的艰苦奋斗，迎接中医复兴盛世的到来。

三、经方的剂量问题

伤寒方的理法方药是一个整体，由于《伤寒》成书后毁于兵燹，经历了1800余年，现在仍然没有见到仲景原书。加之宋代以后学派蜂起，大多背离了《内经》主旨与《伤寒》理法。近一百年来中医西化，走向歧路，造成传承断裂，因而伤寒方的原貌，无人知晓；怎样应用经方，更是瞎子摸象，莫衷一是。

我们知道，四逆汤是医圣救治心衰的成功经验，1800余年前就做到了。但我们用四逆汤救心衰，十有八九要失败，为什么？

1961年，我治了7例心衰患者，5例无效，1例小效，仅救活1例。因此，我从古代找原因，读历代医案，又请教前辈及老药工，发现了三大疑点。

一是远在宋代《本草衍义》的作者寇宗奭。他是历史上第一位对应用经方剂量过小提出质疑者。他治病能力排众议，悉遵古训，用伤寒方原量治病，皆获奇效。他指出："今人用古方多不效者何也？不知古人之意尔！如仲景治胸痹，心中痞坚，气逆抢心，用治中汤，人参、白术、干姜、甘草四物共一十二两（即理中汤原方）。水八升，煮取三升，每服一升，日三服，以知为度；可作丸，须鸡子黄大，皆奇效。今人以一丸如杨梅许服之，病即不去，乃曰药不神！非药之罪，用药者之罪也。"

又读《名医类案》卷一，载吴球用附子验案。吴球浙人，曾为明太医。一富室患中寒阴证，名医盈座束手。后吴御医至，诊之曰：非附子莫救。令人拣极重者三枚，生切为一剂，计三两投之。众医咋舌，私自减其半量，以一两半为剂进之，病遂已。吴复诊曰：为何减吾药量？吾投三枚，将令其活三年，今止活一年半耳。后年半果病发而卒。

故历代多有仲景不传之秘在于剂量的慨叹。这两位前辈的当头棒喝，如一声惊雷，引导我走上试药尝药之路。可见读古人书，最忌死于句下。人人皆同，唯我独疑，亲手做过，方可发现真理，读《伤寒》要当如此。

第二个疑点，经方中除以两计量外，还有以枚、尺计量者，如瓜蒌大者一枚、

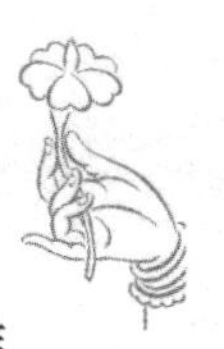

杏仁 70 个、石膏鸡子大一枚、厚朴一尺等。生物进化是一个极为缓慢的过程，难道东汉的果仁比现代的大，现代反而变小了？麻黄汤中杏仁七十枚，称量结果是一两（30g），而现代用量只是一至二钱（3～6g）。显然是错了。

第三个疑点是生附子问题。我曾就此请教灵石伤寒大家郑少玄先生，郑老先生说："小伙子，你又异想天开，想出人头地吗！毒死人是要蹲监狱的。"而对附子问题不置一词。后请教老药工段宝祥，段老才告诉我，1949 年后禁止使用了（当时正推行余云岫路线，虽经纠正，余波仍烈之际）。老一代是惊弓之鸟，只好明哲保身，情有可原。之后我亲尝附子，有了切身体会，生附子找不到，用炮附子，救心汤一剂用到一两至二两半（30～75g），仍然无济于事。

直到治疗我朋友的母亲风心病心衰垂危之证，其妻将我开的 3 剂药合煮浓煎，40 分钟喂完，即知饥索食，抢救成功。这一次的误打误撞，侥幸成功，对我震动极大，使我领悟了医圣不传之秘在剂量这个论断的正确无误。一首方剂，除了辨证准确无误，理法恰合病机之外，基础有效剂量便是一个突破口。达不到这个量，既不能治大病，也不能救人命。

之后，读《本草纲目》，从它的序例中，才知道由于时珍老人对古代度量衡的演变也不太清楚。对古方剂量怎么定，他做了折中，说："古之一两，今用一钱可也。"这句话害苦了《伤寒论》470 年，直到现在仍照此办理。现在的用量只达到伤寒方的十分之一，岂不是阉割了《伤寒论》！关云长是三国名将，你收缴了他的青龙偃月刀，他还有什么威风！伤寒方之所以不能治大病，中医之所以沦为慢郎中，之所以退出急症阵地，之所以沦为西医的"附庸"，根本原因在这里！

但误打误撞毕竟不足为据，幸而在 20 年之后的 1981 年 7 月，我国考古发现了东汉度量衡的衡器——大司农铜权，证实了东汉一两等于现代的 15.625g。那么，去掉尾数，伤寒方一两现代当用 15g。这便是伤寒方的基础有效剂量。

第四节　李可医案处方选讲

我今天从这本书中（《李可医案处方集》），选出几个处方介绍一下。

从 2006 年开始，我就跟师李可老师。花了很多精力琢磨、搜集他的病历资料，有一些体验，想跟大家分享。这本书原始的处方，90%以上都是我提供的，

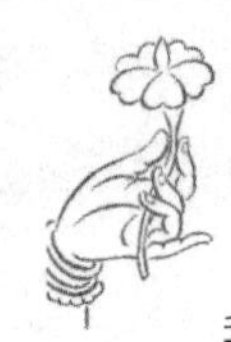

我当时也排了序，一部分病案按六经排序：太阳、阳明、少阳、太阴、少阴、厥阴；还有一部分病案，比如说头痛、眩晕、腹痛等，是按杂病排序；第三部分内容是按西医病名排序的，比如说肺癌、带状疱疹。后来，孙其新老师整理后，还是按他的思路重新做了排序。今天，我就把按六经排序的内容，挑一部分给大家分享，主要思路就是以六经为纲。无论是跟李老学，还是跟张仲景学，首先，看一个病不是辨方证，而是分六经。不管是杂病、眼科、内外妇儿，首先要定六经，定了六经以后再定治法、定方药。有专家讲"方证是中医的最高境界"，我认为方证是中医的最低境界，病机才是中医的最高境界！而六经辨证论治体系是一切疾病最佳辨证论治模式。

第一个方

拟方备用。麻黄 5g，制附片 24g，辽细辛 23g（后 5 分），生姜 10 片，葱白 4 寸。痰多咳喘，加生半夏 30g，干姜 20g，五味子 10g；鼻流清涕、嚏，加辛夷 45g，苍耳子 10g，白芷 10g（后 5 分钟下）；精神不振，厌食便溏，加红参 10g（另炖），焦三仙、炒谷芽各 10g；怠惰思卧，加炙甘草 48g，肾四味各 10g。

首先看这个太阳的方子。我为什么把它放在第一个，是因为李老用了很多加减，像张仲景一样，这些加减，可以让你掌握这一经的变化情况怎样应对。临床上典型的病例是少数，更多的疾病是千变万化的。像桂枝汤、麻黄汤这样使用原方的病证比较少见，所以这些加减就显得格外重要。这是一个麻黄附子细辛汤为底的方子，葱白和生姜，内和胃气，外散风寒，温阳散寒。李老用的半量，因为这是给小孩拟的方，一般 12 岁以下李老就拟半量的方。辽细辛后面写着"后 5 分"，就是在最后 5 分钟入煎剂。刘沛然先生的《细辛与临床》专门谈细辛，他用细辛最大量用到 120g。23g 就是 45g 的半量。细辛在《伤寒论》里面，像小青龙汤，常规都是用三两。

加减方面，咳嗽痰多加生半夏 30g，干姜 20g，五味子 10g，也是半量的用法。在陈修园的《医学三字经》里面就提到咳嗽痰多的时候，用姜、辛、味或姜、辛、味、夏，实际上是小青龙汤的用法，可以看出来是痰饮。鼻流清涕、嚏，加辛夷 45g，苍耳子 10g，白芷 10g（后 5 分钟下），就是苍耳散。辛夷用到这么大量就相当于细辛，因为它的毒性比较小，所以用相当于三两的量。因为苍耳有毒性，用

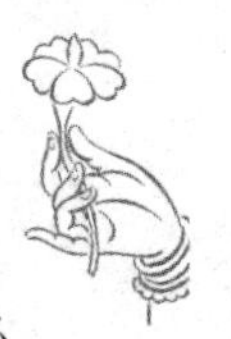

10g。白芷久煎香气走散，就在最后5分钟下进去。李老的观点是：所有的外感必夹内伤。感冒是因为正气不足，感受邪气，正气不足就是少阴阳气不足。在这个观念指导下，李老认为所有的外感都可用麻黄附子细辛汤来治疗。表虚之人就加乌梅、党参或人参，一方面固护正气，另一方面不要让麻黄疏散太过；精神不振，厌食便溏，加红参10g（另煎兑入），焦三仙、炒谷芽各10g。精神不振，说明正气有问题；用焦三仙、谷芽，说明有伤食的问题。小孩子比较容易伤食，李老用了焦三仙、谷芽；倦怠思卧，即仲景"但欲寐"，有少阴阳虚、肾气不足的情况，李老加炙甘草48g，肾四味各10g。炙甘草48g正好是附片的一倍，来预防它的毒性，让附子助阳但不要让发热加重。

在太阳表证中，一般是三大病机。第一是邪干上窍。最轻的叫伤风，大多数伤风都是上窍不利，有风寒也有风热。风寒表现为感到有些鼻塞、喉咙发紧、身上发皱不舒服，这些症状，葱豉汤就可以解决；风热用桑菊饮就可以了。第二是营卫不和。到了营卫不和，就有寒热身痛，营卫不通则痛。营卫不和、卫阳被郁就发热，卫阳受到遏制则恶寒。凡是有表证、寒热身痛的情况，就已经有营卫不和了。第三是肺气不畅，多见喘咳。表证实际上就是上窍不利、营卫不和、肺气不畅这三大病机，都是有寒有热有燥有湿。湿热方面，《湿热病篇》的芳散表湿汤就论述得比较好；在燥气方面，像桑杏汤、桑菊饮都可以治疗燥热初期，凉燥用杏苏散，温燥用桑杏汤等。像一般的风寒，葱豉汤就可以了。到了营卫不和的层面，用麻黄汤、桂枝汤。偏热的营卫不和，银翘散也可以。肺气不畅的话，要考虑咳、痰、喘，以咳为主还是喘为主？咳的话是什么时间咳？是寒咳还是热咳？寒咳是用三拗汤、麻黄汤还是旋覆花汤？有没有痰？有痰是一个治法，没有痰又是一个治法。

按语方面，李老认为感冒阳虚证占得多，占到90%以上。还有一个观点，就是一切外感必夹内伤。所以李老多用麻黄附子细辛汤加减治外感，麻黄汤、桂枝汤就用得少一些。在虚人外感方面，李老就用麻细梅参汤，麻黄附子细辛汤加乌梅、山萸肉、五味子和人参，乌梅、山萸肉、五味子在厥阴病是收敛阳气的药，使阳气不要耗散太过，用于太阳病，可以抵消麻黄、细辛疏散太过的情况。麻黄附子细辛汤基础用法就是托透法，对所有正气损伤而又兼外感的都可以用。麻黄是开太阳最好的药，通行阳气最猛。不光是用于表证，像阳和汤里就用麻黄通阳

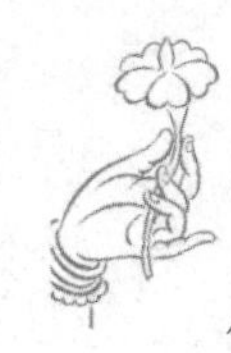

气，治阴疽。肾四味是李老常用的药，分别是菟丝子、枸杞子、补骨脂、淫羊藿，成人一般用 30g；发热 38℃以上加生石膏 250g，有白虎汤之意。

有一些药是六经都可以用的，比如说甘草、人参；有些药是典型代表一个经的，比如石膏、大黄就基本用于阳明经证、阳明腑证；麻、桂是太阳之药，尤其是麻黄，麻杏石甘汤说明已经不仅是太阳之药，还跨入阳明；附子是少阴之药；葛根看上去是太阳之药，其实是阳明经药；白术、干姜、茯苓都是太阴之药。真武汤已经是横跨太阴、少阴。柴胡是少阳之药。所以，有六经的药，有六经的方，有六经的证。黄煌老师还研究六经体质，这都是为了一体化，为了用药更方便。

第二个方

麻黄 10g，制黄附片 45g，干姜 30g，辽细辛 45g（后一刻），辛夷 30g，白芷 10g（后 5 分），生半夏 45g，高粱米 50g，炙甘草 90g，红参 15g（另炖），生姜 45g，葱白 4 寸。加水 2000mL，文火煮取 1000mL，兑入参汁，于子、午初刻各服 1 次。

10 剂后加枸杞子 30g，菟丝子 30g（白酒浸一刻），淫羊藿 30g，盐补骨脂 30g。附子逐日叠加 10g，加至四肢发热、口舌微麻为度，连服 30 剂。附子超过 100g 后，水加至 3000mL。

这是李老太阳病的第二个方。这里我们要看到与仲景的区别。仲景的细辛是不后下的。李老是仿小青龙汤的量。仲景用半夏有几个档，最多用两升，大约 260g。大半夏汤用两升，有蜜和人参反佐；小半夏汤用一升，约 130g；大多数情况下，张仲景用半夏都用半升，比如小柴胡汤、大柴胡汤，约 65g。半夏秫米汤是《内经》的方子，治“胃不和，卧不安”。在李老这里，半夏用生半夏，秫米用高粱米。我个人经验认为《内经》里面的半夏秫米汤，秫米用的是黏黄秫米，这一点各家还是有争议的。一看方中有半夏秫米汤，就知道李老是用它来治失眠的。炙甘草用 90g，一方面减少制附片的毒性，控制它的峻烈之性，让它的阳气潜藏，而不让它的阳气升发，以土伏火，使阳气既充足又潜蓄。细辛是交阴阳之药，是交通太阳和少阴最好的药。辛夷、白芷有苍耳散的意思，患者必定有鼻塞流涕、上窍不利的表现。用生姜、葱白说明患者感受风寒。用红参说明患者有虚象。

煎服法为加水 2000mL，温火煮取 1000mL 时，兑入参汁，于子、午时初刻各服 1 次。现在绝大多数的医生是不写煎服法的，张仲景每个方子都写煎服法，而

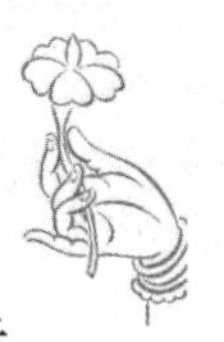

且是有区别的。李老在这方面是仿仲景最多的，而且煎服法非常慎重。一般李老用附子超过 100g，有中毒可能，就用水 3000mL 煎成 500 或 600mL，分 3 次服，大多数人都不会中毒。这个方子值得学习的是，在大家没有把握的时候，或患者年龄较大的时候，附子每天叠加 10g。菟丝子常常用白酒浸，淫羊藿用羊油炒。

第三个方

麻黄 120g，生姜 30g，大枣 30 枚，葱白 1 尺，黑大豆 30g，核桃 6 枚。

第三个方是太阳无汗的方。我们知道麻黄汤能够解决疼痛、无汗、咳喘的问题。张仲景用麻黄，最大的量用到六两，即 90g，我们看到李老用 120g。张仲景的大小青龙汤、麻黄汤都是分 3 次服。麻黄汤用三两，大青龙汤用六两，越婢汤用六两，为什么这个时候可以用六两？因为有石膏牵制它。核桃有滋肾补少阴之意，黑大豆有类似之意。这个方很像《外台秘要》的麻黄葱豉汤。李老用麻黄不放心的时候是单独煎的，分 3 次或 5 次服，服药半个小时后，李老会摸患者的尺肤部位，如果已经有汗或湿润了，就不用麻黄了。但如果患者有心律失常或者体质较差的话，麻黄慎用大量。本方是五虎汤加麻黄，孙其新把这个方命名为“麻黄五虎汤”，实际上五虎汤有麻黄附子细辛汤之意，实属太阳、少阴两感之表实轻剂，患者一定是玄府闭塞。但大量应用麻黄时，要考虑到对心脏的影响。

第四个方

赵某，女，56 岁。2006 年 6 月 20 日。太阳虚化，自汗，背部如冷水浇灌。

制附片 50g，桂枝、杭白芍各 45g，炙甘草 60g，肾四味、晒参（另炖）各 30g，三石各 30g，生姜 45g，大枣 20 枚。加水 4 斤（2000mL），文火煮取 1 斤（500mL），2 次分服，3 剂。

第四个方是太阳虚化。李老发明了“太阳虚化”这个词，是少阴、太阳同病，少阴比较虚，不能资助太阳。比如有麻黄汤的虚化、桂枝汤的虚化、小青龙汤的虚化。张仲景不但有虚化，还有寒化、热化，像麻杏石甘汤是热化，热象到了阳明，虚化就是少阴阳气不足了。这个方是桂枝汤的虚化，即桂枝加附子汤。张仲景的桂枝加附子汤用于阳虚漏汗不止，是太阳病发汗太过造成的漏汗不止。前面说“太阳”，肯定有“太阳之为病，脉浮，头项强痛”的表现，后面写到“自汗，背部如冷水浇灌”。桂枝、芍药、甘草、生姜、大枣，实际上就是桂枝汤，用量也

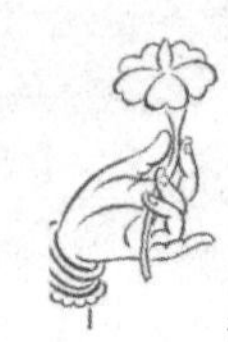

和张仲景一样，张仲景在桂枝汤里用甘草 30g，这里用 60g，主要是制约附子的毒性。三石就是龙骨、牡蛎、磁石，是防少阴阳气浮越。这个患者是感冒，但有自汗、背部如冷水浇灌这一特殊症状。感冒有自汗肯定是一个桂枝汤证。背部为阳位，背部如冷水浇灌，说明阳气不足，也说明少阴阳气上不来。这里再说一下芍药的问题，李老用桂枝汤一般用白芍，我用桂枝汤一般用赤芍。虚化就是少阴阳气不足，治疗虚化就是加一味附子进去。

第五个方

吴某，男，35 岁，侯马市。2006 年 6 月 21 日。太阳、少阴同病，小青龙汤证虚化。

1. 麻黄 10g，制附片 100g，辽细辛 45g（后一刻钟入煎），高丽参 12g（研冲服），生半夏 75g，干姜 30g，五味子 30g，炙甘草 120g，生姜 75g（切），枸杞子、菟丝子（白酒浸）、淫羊藿、补骨脂各 30g，葱白 4 寸。加水 6 斤（3000mL），文火煮取 600mL，3 次分服。5 剂。

2. 20 头三七 200g，血琥珀、高丽参、血河车、二杠各 100g，尖贝、沉香、冬虫夏草各 50g，蛤蚧 10 对。每次 3g，每日 2 次。

这个方是用于太少两感证，有小青龙汤之意。小青龙汤加了附子就有麻黄附子细辛汤的意思。高丽参主要解决正虚的问题，姜、辛、味、夏都是治疗痰饮喘咳的。用量和张仲景还是有一些差异的。按麻黄附子细辛汤，细辛用 30g，按小青龙汤，细辛用 45g。如果是助少阴阳气，李老用制附片从 100g 开始。炙甘草 120g，说明李老特别慎重，防止中毒，并以土伏火，使少阴阳气得以潜纳，而不至于助阳以致发热加重。小青龙汤虚化实际上相当于张仲景的小青龙汤证。

煎服法：加水 6 斤（3000mL），文火煮取 600mL，3 次分服。这与张仲景也有区别，张仲景的小青龙汤是以水一斗（2000mL），煎成 600mL，分 3 次服。

方 2 是李老的培元固本散，用于一切慢性病，扶正补虚。尖贝、琥珀、冬虫夏草降肺气、纳肾气。李老的培元固本散有很多加减法，但一定是用于邪气不盛、补虚、缓则治本的时候。

第六个方

蔡某，女，14 岁。2009 年 11 月 28 日。太阴失运，火不生土。

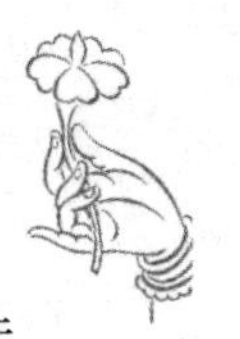

白术、干姜各45g，砂仁米30g，天雄45g，吴茱萸30g，炙甘草30g，油桂10g，肾四味各30g，高丽参15g（冲），五灵脂30g，生姜45g，大枣25枚，核桃6枚（打）。每旬7剂。14剂。

我们来看看太阴病。太阴是李老最重视的，三阴统于太阴。李老用桂附理中汤、附子理中汤解决很多问题。他的特点是用量比较大，"大理中"比张仲景的量多一倍。但李老还有一句话："太阴如釜，少阴如火，理中不效，急用四逆。"在理中汤里，李老常把附子加进去，因为他感到单独治太阴不行。一旦用附子就跨越到少阴。用吴茱萸说明有阴寒凝结，它是治厥阴寒凝之药。肉桂也是厥阴之药。这个方子以理中汤为底，太阴为主。但有火不生土，又加有附、桂，也用了厥阴破坚冰寒凝之药——吴茱萸。吴茱萸汤里面，吴茱萸用一升，即60～100g。现在疑惑的是，不知道仲景当时是用湿药还是干药。我们称过，现在两升（400mL）的吴茱萸在200g以上，所以我们用的量比起张仲景还是小了很多。吴茱萸，仲景要求汤洗，就是要用开水冲两三次。李老用吴茱萸是先煎两三分钟，然后把水倒掉，再加其他药一起煎，以减缓吴茱萸的峻烈之性。另外，吴茱萸和生姜、人参同用，也可以缓解吴茱萸的峻性。吴茱萸汤里面主要是吴茱萸，配伍的生姜、大枣、人参都是来减缓它的峻性的。在当归四逆加吴茱萸生姜汤里，吴茱萸用两升。所有太阴之病都可以考虑用理中汤或桂附理中汤。什么是太阴病？"太阴之为病，腹满而吐，食不下，自利益甚，时腹自痛。若下之，必胸下结硬。"李老或张仲景的太阴病都偏于阳虚寒湿证，本寒标阴证，用理中汤解决不了就用桂附理中汤。

第七个方

陈某，男，46岁。2007年9月23日。太阴累及少阴，投固本托邪，病退八九，守方。

1. 白术、干姜、晒参（捣）各90g，五灵脂45g，吴茱萸30g，生黄芪250g，油桂10g（后5分钟入煎），麻黄5g，制附片90g，辽细辛45g（后5分），赤石脂30g，炙甘草90g，二杠1.5g（冲），生姜45g，大枣25枚，葱白4寸。水3000mL，文火煮取450mL，3次分服。30剂。

2. 金匮肾气蜜丸，晚5丸，煮糊服；大黄䗪虫丸2丸，早服。共服1个月。

太阴病第二个方是太阴累及少阴，投固本托邪。参、术、姜、草为理中汤；吴

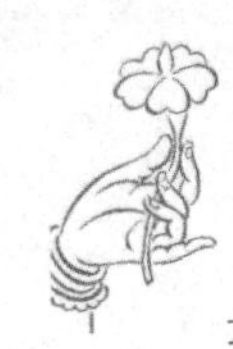

茱萸、油桂就有解厥阴寒凝之意；麻黄附子细辛汤有托透之意，可能合并有外感或表里两经问题；白通汤也是用葱白 4 寸。第二个方，金匮肾气丸、大黄䗪虫丸。其中金匮肾气丸是捣烂加水煮一下，连汤带渣一起喝掉。李老用大黄䗪虫丸治癥瘕，如肝硬化、子宫肌瘤等。

第八个方

南某，女，8 岁。2009 年 10 月 8 日。

白术、干姜、党参、炙甘草各 30g，生姜 10 片，大枣 12 枚。

两煎混匀，取浓汁 100mL，加红糖一匙，2 次分服。5 剂。

这是一个比较单纯的太阴病，参、术、姜、草各 30g。三阴统于太阴，这是李老比较习惯用的方。卢崇汉学派解决中焦问题多用平胃散、二陈汤。

在第二届扶阳论坛上，孔乐凯代李老发言，其中有一个章节专门讲三阴统于太阴。解决一切代谢病（高血糖、高血脂、高尿酸），就用三阴统于太阴，就是用桂附理中汤来解决。治疗免疫系统疾病就用麻黄附子细辛汤为底，用托透法。

第九个方

陈某，女，57 岁。2009 年 11 月 28 日。五志之变，悉属少阴，久服六味丸，助纣为虐。

炙甘草 90g，干姜 45g，炮附片 45g，高丽参 15g（冲），山萸肉 90g，三石各 30g，麝香 0.1g（顿冲）。加水 2000mL，文火煮取 300mL，3 次分服。每旬 7 剂，14 剂。

再看看少阴病。我们知道君火统神明，少阴统五志。所以李老写“五志之变，悉属少阴，久服六味丸，助纣为虐”。情志病要考虑少阴的问题。这个方子是破格救心汤原方。不要以为破格救心汤只是救心之药，很多情况下，比如失眠、虚汗，都可以用破格救心汤适当加减。麝香在这里是通十二经的，解决经络不畅、鼻窍不畅的问题，还用来醒神开窍，是开窍醒神通经的第一峻药。李老的麝香用量最大到每天 1g，分 2 次黄酒冲服，每次 0.5g。之前有一个病例，患者的嗅觉完全消失，李老就用大剂量麝香治疗，疗效很好。李老在这里用破格救心汤是治疗情志病，也可以用四逆汤。在第一届扶阳论坛上，李老介绍他治疗忧郁症就是用四逆汤。

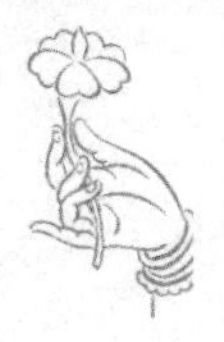

第十个方

制附片100g，油桂（后下）、沉香、砂仁（后下）各10g，山药60g，茯苓45g，泽泻、怀牛膝、红参（另）各30g，炙甘草120g，枸杞子、菟丝子（白酒浸一刻）、淫羊藿、盐补骨脂各30g，生姜45g，大枣12枚，核桃6枚（打），回龙汤。加水6斤（3000mL），文火煮取1斤（500mL），子、午初刻各服1次。30剂。

这个方是温氏奔豚汤，它是温潜法的代表方。温潜法还有潜阳丹。要想让附子起温潜的作用，至少要用100g以上。如果用15g，不但不能潜，还起到兴阳的作用。有些失眠症没有热象，其他药效果不好的时候，用温氏奔豚汤就比较好。

第十一个方

2009年10月13日。年过六旬，阳衰失统，诸证蜂起，治本。

制附片45g，干姜、炮姜、红参（捣）各30g，炙甘草90g，辽细辛45g（后一刻）。加水2000mL，文火煮取500mL，子、午初刻各服1次（冷服）。10剂。

这个患者，年过六旬，少阴阳衰失统，诸证蜂起。这是麻黄附子细辛汤和四逆汤的合方。细辛驱逐阴寒，连通表里。

第十二个方

朱良春，男，90岁。2006年8月23日。

90岁的朱良春老与76岁的李可老在广州带学生的时候聊天，朱老告诉李老自己有一个多年下肢冷的毛病，每到冬季就加重，冷从骨头里发出来，很是痛苦。李老自称是朱老的学生，因为早在多年之前他就从杂志上学习朱老虫类药的用药经验，想拜师而没有机缘。李老稍事谦虚之后，为他诊脉，说属于肾经有寒，真阳亏虚，应当使用大剂量附子治疗。附子是有毒中药，一般用量都在10g以下。朱老说他自己用过附子，用15g没有问题，并且配伍当归、黄芪、丹参等温阳通脉。但附子最大剂量不能超过18g，超过了就头晕、血压升高（朱老平素血压不高），用药后他血压曾达到170/105mmHg，很不舒服。李老说附子18g用量不够，小量附子可以升压，大剂量就不升压。李老前后思索了2个小时，香烟抽了一二十根，开出了一个处方：制附片180g，干姜50g，辽细辛30g（后一刻），桂枝40g，白芍50g，炙甘草30g，红参30g（捣碎入煎）。加适量蜂蜜、童便共煎。

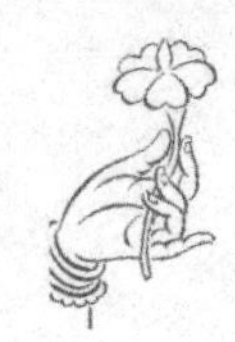

行医70年，时年90岁的朱老接过李老的处方，没有犹豫，没有退缩，而是赞扬说："很了不起，你能经过深思熟虑开这么大的剂量，我敢吃！"他马上吩咐他的学生去抓药，到幼儿园取了童尿，煎了3个小时。朱老每3小时服1次，共服4次，并按要求只服头煎。他服了头煎之后，量了几次血压都没有升高；又服了第2次、第3次、第4次，血压也没有升高。朱老在广州服了2剂药，回到南通之后又服了1剂，到第4剂就不能再服了，因口干上火，血压也升高了。但是多年的腿冷症状，从此减轻了大半，效果还是不错的。

这个方是李老给朱老看病的方子。朱老腿冷，但是年龄较大，又有高血压。李老考虑了很久才开出这个方子，是四逆汤、桂枝汤的合方。

各论

李老的临证思路是以六经统万病。对于六经的生理、病理、处方、用药，有自己独特的认识和体会。

对于六经中的太阳病，李老经常提到：病之来路，即为病之去路。太阳主开发，从生理上说，是在少阴阳气的作用下，将下焦的寒水之气蒸化、上升、达表，形成体表的三阳之气，成为六经之藩篱。临床上相当多的疾病都是始于太阳。所以麻桂剂等太阳方药，李老运用得非常多。李老使用开太阳方药，非常注意固护少阴阳气，很少单用开太阳方药，多以麻黄附子细辛汤加人参、乌梅、炙甘草等加减，解表的同时，时时处处固护人身整体阳气。“太阳之上，寒气治之，中见少阴。”（素问·六微旨大论）由于太阳的阳气需要中见的少阴阳气支撑，若少阴阳气不足，就会影响太阳三阳之气的功能。很多太阳病患者，都有少阴阳气不足的基础，属阴证伤寒，治疗时就需要在解表开太阳的方药基础上加用附子等振奋少阴阳气之药，李老称之为“太阳病的虚化”，比如麻黄附子细辛汤、小青龙加附子汤、桂枝加附子汤等。

阳明主阖，主阳气的内收。若阳气不能内收，上则或喘或呕，大热汗出，中则痞满腹胀，下则不大便。热则白虎汤，大便不通则承气汤，李老的用药剂量也很大。除此以外，阳明也有寒证，“食谷欲呕，属阳明也，吴茱萸汤主之”即是仲景示例的阳明寒呕。吴茱萸也是李老喜用的中药。除此以外，栀子豉汤类方、泻心汤类方、半夏汤类方、陷胸汤等，亦属阳明之方。

少阳为枢，主枢转气液，以三焦玄府为通路，完成全身表里内外上下的物质和能量代谢。少阳为病，大多是三焦不通产生的少阳火郁证候，需要用小柴胡汤、黄芩汤等加减以治之。当用柴胡剂时，李老也是放胆用之，很多时候柴胡都用到了仲景的原量——半斤，125g。

在六经中，李老极为看重的是阳明和太阴，“三阳统于阳明，三阴统于太阴。”太阴的功能是通过脾、肺主管天地气味的吸收和运化，以补充不断消耗的气血。

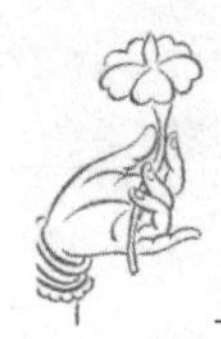

太阴功能正常，则人体康健。若太阴失运，则气血之化源减少，痰湿内生，百病丛生。李老最喜用理中汤、建中汤、补中益气汤等健运太阴之方。而且，太阴如釜，少阴如釜底之火，所以李老补太阴时，大多会加用附子等少阴之药，加强温补太阴方药的力量。

“少阴之上，热气治之……”（素问·六微旨大论）少阴心肾所潜蓄的阳气是人体的源动力，是各脏腑功能的重要基础。若少阴阳气匮乏，则脉微细，但欲寐。这就需要用四逆汤、真武汤等振奋阳气。用四逆汤治疗抑郁症，用真武汤加减治疗帕金森病等，也是李老扶阳抑阴学术思想的运用。

“厥阴之上，风气治之……”（素问·六微旨大论）厥阴通过肝和心包主阖所收纳的阴血，助阳气之升发。乌梅丸的组方值得玩味，观《辅行诀脏腑用药法要》之补肝汤，用干姜、肉桂之辛温，助肝生发之用；泻肝汤用芍药和枳壳，以助人身气血之循行。仲景乌梅丸中，有补虚之人参、当归，有补少阴阳气之附子，有温太阴脾肺之干姜，有助厥阴风气生发之肉桂，有收敛厥阴以防疏泄太过引动肝风之乌梅。所以乌梅丸所治为三阴阳虚兼厥阴阴血不足。李老的破格救心汤重用山茱萸，主要取张锡纯来复汤之意，收敛厥阴以防阳气之脱，不但救阳，而且固脱，大大提高了四逆汤的疗效，值得学习与借鉴。

第 3 章　六经伤寒医案

第一节　太阳病医案

太阳以表病为主。太阳为六经之蕃篱，重点在于表病，邪犯上窍、营卫不和、肺气不畅为太阳病三大病机。方以桂枝类方、麻黄类方、麻桂合方之类，葱豉类方也属太阳之列。太阳之腑也有发病，如膀胱蓄水、蓄血等。李老对太阳病认识有如下特点。

1. 阳虚者十之八九，阴虚者百无一见，故太阳以风寒为主。六淫之中，风寒湿为害十之八九，实热证十之一二。东西南北，国内国外，全球如此，临证切记。

2. 一切外感必夹内伤，麻细梅参汤为通治一切外感之基础方。太阳以经表证候为主，麻黄汤、银翘散、白虎汤绝不可轻用，唯麻黄附子细辛汤加人参、乌梅、炙甘草，可为通治一切外感之基础方。因为它在开表闭的同时，以固本气为主，属于扶正托邪法。

3. “太阳虚化”为常见证候。李老治疗太阳病，常讲到虚化问题。桂枝汤、麻黄汤、葛根汤、小青龙汤等，皆有虚化，比如桂枝加附子汤、桂枝去芍药加附子汤、麻黄附子细辛汤、麻黄附子甘草汤、小青龙汤加附子等，皆是针对太阳虚化问题。所谓“太阳虚化”，就是太阳为病，但少阴阳虚，阳气在根本上不足。故大多太阳表病多兼少阴阳气虚衰，就要用到扶阳的根本药物——附子、四逆之辈。即《内经》所谓“邪之所凑，其气必虚”。

一、桂枝汤虚化案（少阴阳虚兼太阳表虚）

一般资料　赵某，女，56 岁。2006 年 6 月 18 日（图 3–1）。

病证　太阳虚化，自汗，背部如冷水浇灌。

处方　制附片 50g，桂枝 45g，杭芍 45g，炙甘草 60g，肾四味各 30g，生晒参 30g（另炖），三石各 30g，生姜 45g，大枣 20 枚。

煮服法　加水 4 斤（2000mL），文火煮取 1 斤（500mL），2 次分服。3 剂。

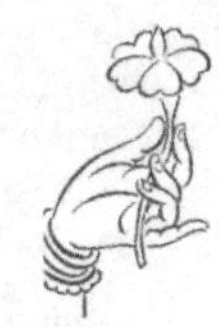

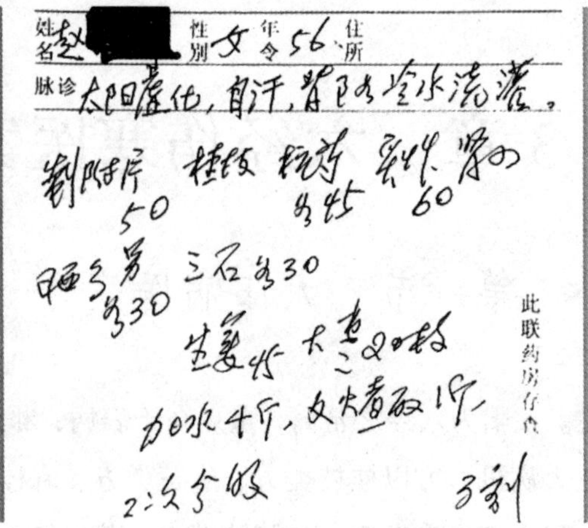

图 3-1 桂枝汤虚化案

案析

1. 病因病机 少阴阳虚，再感风寒。风寒表虚桂枝汤证虚化，自汗为表虚，背寒甚为少阴阳虚。已有点睛之笔。

2. 论治 病不甚急，宜表里同治。

3. 方药解析 桂枝汤以和营卫，参附、三石、肾四味以温固少阴元阳。

4. 注意 附子量大，须患者知情同意。

二、麻黄五虎汤案（太阳表实无汗）

一般资料 某患，2009 年 10 月 8 日（图 3-2）。

处方 麻黄 120g，生姜 30g，大枣 30 枚，葱白 1 尺，黑大豆 30g，核桃 6 枚。

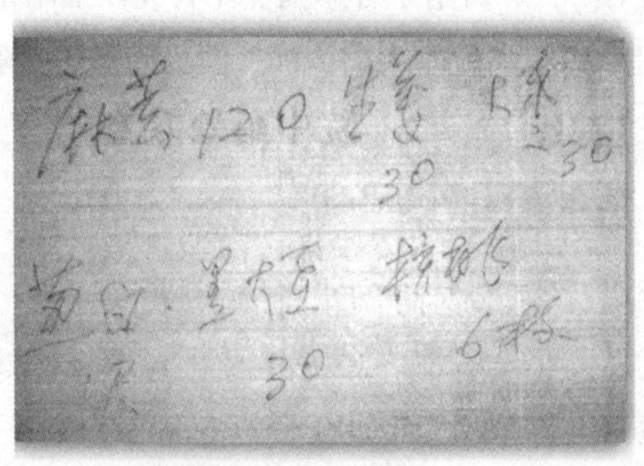

图 3-2 麻黄五虎汤案

案析

1. 病因病机 体实表寒，卫闭营郁。

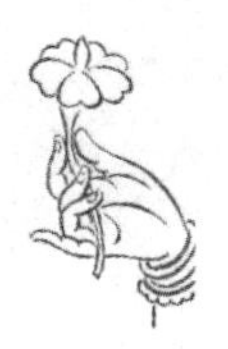

2. 论治　开腠发表，宣畅肺气，治太阳风寒表实证候。

3. 方药解析　本方为麻黄五虎汤，麻黄用量120g，实较仲景麻黄汤更为峻烈；葱白1尺，助麻黄开腠透表，也猛于桂枝三两；姜、枣调营卫、护胃气，黑大豆、胡桃固肾、缓和麻黄峻烈之性，也可用人参、乌梅、炙甘草护正气，并缓麻黄之烈性。

4. 注意　麻黄120g宜先煎10分钟去上沫，再入诸药同煎。酌情分3～5次服用。此为1天用量，微汗即停后服，换桂枝汤类方调理。腠疏有汗、体虚、年老禁用。麻黄超量，须患者知情同意。

三、葛根汤虚化案（少阴阴阳两虚兼太阳经输不利）

一般资料　郭某，女，52岁。2006年2月4日（图3–3）。

病证　项强痛，左偏头痛如电击，脉弦涩，口苦苔腻，边尖赤。

处方　葛根120g，桂枝45g，杭芍45g，炙甘草30g，川芎90g，细辛45g（后下），白芷30g，生姜45g，大枣12枚，麻黄10g，附子30g，连须葱白4寸，熟地黄90g，二冬各30g。3剂。

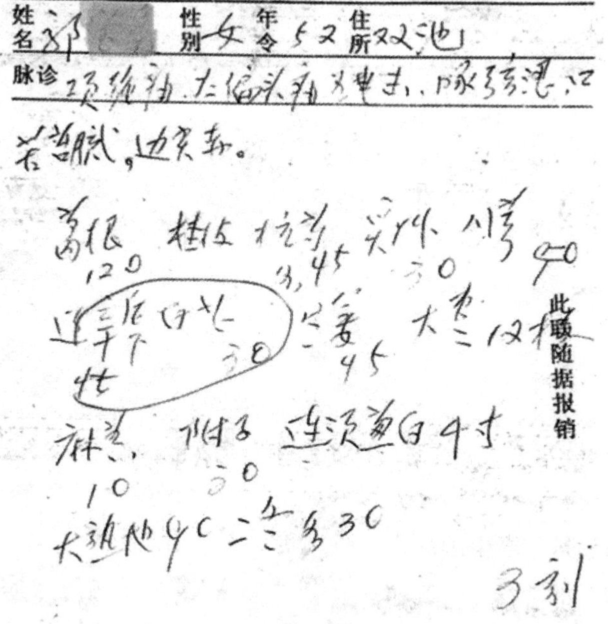

姓名 郭　性别 女　年令 52　住所 双池

脉诊 项强痛，左偏头痛如电击，脉弦涩，口苦苔腻，边尖赤。

葛根120　桂枝45　杭芍45　炙草30　川芎90

此联随据报销

麻黄10　附子30　连须葱白4寸

3剂

图3–3　葛根汤虚化案

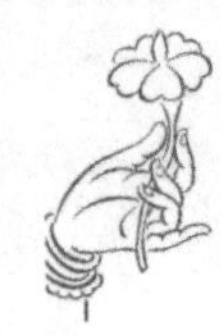

案析

1. 病因病机　生活失摄，少阴水火两亏，风寒外袭太阳经输。葛根汤虚化，且有麻黄附子细辛汤、引火汤之意。

2. 论治　表里同治，水火并补，杂而不乱，难得之方。

3. 方药解析　葛根汤以解太阳经输之邪，麻、附、辛、白以助少阴之阳，并交通表里阳气，熟地黄、二冬补少阴之水。按原方比例，麻黄量小，恐其阴虚助热。

4. 注意　细辛后下入煎。另细辛超量，要患者知情同意。

四、桂枝汤虚化证

一般资料　白某，女，1岁11月。2006年6月11日（图3–4）。

处方　桂枝12g，杭芍12g，炙甘草7g，生龙牡各10g，生姜5g，大枣4枚，肾四味各10g，晒参5g（打）。

煮服法　两煎混匀，取浓汁50mL，加入红糖或白糖少许，一日分多次服完。3剂。

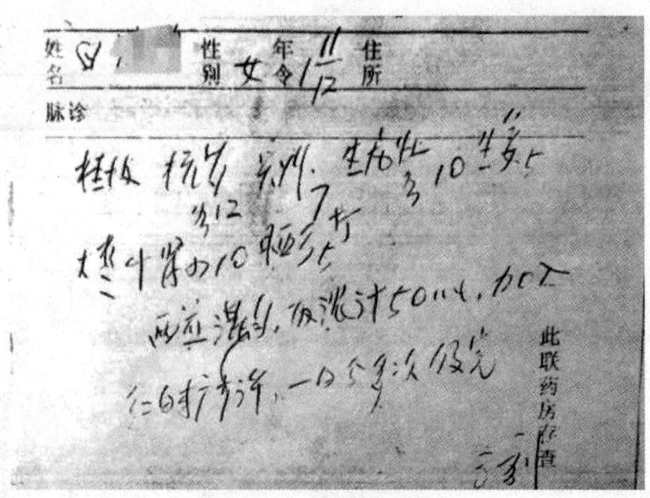

图3–4　桂枝汤虚化证案

案析

1. 病因病机　表里阳虚，外感风寒。

2. 论治　补益肾气，调和营卫。

3. 方药解析　桂枝汤虚化证，年龄过小，故药用平和。

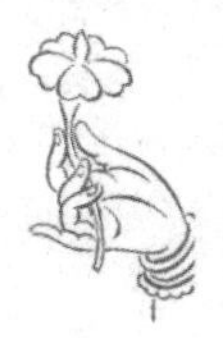

五、太阳虚化加减方证

处方 麻黄5g，制附片24g，辽细辛23g（后5分），生姜10片，葱白4寸（图3–5）。

加减如下。

1. 咳嗽痰多，加生半夏30g，干姜20g，五味子10g。

2. 鼻流清涕，打喷嚏，加辛夷45g，苍耳子10g，白芷10g（后5分）。

3. 精神不振，厌食，便溏，加红参10g（另），焦三仙（神曲、麦芽、炒山楂）各10g，炒谷芽10g。

4. 怠惰思卧，加炙甘草48g，肾四味各10g。

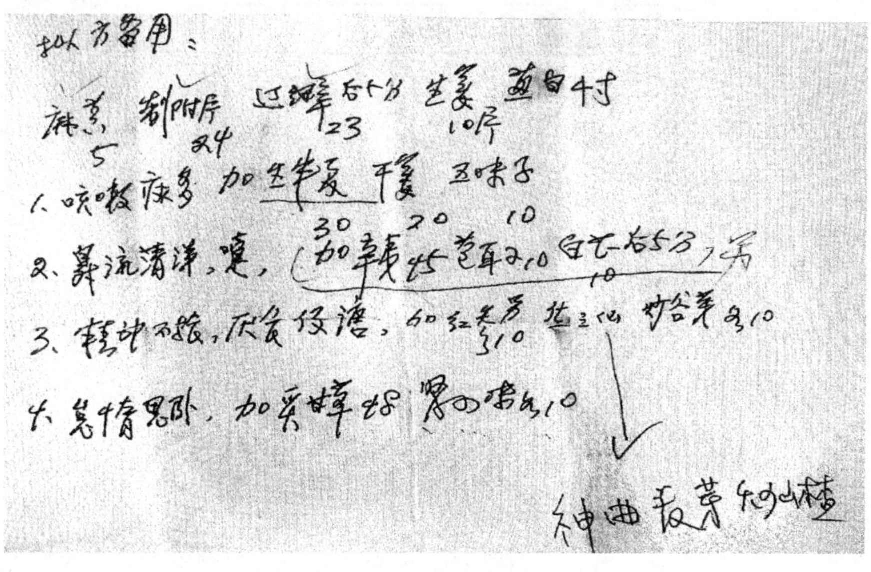

拟方备用：

麻黄 5 制附片 24 辽细辛 后5分 23 生姜 10片 葱白4寸

1、咳嗽痰多 加生半夏 30 干姜 20 五味子 10

2、鼻流清涕，嚏，加辛夷 45 苍耳子 10 白芷 后5分 10，另

3、精神不振，厌食便溏，加红参 另 10 焦三仙 炒谷芽 各10

4、怠惰思卧，加炙甘草 48 肾四味各10

神曲 麦芽 炒山楂

图3–5 太阳虚化加减方证案

案析 本方适用于少阴阳虚，太阳风寒证候的系列病变，如感冒、鼻炎等。从用量看，是常规半量，故应为小儿拟方备用。系列加减变化为临床提供了宝贵经验。

第二节 阳明病医案

阳明病是胃、大肠及其经络、附属结构的问题，重点在于“胃家实”！白虎、

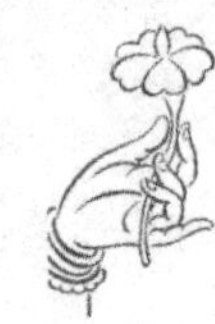

承气之类宜细细分辨，栀豉类方、泻心类方、半夏类方、陷胸之列，都属阳明范围。阳明不但有热证，也有阴寒、痰饮之类，如仲景“食谷欲呕，属阳明也，吴茱萸汤主之”。

一、痰饮中阻（上热下寒，痰饮交结中阻）

一般资料 裘某，男，35 岁（图 3–6）。

病证 痰饮中阻，寒热错杂，病久虚化。

处方 生半夏、云苓各 45g，干姜 30g，灯心草、郁金各 10g，生晒参（另）、五灵脂各 30g，黄芩、川连各 15g，油桂 10g（后），炙甘草、生龙牡各 30g，生姜 45g，大枣 12 枚。3 剂。

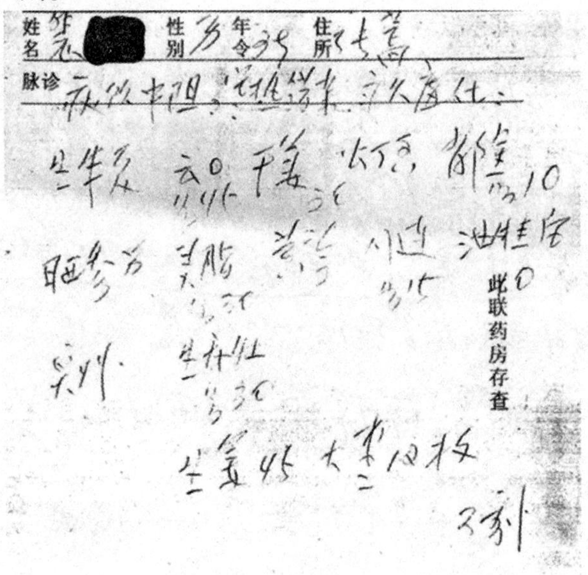
姓名 性别 男 年令 35 住所
脉诊 痰饮中阻，寒热错杂，病久虚化
此联药房存查

图 3–6 痰饮中阻案

案析

1. 病因病机 形寒饮冷，内外合邪而发病，上热下寒，痰饮交结中阻，胃气上逆而成。

2. 论治 清上温下，降逆止呕，除痰活血。

3. 方药解析 此方有半夏泻心汤、黄连汤之意，配龙、牡清上温中，辛开苦降，降逆止呕，配郁金、五灵脂活血行瘀。

4. 注意 生半夏超量，参、灵相畏，须患者知情同意。

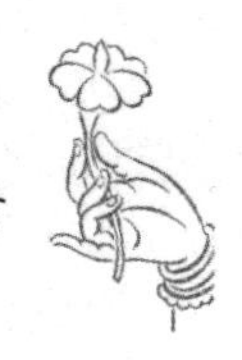

二、实热瘀滞阳明之腑

一般资料　孙某，女，33岁（图3-7）。

病证　绕脐痛，肛裂，舌尖赤，脉沉实，下之。

处方　红花120g，二花90g，大黄、牡丹皮、桃仁各30g，冬瓜仁60g，甘草30g。

煮服法　加水1600mL，白酒100mL，浸40分钟，急火煮沸15分钟，3次分服。1剂。

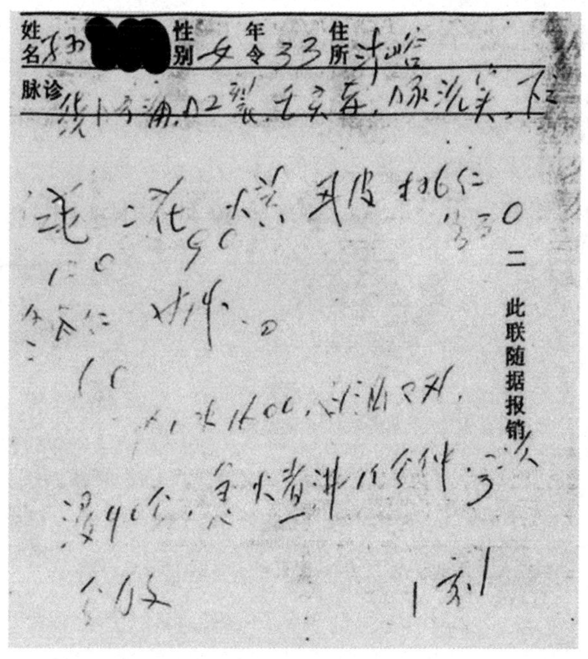

姓名　性别 女　年令 33　住所

脉诊

二　此联随据报销

1剂

图3-7　实热瘀滞阳明之腑案

案析

1. 病因病机　生活失摄，致实热瘀滞阳明之腑。脐周痛剧，舌尖赤，脉沉实，实热瘀滞阳明之腑之征。

2. 论治　泻热，活血，解毒。

3. 方药解析　大黄牡丹皮汤无芒硝，加入金银花、红花，加酒激发药力，起效更捷，重在泻热、活血、解毒。原方大黄4两约60g，又加芒硝顿服，药力雄厚，此方泻下之力不及原方。

4. 注意　考虑急腹症，中医肠痈之类，故只开1剂，随时据病情变化调整治

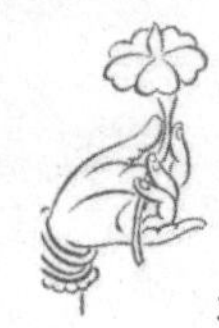

疗方案，或外科手术治疗。肠痈化脓穿孔不能服用此方。

第三节　少阳病医案

少阳病是三焦、胆及其经络、附属结构的问题，重点在于三焦不能枢转，“少阳为枢”，少阳不枢则三焦气化不行，内外上下不能交通，阳气、阴液、代谢产物不能运行，百病丛生。故柴胡为转枢之剂，不是和解之方！仲景讲服小柴胡汤后“上焦得通，津液得下，胃气因和，身濈然汗出而解”，故临床有“少阳百病此为宗”之说。

一、邪犯足少阳经腑兼三阴阳虚

一般资料　周某，女，50 岁。2008 年 12 月 29 日（图 3-8）。

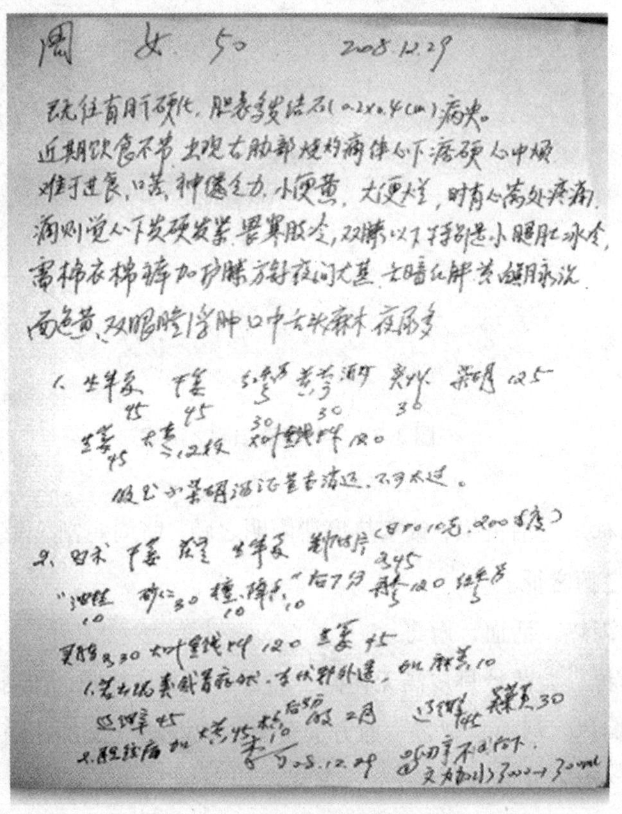

周　女　50　2008.12.29

既往有肝硬化、胆囊多发结石（0.2×0.4cm）病史。
近期饮食不节，出现右胁部烧灼痛伴心下痞硬，心中烦
难于进食，口苦，神疲乏力，小便黄，大便烂，时有心窝处疼痛，
痛则觉心下发硬发紧，畏寒肢冷，双膝以下特别是小腿肚冰冷，
需棉衣棉裤加护膝方舒，夜间尤甚。舌暗红胖，苔白腻，脉沉
面色黄，双眼睑浮肿，口中舌头麻木，夜尿多

1. 生半夏 45　干姜 45　红参 5　黄芩酒炒 30　炙甘草 30　柴胡 125
生姜 45　大枣 12 枚　大叶金钱草 120
服至小柴胡汤证基本消退，不可太过。

2. 白术　干姜　茯苓　生半夏　制附片（[illegible]）
[illegible]

图 3-8　邪犯足少阳经腑兼三阴阳虚案

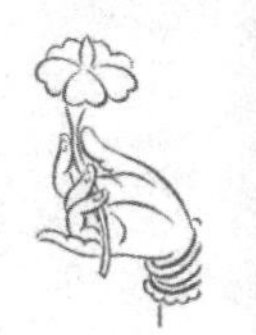

病证　既往有肝硬化、胆囊多发结石（0.2cm×0.4cm）病史。近期饮食不节，出现右胁部烧灼痛伴心下痞硬，心中烦，难以进食，口苦，神倦乏力，小便黄，大便烂，时有心窝处疼痛，痛则觉心下发硬发紧，畏寒肢冷，双膝以下特别是小腿肚冰冷，需棉衣棉裤加护膝方舒，夜间尤甚，舌暗红胖，苔白黄，脉沉。面色黄，双眼睑浮肿，口中舌头麻木，夜尿多。

处方一　生半夏45g，干姜45g，红参30g（另炖），黄芩30g（酒炒），炙甘草30g，柴胡125g，生姜45g，大枣12枚，大叶金钱草120g。

服至小柴胡汤证基本消退，不可太过。

处方二　白术、干姜、茯苓、生半夏、制附片（日加10g，200g为度）各45g，油桂10g，砂仁30g，檀香、降香各10g（后7分），丹参120g，红参（另）、五灵脂各30g，大叶金钱草120g，生姜45g。

若出现类感冒症状，为伏邪外透，加麻黄10g，辽细辛45g。

胆绞痛，加大黄45g，木香10g（后5分）。服2个月。辽细辛45g（不用后下），吴茱萸30g。

煮服法　加水3000mL，文火煮取300mL，分温再服。

案析

1. 病因病机　饮食不节致旧病复发，成足少阳经腑同病兼三阴阳虚。

2. 论治　枢转少阳，兼顾太阴、阳明。

3. 方药解析　处方一为小柴胡汤，柴胡125g为仲景剂量。金钱草以化结石，加干姜使原方有半夏泻心之意以除痞。处方二有六君子汤、桂附理中汤、四逆汤以温中扶阳，丹参饮以治心窝痛。

4. 注意　处方二涉及“十八反”“十九畏”，须患者知情同意。

二、胆结石（少阳胆腑实热蕴结）

一般资料　赵某，女，52岁（图3-9）。

病证　充满型胆结石，绞痛频发，大柴胡9剂后痛止，脉仍沉弦。

处方　柴胡125g，杭芍90g，大叶金钱草120g，炒枳实、酒芩、大黄（酒浸15分钟，煎1分钟）、鸡内金、郁金各30g，木香10g（后），生晒参、五灵脂各30g，生姜45g。5剂。

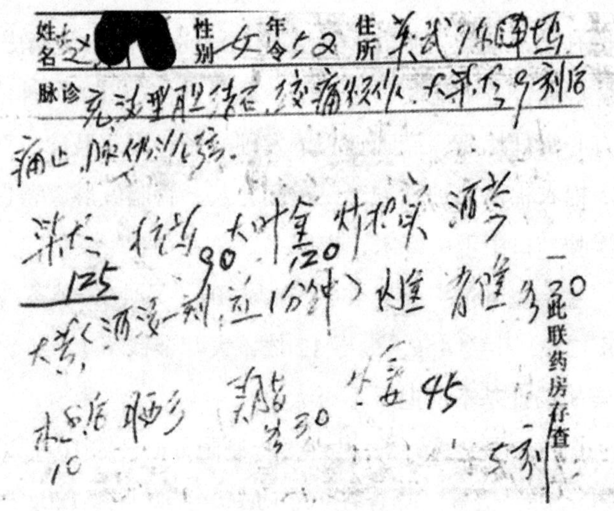
姓名 性别 女 年令 52 住所
脉诊
一匙联药房存查

图 3-9 胆结石案

案析

1. 病因病机　少阳胆腑实热蕴结成石。

2. 论治　清泄少阳胆腑实热结石。

3. 方药解析　本方以大柴胡汤为底，治少阳病胆结石胆绞痛，脉沉实。鸡内金、金钱草化石消石。芍药 90g 在于缓急止痛，有芍药甘草汤之意。木香、郁金、五灵脂行气化瘀止痛。

4. 注意　生晒参与五灵脂相畏，须患者知情同意。大黄煎 1 分钟宜改为 5 ~ 10 分钟。

三、胆结石（少阳阳明虚化）

一般资料　李某，女，37 岁。2009 年 11 月 28 日（图 3-10）。

病证　胆结石 10 年，少阳、阳明虚化证，近年胖 10kg。

处方一　柴胡 125g，杭芍 90g，生大黄 45g，天雄 45g，辽细辛 45g，炙甘草 30g，大叶金钱草 120g，生晒参 45g（打），木香 10g（后 7 分）。

煮服法　加水 4 斤（2000mL），文火煮取 5 两（250mL），早 5 时服 1 次，中午 11 时服 1 次。12 剂后复查。

处方二　白术 90g，干姜 90g，高丽参 15g（冲），砂米 30g，炮附片 45g，炙甘草 30g。

煮取法　同前，两方轮服。12 剂。

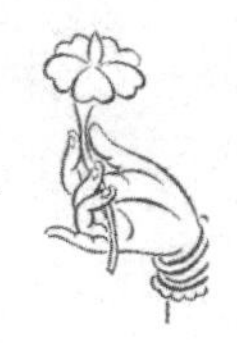

注：少阳、阳明虚化——少阳、阳明实热并少阴、太阴阳虚。

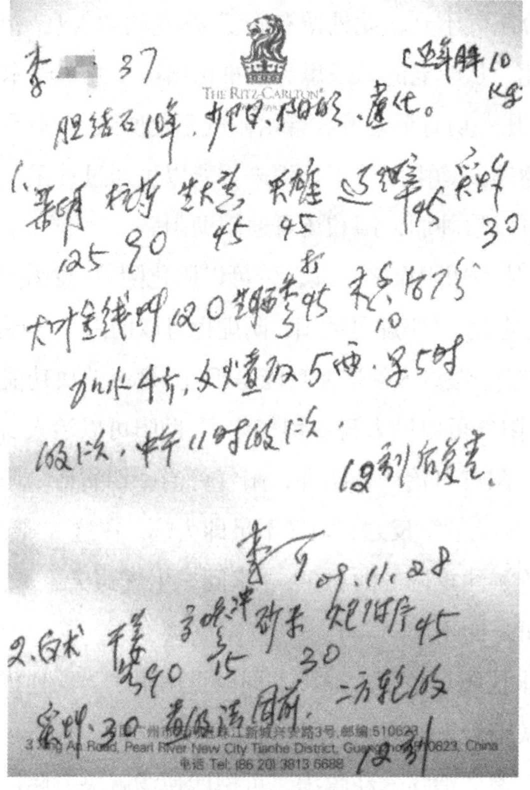

图 3-10　胆结石案

案析

1. 病因病机　少阳、阳明实热并少阴、太阴阳虚。

2. 论治　清泄少阳、阳明实热，温补少阴、太阴阳虚。

3. 方药解析　处方一柴胡、大黄、芍药、大叶金钱草、木香取大柴胡汤之意以清泄少阳、阳明，参、附温少阴，细辛交通表里。处方二四逆汤、理中汤温补少阴、太阴之阳气，砂仁纳气归肾。

4. 注意　附子、天雄超量且有毒，细辛有毒，须患者知情同意。

第四节　太阴病医案

李可认为阳气盛衰是疾病发生的关键。阳气旺则人旺，阳气衰则人衰，阳气

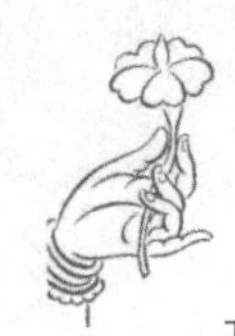

亡则人亡。周慎斋的《慎斋遗书》曾云："人之阴阳，生生之本，俱在于是。但阳能生阴，故一分阳气不到，此处便有病。"李老的"人身一处阳气不到，便是病"这句话即源于此。从李老的学术思想可推衍出以下几个学术观点。

第一条："凡一切有形之邪，皆由阳气不化所致。"有形之邪即阴邪，包括瘀血、痰饮、肿瘤等，均由阳气不化而来。所以可通过补阳气来化散肿瘤等有形阴邪，故四逆汤可以治肿瘤，阳和汤可通阳助阳。

第二条："凡一切阴血之亏虚，皆可以阳化阴。"意为阴血不足、阳气旺时，阳气可助阴血之生化。"阳虚可助阳，阴虚也可以助阳。"所有阴虚，可通过补充阳气以化生精血津液。假设人的造血功能是阳气，那么造血功能旺盛，阴血就可生化。

第三条："阳气可以助人身一切气化。"助阳可以治人身一切病证。

总而言之，阳气可治一切阴邪，阳气可治一切病证。阳气旺则人旺，阳气衰则人衰，阳气亡则人亡。反之，阳气不足即为病。在这一观点上，李老延续了《内经》和《伤寒论》注重阳气的思想，《素问·生气通天论》云："阳气者，若天与日，失其所则折寿而不彰。"

治疗上但求扶阳、救阳、通阳，即以重用附子、四逆汤、理中汤等为主，具体体现了李可扶阳为重的观点。用药上，李老提出"尊六经治万病"，以仲景方为基础加减化裁，譬如治疗六经腹泻，可用四逆汤解决三阴同病。桂附理中汤中桂枝（可用肉桂）扶少阴、厥阴之阳，干姜归太阴，附子归少阴，故桂附理中汤应看成理中汤、四逆汤、桂枝甘草汤、甘草干姜汤之合剂，是用以治疗三阴五脏阳虚、阳衰之总剂。

太阴是脾、肺及其经络、附属结构的问题，重点在于脾失运化，水饮内停。李老讲"三阴统于太阴"，一般情况下，三阴病可从太阴论治。而且李老特别强调：一切代谢病，皆因太阴失于运化，水湿痰饮内停所致，须从太阴论治。糖尿病、高血压、高血脂、高尿酸、肥胖、心脑血管病的预防等，皆可从太阴着眼，理中汤、建中汤、补中益气汤、四君子汤皆太阴常用之方。外感风寒所致手太阴肺失宣发、肺气不畅喘咳之类，仲景、李可常归于太阳经病。

一、胃下垂（太阴、少阴阳虚，升提无力）

一般资料　冉某，男，38 岁（图 3-11）。

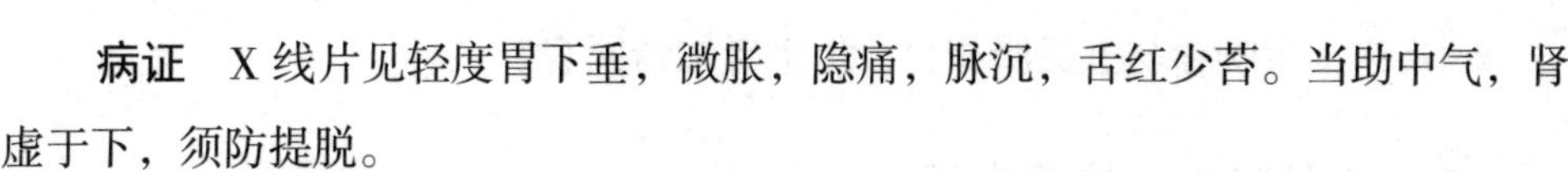

病证　X线片见轻度胃下垂，微胀，隐痛，脉沉，舌红少苔。当助中气，肾虚于下，须防提脱。

处方　北芪45g，当归15g，白术30g，干姜30g，柴胡、升麻各6g，生晒参30g（另），炙甘草30g，油桂10g，五灵脂30g，肾四味各15g，生姜10g，大枣12枚，核桃4枚（打），白萝卜根30g，木香、砂仁各10g，陈皮6g，公丁香6g，丹参30g，檀香、降香各10g，附子45g，黄连3g。3剂。

注：提脱，药物使阳气升提过度致阳气亡脱。

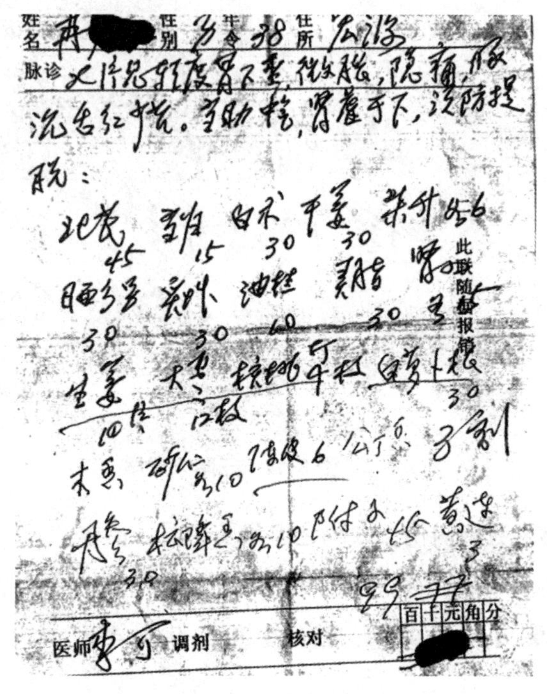

图3-11　胃下垂案

案析

1. 病因病机　饮食劳倦，内伤脾胃，累及肾阳，致太阴、少阴阳虚，火不生土，阳气下陷。

2. 论治　助火生土，补中升阳为主。

3. 方药解析　此方为四逆汤、理中汤、补中益气汤、丹参饮、黄连汤诸方合并，既有仲景之方，又有东垣之意；既以补中益气汤为底，又以理中汤、四逆汤为根，两大家之意合为一方，难能可贵。

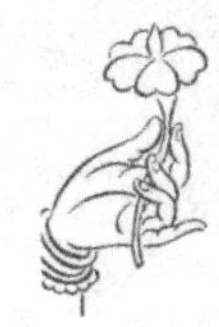

4. 注意　生晒参与五灵脂相畏，须患者知情同意。

二、三阴阳虚，统于太阴

一般资料　封某（图 3–12）。

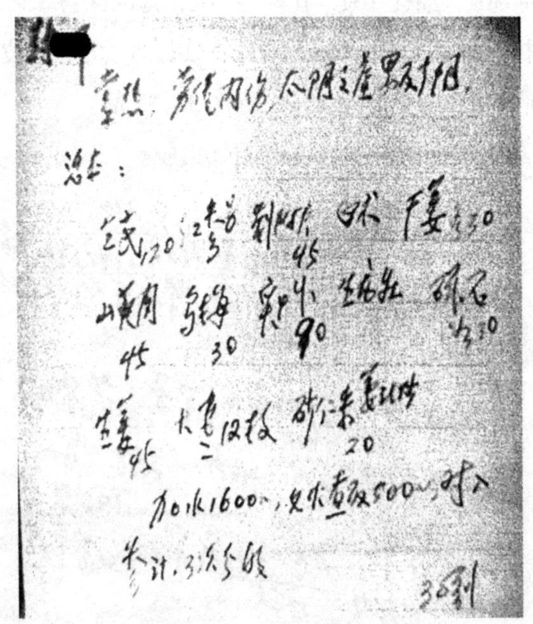

掌热，劳倦内伤，太阴之虚累及少阴，

治本：

生芪120 红参 制附片45 白术 干姜各30

山萸肉45 乌梅30 炙甘草90 生龙牡 磁石各30

生姜45 大枣12枚 砂仁米（姜汁炒）20

加水1600ml，文火煮取500ml，兑入参汁，3次分服

30剂

图 3–12　三阴阳虚案

病证　掌热，劳倦内伤，太阴之虚累及少阴，治本。

处方　生芪 120g，红参（另）、制附片各 45g，白术、干姜各 30g，山萸肉 45g，乌梅 30g，炙甘草 90g，生龙牡、磁石各 30g，生姜 45g，大枣 12 枚，砂仁米 20g（姜汁炒）。

煮服法　加水 1600mL，文火煮取 500mL，兑入参汁，3 次分服。30 剂。

案析

1. 病因病机　劳倦内伤，太阴之虚累及少阴、厥阴，三阴阳虚。

2. 论治　温太阴，救少阴，敛厥阴，防真阳之欲脱。

3. 方药解析　附子理中汤当分为理中汤、四逆汤两方来看，补救太阴、少阴阳气。山萸肉、乌梅、生龙牡、磁石、人参是来复汤之意，以敛欲散之元气。全方总体来看，更有大破格之意境，实为三阴阳衰共治之方。

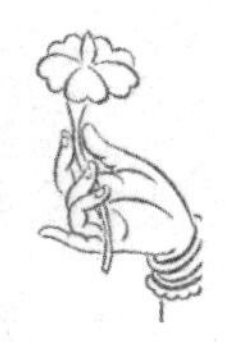

4. 注意　附子理中汤应作为四逆汤、理中汤两方来看，更有境界。

三、太阴、少阴阳虚

一般资料　郑某，男，9岁（图3–13）。

病证　先天不足，脾肾两虚。

处方　白术、干姜、生晒参（捣）各30g，炙甘草50g，制附片24g，油桂10g（后），二杠1g（冲）。

煮服法　水4斤（2000mL），文火煮取3两（150mL），入红糖，3次分服。10剂。

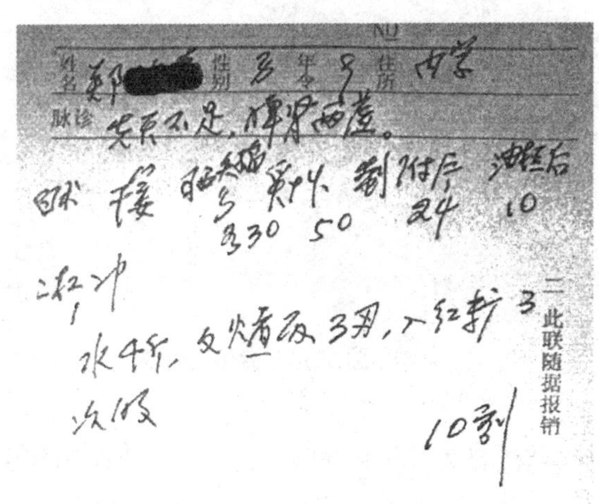

图3–13　太阴、少阴阳虚案

案析

1. 病因病机　先天不足，调摄失宜，致太阴、少阴阳虚。

2. 论治　补火生土，温运脾阳。

3. 方药解析　桂附理中加鹿茸粉冲服，用血肉有情之品以激发先天元阳，起效极快。

4. 注意　注意用药超量问题。

四、劳倦内伤（少阴、太阴阳虚、火不生土）

一般资料　吴某，男，50岁（图3–14）。

病证　劳倦内伤，食少不饥，自汗倦怠。少阴元阳式微，火不生土。

处方　制附片90g，干姜90g，白术90g，党参90g，高丽参12g（研末吞），炙甘草 120g，油桂 3g（研吞）。

煮服法 加水 5 斤（2500mL），文火煮取 1 斤（500mL），3 次分服。3 剂。

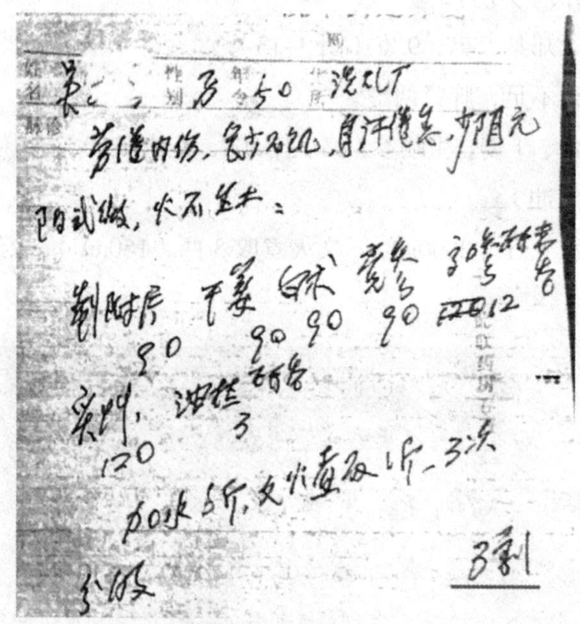

图 3-14 劳倦内伤案

案析

1. 病因病机 劳倦日久，伤脾伤肾，致少阴、太阴阳气虚衰，失于运化，则食少不饥。

2. 论治 温补少阴、太阴。

3. 方药解析 桂附理中汤应看作四逆汤加理中汤。加肉桂温厥阴之阳。

4. 注意 附子超量，临床应逐渐加量。

五、三阴统于太阴

一般资料 吉某，男，40 岁（图 3-15）。

病证 三阴统于太阴。

处方 白术 90g，干姜 90g，制附片 90g，茯苓 45g，生萸肉 90g，高丽参 15g（冲），油桂 10g（后），炙甘草 120g，生半夏 45g，生姜 45g。10 剂。

案析

1. 证候与依据 三阴阳虚寒湿。

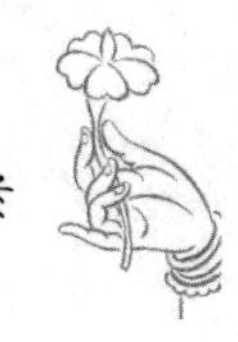

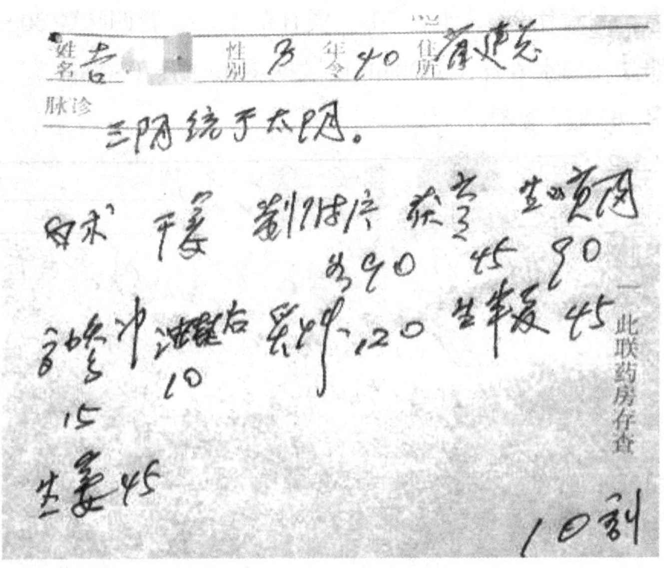

姓名　性别　年令 40　住所
脉诊
三阴统于太阴。
白术　干姜
此联药房存查
生姜 45
10 剂

图 3-15　三阴统于太阴案

2. 病因病机　生活失摄，三阴阳虚。

3. 论治　温补三阴之阳气，但以温补太阴为主。

4. 方药解析　四逆汤、理中汤、桂、姜温补三阴之阳，山萸肉潜阳固脱，小半夏加茯苓汤化饮除痰以开中焦。

第五节　少阴病医案

三阴以脏病为主，也有经病。少阴是心、肾及其经络、附属结构的问题。少阴病提纲“少阴之为病，脉微细，但欲寐也”。为什么会出现脉微细？因为手少阴心主血脉功能衰退。为什么会出现但欲寐？因为心主神明的功能减弱。神气是阳气的灵魂，阳气虚衰就会出现神气衰败，意识障碍，淡漠、嗜睡、昏睡、昏迷在所难免。因此，要用振奋阳气的方药，用四逆汤之类治疗。

一、少阴阳虚

一般资料　温某，女，47 岁。2006 年 6 月 10 日（图 3-16）。

病证　喉间不适，腰困如折。

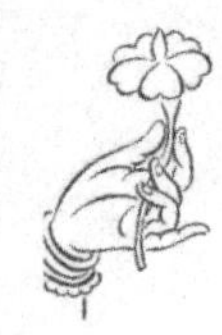

处方　制附片 90g，干姜 70g，炙甘草 120g，肾四味各 30g。

煮服法　加水 6 斤（3000mL），文火煮取 1 斤（500mL）。上午 10 时、晚 10 时各 1 次，冷服。3 剂。

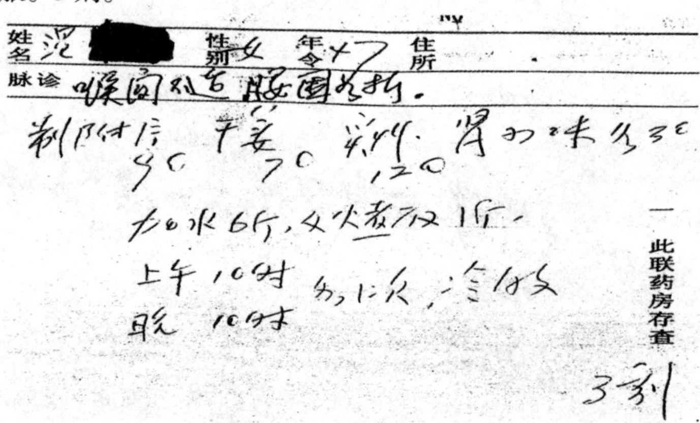

姓名 泥[redacted]　性别 女　年令 47　住所

脉诊 喉间不适 腰困如折。

制附片 90　干姜 70　炙草 120　肾四味各 30

加水 6 斤，文火煮取 1 斤。

上午 10 时　各 1 次，冷服

晚 10 时

3 剂

此联药房存查

图 3-16　少阴阳虚案

案析

1. 病因病机　少阴阳虚，阳失敷布，阴寒凝聚，痰湿内生，凝阻咽喉，故发咽喉不适。腰为肾之府，故腰困如折。

2. 论治　温补少阴阳气。

3. 方药解析　四逆汤合肾四味以温补少阴阳气。

4. 注意　附子量大，须患者知情同意。

二、少阴阳虚咽痛

处方　炙甘草 120g，制附片 60g，干姜 45g，桔梗 30g（图 3–17）。

煮服法　加水 3 斤半（1750mL），文火煮取 1 斤 2 两（600mL），冷藏，3 次冷透服。3 剂。

案析

1. 病因病机　少阴阳虚咽痛。

2. 论治　温少阴之阳，止咽痛。

3. 方药解析　四逆汤温少阴之阳，桔梗汤止咽痛。热药冷服是反佐之法，意在“偷渡上焦”。

4. 注意　附子量大、有毒，须患者知情同意。

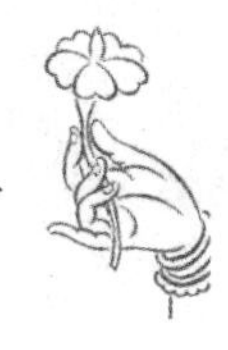

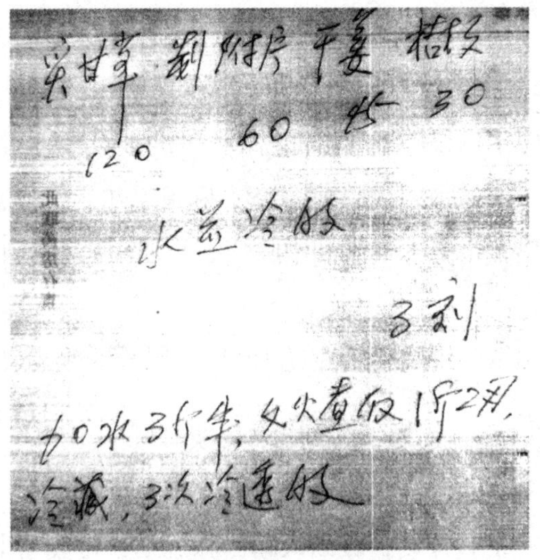

图 3-17　少阴阳虚咽痛案

三、少阴阳不入阴

一般资料　黄某，女，45岁（图3-18）。

处方　麻黄10g，制附片90g，辽细辛45g（后一刻），生半夏45g，秫米50g，红参30g（另），九节菖蒲30g，炙甘草120g，生姜45g，葱白4寸。

煮服法　加水3000mL，文火煮取400mL，子、午初刻各服1次。6剂。

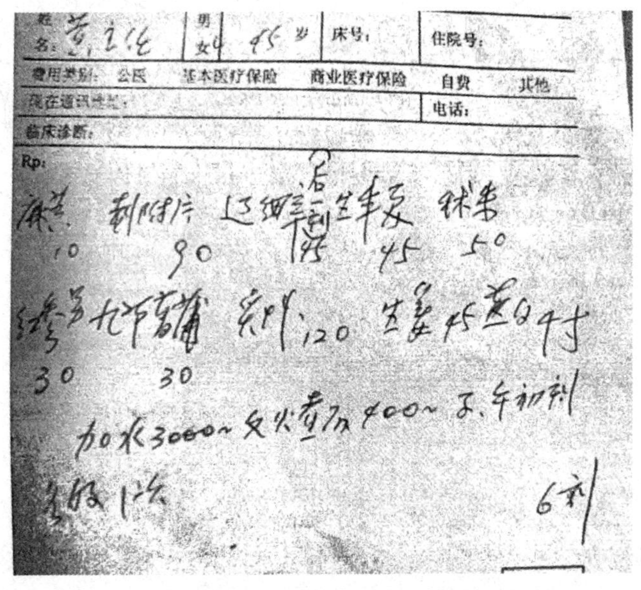

姓名：　男 女　岁　床号：　住院号：

费用类别：公医　基本医疗保险　商业医疗保险　自费　其他

现在通讯地址：　电话：

临床诊断：

Rp:

图 3-18　少阴阳不入阴案

案析

1. 病因病机　思虑烦劳，致少阴阳虚不能入阴，不寐。

2. 论治　救少阴阳虚，和胃安神。

3. 方药解析　大量附子救少阴阳虚，麻黄、九节菖蒲振奋白昼阳气出表，细辛、葱白交通表里，半夏、秫米和中除痰、开通中焦，使阳气昼行于阳，夜行于阴，“昼精而夜瞑”。

4. 注意　生半夏、附子超量，并属“十八反”，须患者知情同意。

四、少阴阳虚，水饮凌心兼有心火

一般资料　刘某，男，60 岁（图 3-19）。

病证　水凌心下，悸动，难以入睡，脉沉细，舌尖赤中腻。

处方　附子、白术、杭芍、茯苓、生姜各 45g，栀子 10g，黄连 15g，生龙牡、活磁石、生晒参（另）各 30g，炙甘草 60g。

煮服法　加水 1600mL，文火煮取 600mL，兑入参汁，日分 3 次服。3 剂。

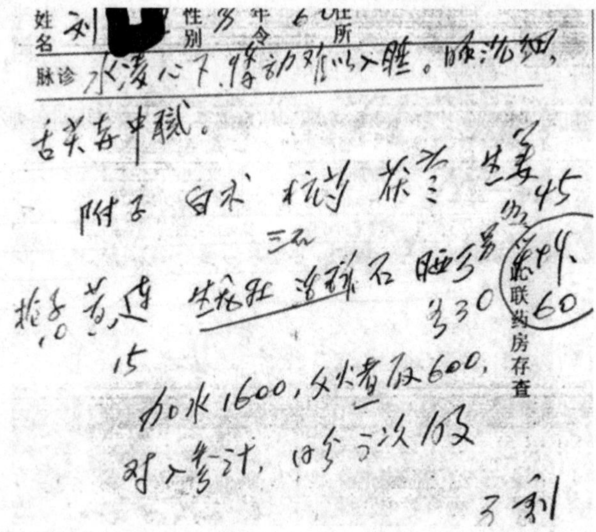
姓名 刘　性别 男　年令 60　住所
脉诊 水凌心下，悸动难以入睡。脉沉细，舌尖赤中腻。
附子 白术 杭芍 茯苓 生姜 各45
栀子10 黄连15 生龙牡 活磁石 晒参另 各30 炙甘草60
加水1600，文火煮取600，兑入参汁，日分三次服
3剂
联 药房存查

图 3-19　少阴阳虚、水饮凌心兼有心火案

案析

1. 病因病机　外感和内伤损及少阴、太阴，致水饮内生，上逆凌心，兼有心火，而成此证候。

2. 论治　少阴与太阴并治，温补脾肾，通阳利水，降逆平冲，兼清心火。

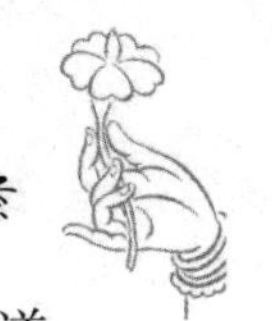

3. 方药解析　真武汤为太阴、少阴合剂，通阳利水，三石、黄连、栀子降逆清心。

4. 注意　因心悸动，故为水饮凌心，而不是心下。

五、少阴大气、真阳不充，痰瘀窃踞阳位

一般资料　张某，女，12岁（图3-20）。

病证　喘、晕、心悸脉急、胸闷月余，面色欠华，舌淡而润，膝冷。大气、真阳不充，痰瘀窃踞阳位。

处方　制附片45g，干姜30g，高丽参12g（研末吞服），瓜蒌30g，薤白15g，丹参120g，檀香、降香、砂仁各10g，桃仁15g，五灵脂24g，生半夏50g，五味子15g，辽细辛23g，炙甘草90g，生姜50g（切），白酒2两，上沉香10g。

煮服法　加水4斤（2000mL），浸泡40分钟，文火煮取6两（300mL），日分3次服。3剂。

注：大气，即俞昌之大气论所言，亦即胸中宗气。

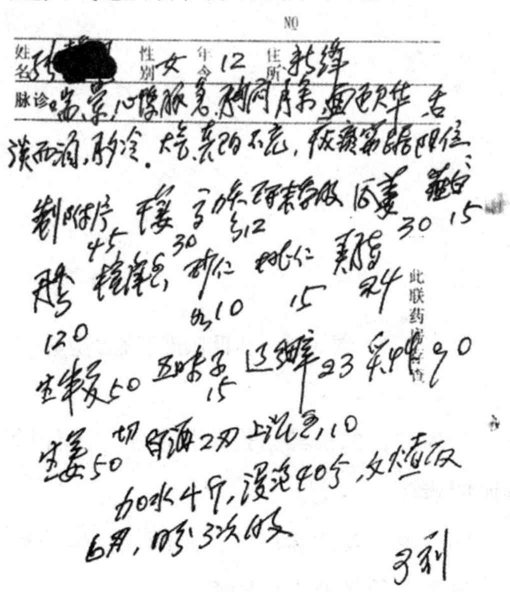

图3-20　少阴大气、真阳不充，痰瘀窃踞阳位案

案析

1. 病因病机　外感或内伤或相兼为病，致元气、大气两伤，真阳不充，痰瘀

留居胸中。

2. 论治　温补手足少阴真阳、大气，化痰逐瘀。

3. 方药解析　四逆加人参汤温补真阳、大气，瓜蒌薤白白酒汤、瓜蒌薤白半夏汤、桃仁、五灵脂、丹参饮化痰逐瘀。

4. 注意　方中有“十八反”，须患者知情同意。

六、少阴阳虚不能助卫

一般资料　岳某，男，39岁（图3–21）。

病证　畏风冷，面黧黑，卫出下焦。

处方　制附片90g，干姜70g，炙甘草120g，肾四味各30g，生姜75g。

煮服法　加水6斤（3000mL），文火煮取1斤（500mL），早晚分服。3剂。

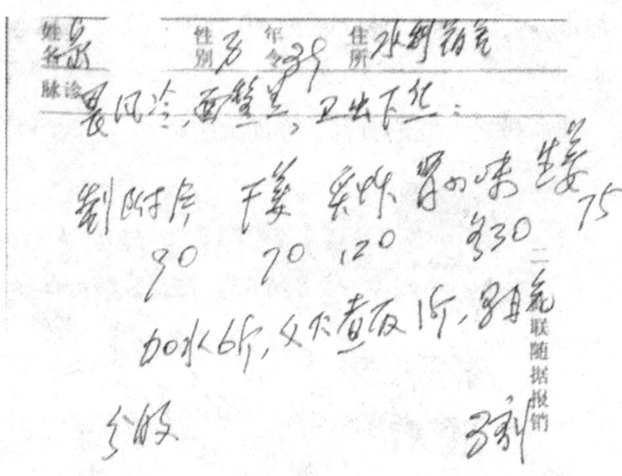

图3–21　少阴阳虚不能助卫案

案析

1. 病因病机　畏风冷，面黧黑，提示少阴阳虚不能助卫，致太阳亦虚。

2. 论治　温阳固表。

3. 方药解析　四逆汤合肾四味温补少阴阳气，生姜和中。

4. 注意　附片量大，须患者知情同意。

七、真武汤虚化（少阴阳虚水泛）

病证　真武汤证虚化（图3–22）。

处方　白术30g，天雄45g（日加5g，加至100g），云苓45g，杭芍45g，煅

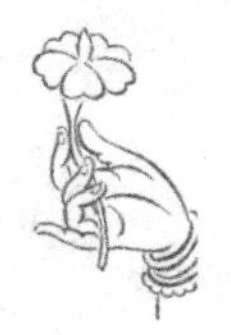

龙骨 30g，煅牡蛎 30g，生晒参 30g（捣），炙甘草 60g，生姜 45g。

煮服法　加水 3000mL，文火煮取 300mL，3 次分服。21 剂。

第二疗程，天雄从 100g 日加 5g，至 200g 止。

固本散加破壁灵芝孢子粉 100g，蛤蚧 10 对。由 3g（3 次/日）渐加至 5g（3 次/日），热药汤调下。

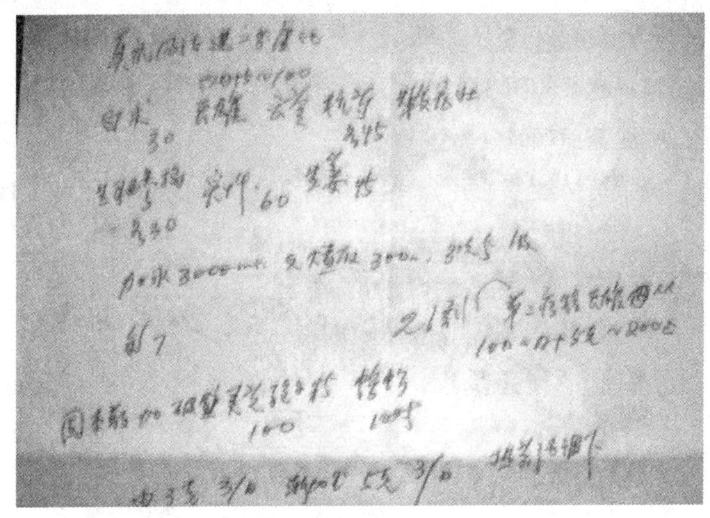

图 3-22　真武汤虚化案

案析

1. 病因病机　生活失摄，日久少阴阳虚水泛。

2. 论治　温补少阴、太阴，利水除湿。

3. 方药解析　真武汤以天雄代附子，增强温补元阳之力，加参以补益元气，煅龙牡潜阳，炙甘草甘缓补中，并起伏藏元阳于下的作用。天雄用量日加，以避免中毒。固本散加破壁灵芝孢子粉、蛤蚧以培元固本，纳气归肾。建议参考李老真武汤解。

第六节　厥阴病医案

厥阴病是足厥阴肝和手厥阴心包及其经络、附属结构（目、筋等）的生理状态失调，足厥阴肝的疏泄太过，导致阳气亡脱，因此临床用大剂山萸肉、生脉散、来复汤之类救阴，李老破格救心汤就有来复汤之意。张锡纯讲人之阳气亡脱在于

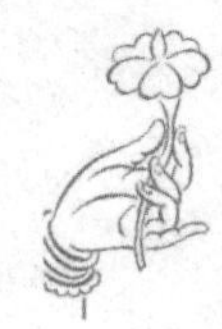

肝、山萸才是救命之药就在于此。厥阴寒凝，肝气犯胃，所以出现冲气夹胃气上逆的症状，出现呕吐、干呕、吐涎沫，方选吴茱萸汤破阴、降逆、止呕；用乌梅丸可以解决厥阴寒热错杂的问题。实际上温病中，心包的病证都是手厥阴病，只是张仲景当时没有具体论述，温病的安宫牛黄丸证及营血分病证候，大都可以归到少阴或厥阴经，因此温病也完全可以统于六经，使用六经辨治。

一、厥阴寒饮上逆

一般资料 赵某（图 3-23）。

病证 呕涎沫而颠眩。

处方 吴茱萸、红参（另）、炙甘草各 30g，生姜 45g，大枣 25 枚。3 剂。

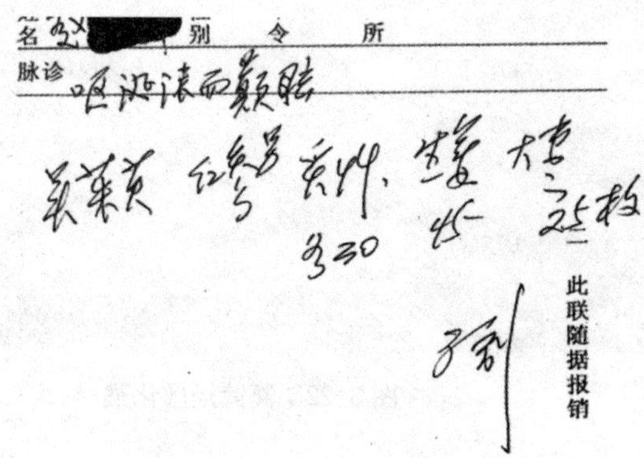

图 3-23 厥阴寒饮上逆案

案析

1. 病因病机 内外寒湿诸邪，致厥阴寒饮上逆。

2. 论治 温化寒饮，降厥阴之逆气。

3. 方药解析 此方为吴茱萸汤加炙甘草而成，重在温降厥阴上逆之寒饮；原方吴茱萸 1 升，至少在 100g 以上，此减吴茱萸用量，加重大枣，另炖红参，加入炙甘草，意在固护正气。

4. 注意 吴茱萸 30g 以上，应先煎 5 分钟，去水，再与诸药同煎。

二、厥阴寒热错杂（乌梅汤）

一般资料 姣某（图 3-24）。

病证 厥阴，寒热错杂。

处方　吴茱萸30g，黄连、黄柏各15g，干姜、乌梅各30g，川椒15g，辽细辛45g（后），制附片45g，生晒参（捣）、五灵脂、炙甘草各30g，生半夏45g，生姜45g，大枣25枚。3剂。

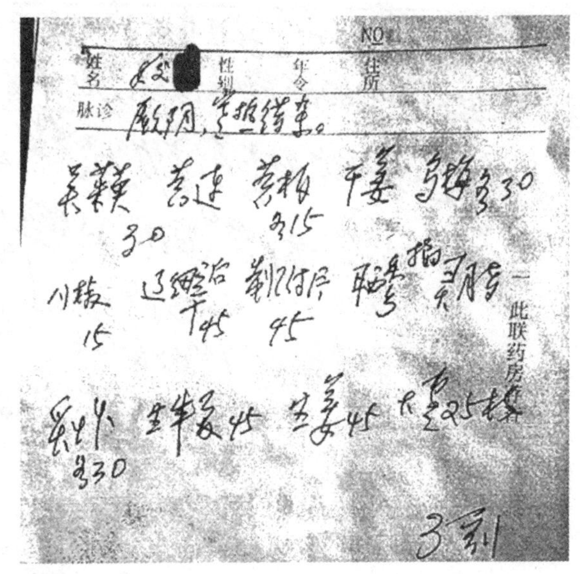
NO
姓名　性别　年令　住所
脉诊　厥阴，寒热错杂。
吴茱萸30　黄连　黄柏各15　干姜　乌梅各30
川椒15　辽细辛45　制附片45　生晒参（捣）　五灵脂
炙甘草各30　生半夏45　生姜45　大枣25枚
3剂
一 此联药房存

图3-24　厥阴寒热错杂案

案析

1. 病因病机　为寒热错杂之厥阴病。厥阴为阴尽阳生之地，多寒热相杂，互有进退，寒邪入厥阴容易热化，故多此类证候。

2. 论治　清热散寒，扶正补虚。

3. 方药解析　乌梅丸为厥阴主方，此方为乌梅汤加减，主治上热下寒证候，或治厥热胜复。小半夏汤意在降逆止呕。吴茱萸汤意在解厥阴颠眩或颠顶头痛或厥阴寒凝。

4. 注意　方中涉及“十八反”“十九畏”，须患者知情同意。

三、厥阴经脏寒凝（当归四逆加吴茱萸生姜汤）

一般资料　曹某，女，34岁（图3-25）。

病证　感冒缠绵，肢厥，寐艰，烦躁，少腹疞痛，脉细，舌淡。

处方　附子45g，油桂10g（后），生晒参30g（另），当归50g，吴茱萸30g，桂枝、杭芍各45g，炙甘草、通草各30g，辽细辛45g（后），生姜45g，大枣25

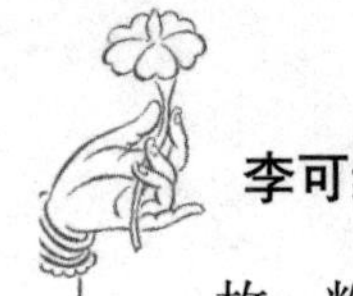

枚，粉葛根 90g。

煮服法 加水 2000mL，文火煮取 500mL，兑入参汁，3 次分服。3 剂。

注：疠痛，此处指急痛、绞痛。

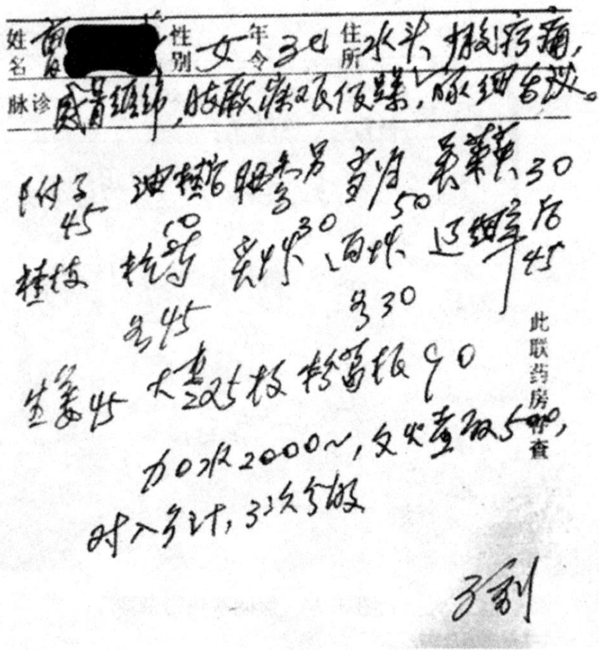

姓名　　性别 女　年令 30　住所

脉诊

附子 45　当归 50　吴茱萸 30

桂枝　赤芍　炙甘草 30　通草 30　辽细辛 45

各 45

生姜 45　大枣 25 枚　粉葛根 90

加水 2000mL，文火煮取 500mL，

兑入参汁，3 次分服

3 剂

此联药房存查

图 3-25　厥阴经脏寒凝案

案析

1. 病因病机　寒凝厥阴经脏，为感冒寒邪缠绵入厥阴经脏所致。

2. 论治　解散厥阴经脏寒凝。

3. 方药解析　此方为当归四逆加吴茱萸生姜汤为主，治厥阴寒凝、经脏俱病，吴茱萸汤加附子以散其脏寒，当归四逆汤以解经寒，方中桂枝加葛根汤解表透邪。

4. 注意　细辛超量，须患者知情同意。吴茱萸单煎 5 分钟，去水后再与诸药同煎。

四、阳虚寒犯厥阴经脏

一般资料　梁某，女，55 岁（图 3-26）。

病证　脉来如豆，不能满部，脐周疠痛，寒犯厥阴。

处方　制附片、桂枝、赤芍各 45g，炙甘草 60g，通草 30g，辽细辛 45g，吴茱萸 30g，当归 50g，生姜 45g，大枣 25 枚。

煮服法　加水 4 斤（2000mL），文火煮取 1 斤（500mL），3 次分服。3 剂。

注：脉来如豆，不能满部，指中医“动脉”，只出现在寸口关部，寸、尺部不见，前后无头尾，见坚硬动摇之象，必兼滑数，为正邪相搏之象。

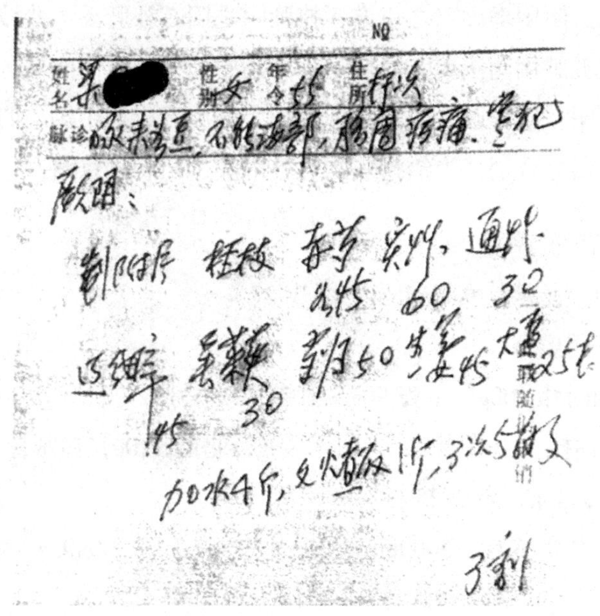

NO

姓名 梁　性别 女　年令 45　住所

脉诊 脉来如豆，不能满部，

厥阴：

制附片　桂枝　赤芍

辽细辛　吴茱萸　当归 50　生姜 45　大枣 25 枚

加水 4 斤，文火煮取 1 斤，3 次分服

3 剂

图 3-26　阳虚寒犯厥阴经脏案

案析

1. 病因病机　少阴、厥阴阳虚，寒犯厥阴，凝足厥阴经、脏，正邪交争激烈。

2. 论治　温阳散寒，解足厥阴寒凝。

3. 方药解析　此方为当归四逆加吴茱萸生姜附子汤，助阳散寒之力更猛。考仲景当年芍药应是赤芍，估计宋代林亿校书时改之。

4. 注意　吴茱萸先煎 5 分钟，去水后再与诸药同煎，以去其烈性。细辛后 15 分钟入煎。通草不能用关木通代替。

第七节　三阴同病医案

《素问·生气通天论》云：“阳气者，若天与日，失其所则折寿而不彰。”所以人身之阳气极为重要，阳气旺则人旺，阳气衰则人衰，阳气亡则人亡。反之，阳气不足即为病。在这一观点上，李老延续了《内经》和《伤寒论》注重阳气的思想，治疗上但求扶阳、救阳、通阳，即以重用附子、四逆汤、理中汤等为主，具体体现了李老扶阳为重的观点。对于三阴同病亦如此。四逆汤为少阴阳虚之正方，理中汤为太阴阳虚虚寒之正方，扶厥阴之阳有补肝汤（桂枝、干姜、五味子等）(《辅行诀五脏用药法要》)。桂附理中汤中桂枝（可用肉桂）扶少阴、厥阴之阳，干姜归太阴，附子归少阴，故桂附理中汤应看成理中汤、四逆汤、桂枝甘草汤、甘草干姜汤之合剂，为治疗三阴五脏阳虚、阳衰之总剂。

一、三阴阳虚虚寒

一般资料 杨某，女，31岁（图3-27）。

病证 三阴虚寒。

处方 制附片100g，干姜90g，红参30g（另），炙甘草120g，吴茱萸30g，赤石脂30g，油桂4g（研粉冲），白术90g，北芪120g，乌贼骨（海螵蛸）45g，茜草15g，生姜45g，大枣25枚。

煮服法 加水6斤（3000mL），文火煮取1斤（500mL），兑入参汁，3次分服。30剂。

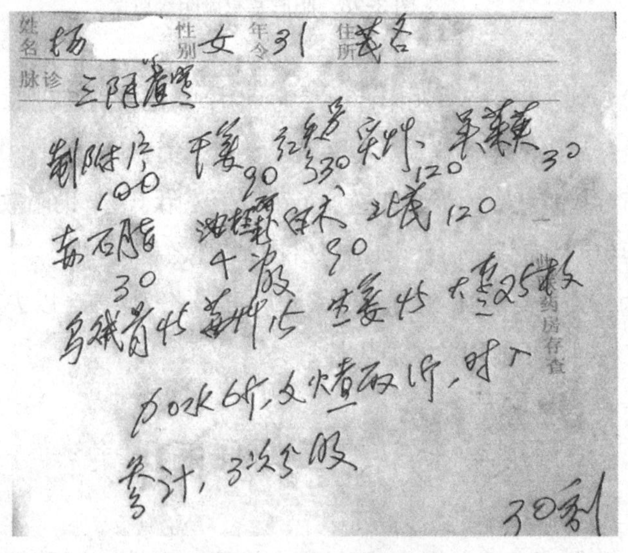

姓名 杨　性别 女　年令 31　住所

脉诊 三阴虚寒

制附片 100　干姜 90　红参 30 另　炙甘草 120　吴茱萸 30

赤石脂 30　油桂 4 冲　白术 90　北芪 120

乌贼骨 45　茜草 15　生姜 45　大枣 25 枚

加水 6 斤，文火煮取 1 斤，兑入参汁，3 次分服

30 剂

药房存查

图3-27　三阴阳虚虚寒案

案析

1. 病因病机　三阴阳虚。

2. 论治　温三阴之阳。

3. 方药解析　本方合四逆汤、吴茱萸汤、桂附理中汤，温三阴之阳气，散三阴之寒。黄芪益气，乌贼骨、赤石脂制酸护胃，茜草止血。

二、三阴阳衰危证，阴邪充斥表里

一般资料　王某，男，77 岁。2006 年 6 月 24 日（图 3–28）。

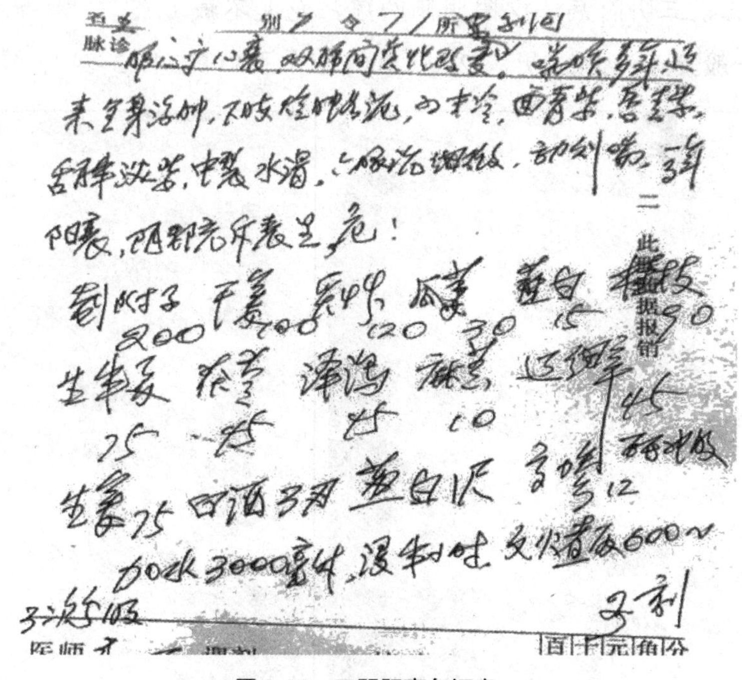

图 3–28　三阴阳衰危证案

病证　肺心病心衰，双肺间质性改变，右侧胸腔积液。喘咳多年，近来全身浮肿，下肢烂肿如泥，四末冷，面青紫，唇青紫，舌胖淡紫，苔中裂水滑，六脉沉细微，动则喘。高年阳衰，阴邪充斥表里，危！

处方　制附子 200g，干姜 100g，炙甘草 120g，瓜蒌 30g，薤白 15g，桂枝 90g，生半夏 75g，茯苓 45g，泽泻 45g，麻黄 10g，辽细辛 45g，生姜 75g，白酒 3 两，葱白 1 尺，高丽参 12g（研冲服）。

煮服法　加水 3000mL，浸半小时，文火煮取 600mL，3 次分服。3 剂。

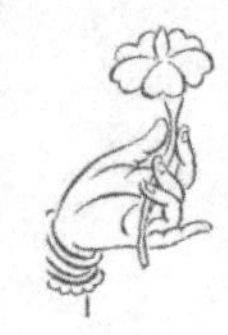

案析

1. 病因病机　三阴阳衰，阴寒充斥表里，水饮内生，壅肺溢表，故喘咳、右侧胸腔积液；寒饮溢于四末，故全身浮肿，下肢烂肿如泥，四末冷。

2. 论治　回阳救逆，宽胸除痰，化饮利水。

3. 方药解析　四逆汤、麻黄附子细辛汤等回阳托透，瓜蒌三方、茯苓、桂枝、泽泻宽胸除痰、化饮利水，高丽参合四逆汤固本。

4. 注意　附子、生半夏、细辛量大、有毒、相反，须患者知情同意。

三、三阴同病（少阴阴阳两虚，龙火不藏）

一般资料　孙某，男，72岁。2007年8月30日（图3-29）。

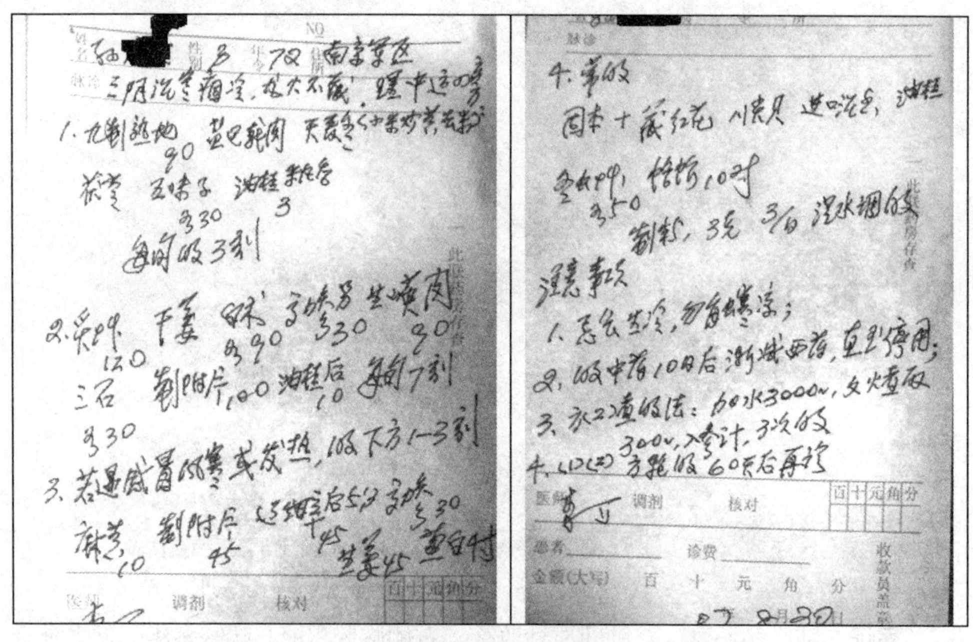

图3-29　三阴同病案

病证　三阴沉寒痼冷，龙火不藏，理中运四旁。

处方一　九制熟地90g，盐巴戟肉30g，天冬、麦冬（小米炒黄去米）各30g，茯苓30g，五味子30g，油桂3g（米丸吞）。每旬服3剂。

处方二　炙甘草120g，干姜、白术各90g，高丽参30g（另），生山萸肉90g，三石各30g，制附片100g，油桂10g（后）。每旬7剂。

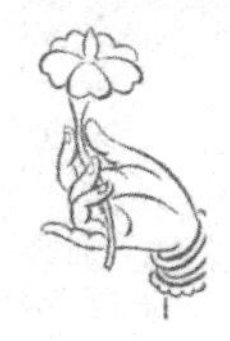

处方三　若遇感冒风寒或发热，服下方1～3剂。

麻黄10g，制附片45g，辽细辛45g（后5分），高丽参30g，生姜45g，葱白4寸。

处方四　常服：五味固本散+藏红花、川尖贝、进口沉香、油桂、冬虫夏草各50g，蛤蚧10对。制粉，每次3g，3次/日，温水调服。

注意事项：

1. 忌食生冷，勿触寒凉。

2. 服中药10日后，渐减西药，直至停用。

3. 处方二煮服法：加水3000mL，文火煮取300mL，入参汁，3次分服。

4. 处方一、二轮服60天后再诊。

案析

1. 病因病机　少阴阴阳两虚，沉寒痼冷，龙火不藏。

2. 论治　温补少阴阴阳，健运中土，纳气平喘。

3. 方药解析　处方一以引火汤温补少阴阴阳，引火归原；处方二以理中汤健运中土，合三石降逆防脱；处方三以麻黄附子细辛汤加姜、葱以温阳解表；处方四以固本散合化痰、敛肺纳气之品以常服调养。

四、三阴阳虚寒凝

一般资料　景某，男，47岁（图3-30）。

病证　痛则泻，尿不畅，舌胖淡紫、齿痕，易感冒，腰困如折，两睾坠痛，脉沉细。三阴。

处方　白术90g，干姜90g，高丽参15g（冲），制附片100g，油桂20g（后），赤石脂45g，肾四味各30g，炙甘草60g，麻黄5g，辽细辛45g（后5分），川牛膝30g，乳香10g，自备鹿茸粉6g（冲），吴茱萸45g，生姜45g，大枣30枚，核桃6枚（打）。

煮服法　加水6斤（3000mL），文火煮取9两（450mL），3次分服。5剂。

案析

1. 病因病机　三阴阳虚寒凝，排尿不畅、腰困如折属少阴阳虚，两睾坠痛属厥阴寒凝，泻属太阴失运。

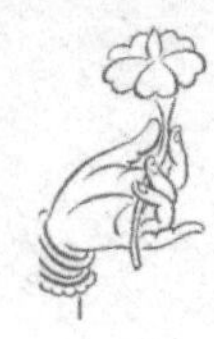

2. 论治　温三阴之阳，托透破寒。

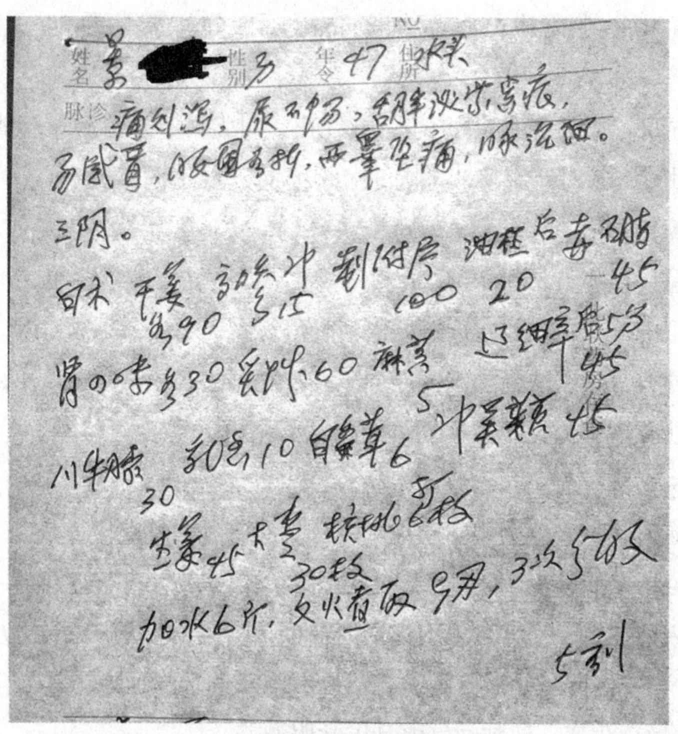

姓名 　性别 男 年令 47 住所

脉诊

三阴。

白术 干姜各90 吴茱萸15 制附片100 油桂20 赤石脂45

肾四味各30 乳香60 麻黄 辽细辛各45

川牛膝30 红参10 炙甘草60

生姜45 大枣30枚 核桃6枚

加水6斤，文火煮取3两，3次分服

5剂

图 3-30　三阴阳虚寒凝案

3. 方药解析　以四逆汤、理中汤、吴茱萸汤、麻黄附子细辛汤温三阴之阳、破三阴寒凝，肾四味托透伏寒，鹿茸温补肾阳，赤石脂、乳香、牛膝降浊通利。

4. 注意　附片、细辛量大、有毒，肉桂、赤石脂相畏，须患者知情同意。

第 4 章　六经杂病医案

第一节　六经心系病证医案

心系疾病主要指冠心病、肺源性心脏病、风湿性心脏病之类，或合并心衰、心律失常、心房颤动（房颤）等，中医多为胸痹、心痛、心悸怔忡或水饮为病。

主要为三阴阳虚、阳衰，肾气、胃气两本飘摇，胸中大气不足，阴寒、痰瘀、水饮窃踞阳位而发病，甚则虚阳浮越，阳亡阴竭。

治疗多以四逆汤、理中汤、桂枝甘草汤扶三阴之阳气，救胃气、肾气、宗气（即胸中大气）；瓜蒌三方、丹参饮宽胸、豁痰、活血化瘀，甚则加苏合香丸宣通胸阳；兼有寒饮，则用小青龙汤或姜、辛、味、夏散寒化饮；三阴阳衰，冲气夹水饮上逆，则多用温氏奔豚汤为底，有水饮、水气、水肿，则多用真武汤、五苓散之类；虚阳浮越、亡阳欲脱之类，则以大破格为底；有脑衰神昏时，才用麝香。

总之，心系疾病，轻症则用四逆汤、理中汤、桂枝甘草汤、瓜蒌方、丹参饮之类，重症则以破格救心汤为底，挽垂绝之阳，救暴脱之阴，敛欲散之气，宣窍醒神救脑。

一、心悸（三阴阳衰）

一般资料　相某，女，52 岁（图 4-1）。

病证　心阳虚，悸动不安，中土亦寒，责在坎阳。

处方　制附片 100g，干姜 90g，炙甘草 120g，生晒参 30g（另），五灵脂 30g，白术 90g，茯苓 45g，三石各 30g，油桂 6g（冲），生姜 75g，大枣 30 枚。

煮服法　加水 6 斤（3000mL），文火煮取 1 斤（500mL），兑入参汁，日分 3 次服。5 剂。

案析

1. 病因病机　三阴阳衰，责在坎阳。

2. 论治　温补三阴之阳气，化瘀固脱。

3. 方药解析　四逆汤温少阴之阳，理中汤温中土，桂、姜暖厥阴，五灵脂活血化瘀，三石有防脱之意。三阴阳气旺盛则宗气足、心悸止。

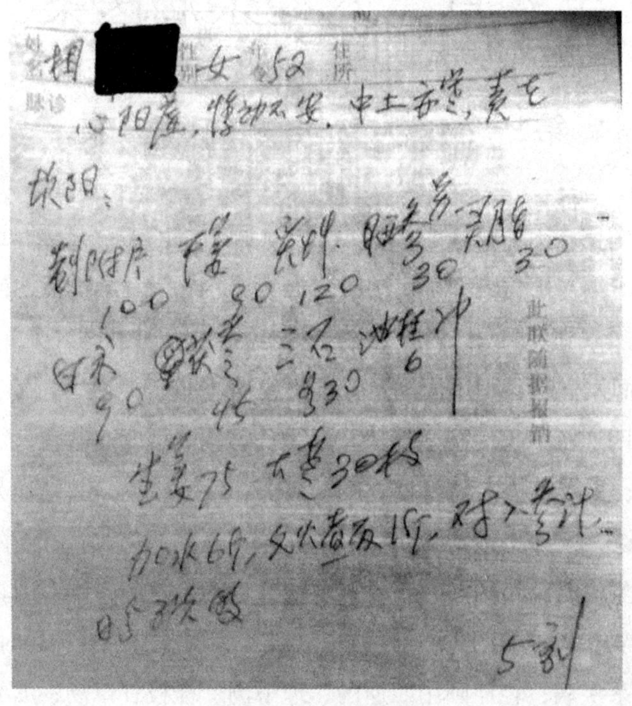
姓名　性别 女　年龄 52　住所
脉诊
心阳虚，悸动不安，中土不运，
制附片 100　干姜 90　炙甘草 120　高丽参 30　五灵脂 30
白术 90　　三石 各30　油桂 6 冲
生姜 75　大枣 30枚
加水6斤，文火煮取1斤，对入参汁，
日3次服
5剂
此联随据报销

图 4–1　心悸案

4. 注意　附子量大，参、灵相畏，须患者知情同意。

二、隐匿型冠心病（少阴阳虚，寒瘀窃踞阳位）

一般资料　某男，51 岁。2007 年 9 月 17 日（图 4–2）。

处方　麻黄 10g，制附片 45g，辽细辛 45g（后 5 分），羌活 15g，桂枝 45g，桃仁 30g，丹参 120g，高丽参 15g（另），五灵脂 30g，檀香、降香、砂仁各 10g，炙甘草 60g，柘木枝 45g。苏合香丸 6 丸，早、晚各 1 丸。

煮服法　加水 4 斤（2000mL），文火煮取 6 两（300mL），入参汁，3 次分服。3 剂。

案析

1. 病因病机　少阴阳虚，寒瘀窃踞阳位。

2. 论治　温少阴之阳，散寒逐瘀。

3. 方药解析　麻黄附子细辛汤加桂枝、羌活温阳散寒，加苏合香丸、丹参饮、桃仁、柘木枝、五灵脂等温阳开窍，解胸中之瘀。

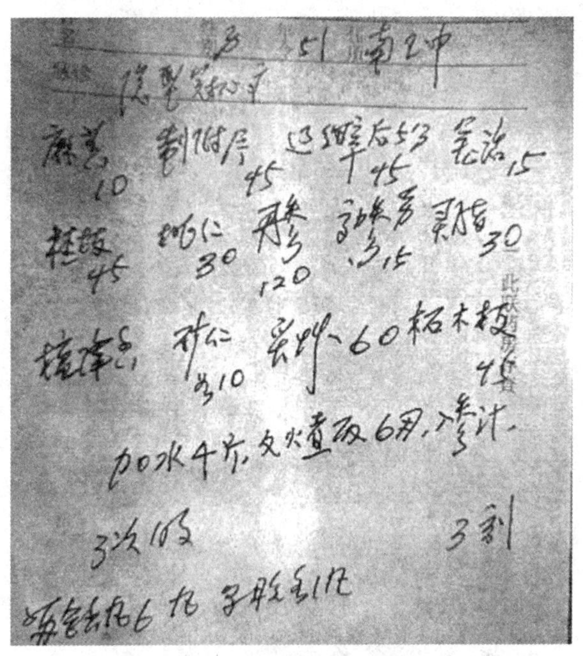
麻黄 10　制附子 45　辽细辛 45　羌活 15
桂枝 45　桃仁 30　丹参 120　五灵脂 30
柘木枝 45
加水4斤，文火煮取6两，
3次服　3剂

图 4-2　隐匿型冠心病案

4. 注意　附子量大，细辛有毒，须患者知情同意。

三、冠心病（三阴阳衰，阴寒痰瘀窃踞阳位）

一般资料　某男，50 岁。2007 年 9 月 16 日（图 4-3）。

病证　2006 年 9 月置入支架 3 支，现仍胸闷，动则喘憋，尿多。脉沉细微，舌胖水滑。阴寒痰瘀窃踞阳位。

处方　炙甘草 120g，干姜 90g，制附片 100g，瓜蒌 45g，薤白 30g，高丽参 15g（冲），五灵脂 30g，丹参 120g，檀香、降香、沉香各 10g，砂仁米 30g，桂枝 45g，桃仁泥 30g，生半夏 50g，生姜 50g，白酒 3 两。

煮服法　加水 7 斤（3500mL），浸泡 40 分钟，文火煮取 9 两（450mL），3 次分服。10 剂。

案析

1. 病因病机　生活失摄、久病致三阴阳衰，阴寒痰瘀窃踞阳位。

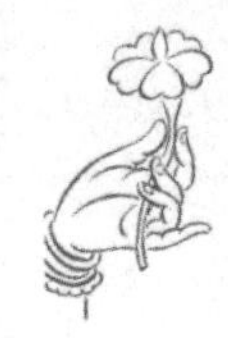

2. 论治　温三阴之阳，理气化瘀，除痰宽胸。

3. 方药解析　四逆汤加人参扶正温阳，瓜蒌三方加丹参饮、檀香、降香、桃仁、五灵脂等宽胸除痰、活血化瘀，沉香有防脱之意。

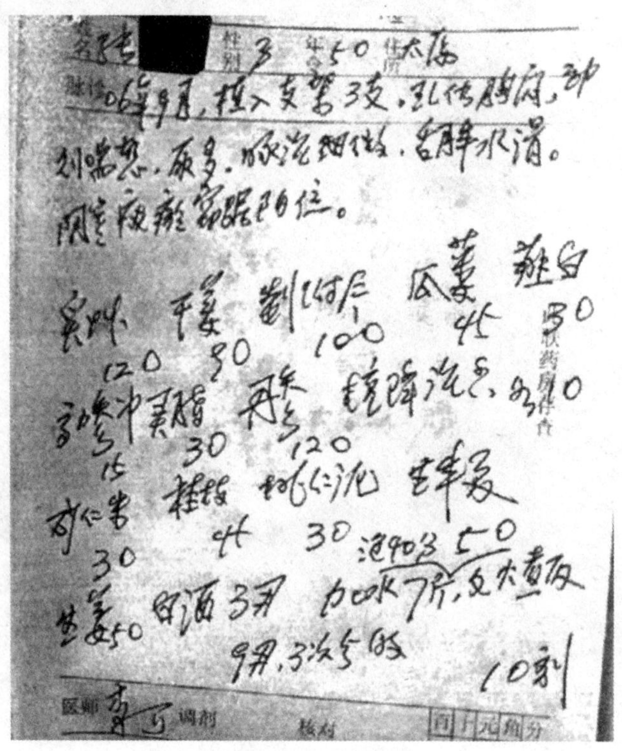
性别　年龄 50　住所

医师　调剂　核对　百　十　元　角　分

图 4–3　冠心病案

4. 注意　半夏、瓜蒌与附子相反，参、灵相畏，须患者知情同意。

四、胸痹（少阴大气真阳不充，痰瘀窃踞阳位）

一般资料　张某，女，12 岁。2006 年 6 月 21 日（图 4–4）。

病证　喘、晕、心悸、脉急、胸闷月余，面色欠华，舌淡而润，膝冷。大气真阳不充，痰瘀窃踞阳位。

处方　制附片 45g，干姜 30g，高丽参 12g（研末吞服），瓜蒌 30g，薤白 15g，丹参 120g，檀香、降香各 10g，砂仁 10g，桃仁 15g，五灵脂 24g，生半夏 50g，五味子 15g，辽细辛 23g，炙甘草 90g，生姜 50g（切），白酒 2 两，上沉香 10g。

煮服法　加水 4 斤（2000mL），浸泡 40 分钟，文火煮取 6 两（300mL），日

分3次服。3剂。

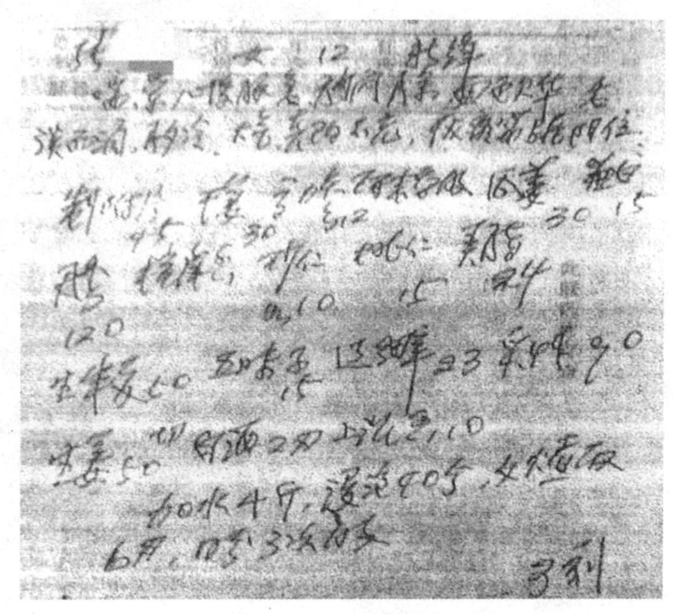
加水4斤，浸泡40分，文火煮取

6两，日分3次服

3剂

图4-4　胸痹案

案析

1. 病因病机　久病，少阴大气真阳不充，痰瘀窃踞阳位。

2. 论治　温中通阳散结，化瘀祛痰宽胸。

3. 方药解析　四逆汤、人参温阳、益气散寒。瓜蒌薤白白酒汤、丹参饮加桃仁、五灵脂通阳活血、祛痰宽胸。

4. 注意　半夏、瓜蒌与附子相反，人参、五灵脂相畏，须患者知情同意。

五、冠心病（三阴阳衰，气滞血瘀，寒凝痰阻）

一般资料　某男，35岁。2006年6月28日（图4-5）。

处方　制附片45g，干姜45g，瓜蒌30g，薤白15g，丹参100g，桂枝45g，赤芍45g，炙甘草60g，檀香、降香各10g，砂仁10g，桃仁（捣）30g，高丽参10g，五灵脂10g，麻黄5g，白芥子10g（炒研），生姜45g，大枣20枚，白酒2两，葱白4寸，辽细辛45g。

煮服法　加水6斤（3000mL），浸泡40分钟，文火煮取1斤（500mL），兑入参汁，3次热服。5剂。

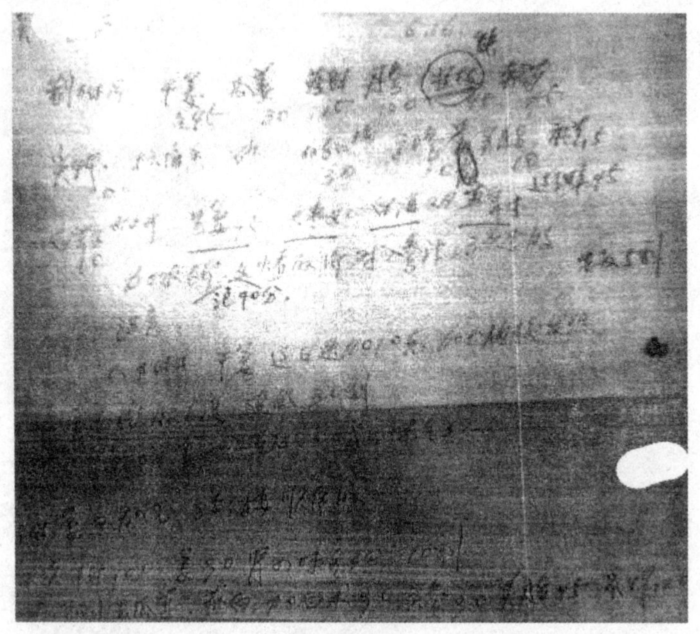

图 4-5　冠心病案

注意

1. 附子、干姜逐日迭加 10g，加至胸部发热、唇舌微麻为度，连服 30 剂。

2. 附子、干姜加至足量后，加肾四味各 30g。

3. 附子、干姜加至 85g，按顺序服。

4. 下次制附子 100g，干姜 90g，肾四味各 30g，10 剂。

5. 前方去瓜蒌、薤白，加白术 90g，晒参 90g，五灵脂 45g，炙甘草 120g。

案析

1. 病因病机　三阴阳衰，气滞血瘀，寒凝痰阻。

2. 论治　病不甚急，宜表里同治。

3. 方药解析　四逆汤、麻黄附子细辛汤扶阳托透，瓜蒌类方、白芥子、丹参饮、五灵脂宽胸除痰化瘀。冠心病总不外三阴阳虚，气滞血瘀，寒凝痰阻，故可以诸方合用解决困境。

4. 注意　方中有“十八反”，多药超量，须患者知情同意。

六、冠心病心衰（三阴阳衰，冲气夹水饮上逆，虚阳浮越）

一般资料　孙某，女，62 岁。2004 年 6 月 15 日（图 4-6）。

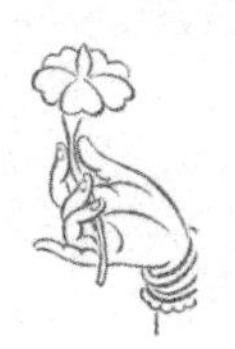

病证　原发性高血压14年，近半月来，心动神摇，喘急，频发房颤、早搏。脉沉细，舌淡紫，面赤如妆，隐隐泛青。冠心病心衰前奏，救阳为急。

处方　制附片100g，油桂10g，桂枝45g，沉香0.5g（冲），砂仁米30g（姜汁炒），山药60g，茯苓45g，泽泻30g，怀牛膝30g，生晒参30g（另），三石各30g，煅紫石英45g，炙甘草120g，龟甲6g（打），五灵脂30g，生姜45g，干姜70g，白术70g。

煮服法　加水6斤（3000mL），文火煮取1斤（500mL），兑入参汁，3次分服。5剂。

加北芪250g，黑木耳30g。

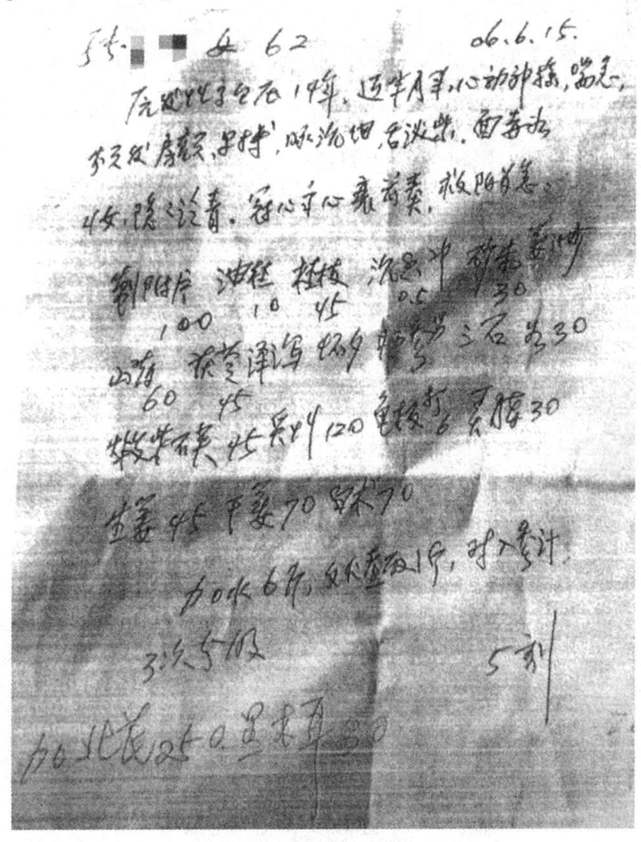

张　女　62　06.6.15.
原发性高血压14年，近半月来心动神摇，喘急，
频发房颤、早搏，脉沉细，舌淡紫，面赤如
妆，隐隐泛青，冠心病心衰前奏，救阳为急。
制附片 100　油桂 10　桂枝 45　沉香冲 0.5　砂仁姜汁炒 30
山药 60　茯苓 45　泽泻　怀牛膝　生晒参另　三石各30
煅紫石英45　炙甘草120　龟板打6　五灵脂30
生姜45　干姜70　白术70
加水6斤，文火煮取1斤，兑入参汁，
3次分服　5剂
加北芪250　黑木耳30

图4-6　冠心病心衰案

案析

1. 病因病机　三阴阳衰，冲气夹水饮上逆，虚阳浮越。

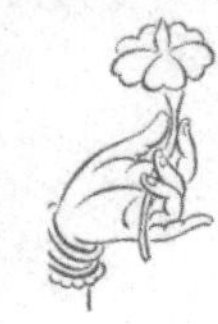

2. 论治　温阳降逆利水，潜镇浮阳。

3. 方药解析　全方为温氏奔豚汤为主线加减而成，四逆汤、理中汤、肉桂扶三阴之阳，温氏奔豚汤、潜阳丹温阳降逆利水、潜镇浮阳，加三石、煅紫石英有镇逆固潜之意。

4. 注意　附子量大，参、灵相畏，须患者知情同意。

七、肺心病心衰（三阴阳衰，虚阳浮越）

一般资料　陈某，男，73 岁（图 4–7）。

病证　肺心病久延，入冬感寒，喘甚入院。脉中取滑，按之散，舌胖大，面赤如妆。固下为急。

处方　炙甘草 120g，干姜 90g，制附片 100g，高丽参 15g（冲），生山萸肉 120g，生龙牡、活磁石各 30g，乌梅 45g，葱白 4 寸，肾四味各 30g，生半夏 45g，生姜 45g，大枣 12 枚，核桃 6 枚（打）。

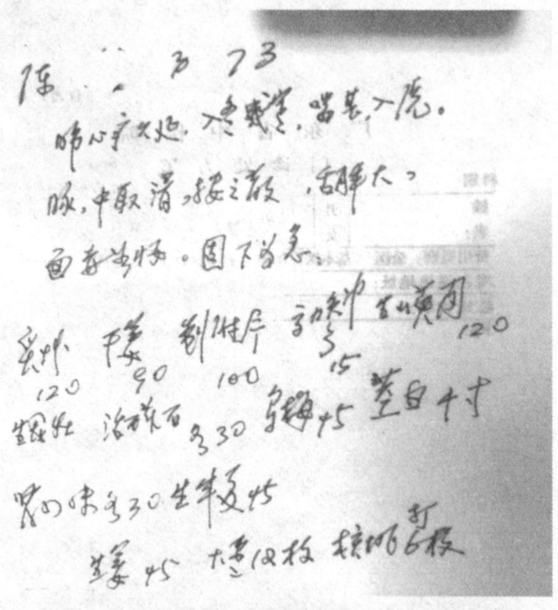
陈　男　73
肺心病久延，入冬感寒，喘甚入院。
脉，中取滑，按之散，舌胖大，
面赤如妆。固下为急。
炙草 120　干姜 90　制附片 100　高丽参 15（冲）　生山萸肉 120
生龙牡　活磁石 各 30　乌梅 45　葱白 4 寸
肾四味 各 30　生半夏 45
生姜 45　大枣 12 枚　核桃 6 枚（打）

图 4–7　肺心病心衰案

案析

1. 病因病机　三阴阳衰，虚阳浮越，戴阳于面。

2. 论治　回阳救逆。

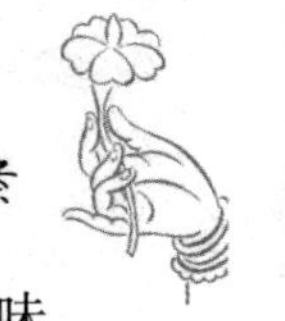

3. 方药解析　本方拟破格救心汤加减回阳救逆，其中人参四逆汤合肾四味大补元气、滋阴回阳，生龙牡、活磁石、乌梅重镇潜降敛阳，生半夏、生姜化浊降逆。

4. 注意　附子、生半夏量大、有毒、相反，须患者知情同意。

八、肺心病心衰（三阴阳衰，痰饮壅肺）

一般资料　邱某，男，70岁。2006年6月14日下午（图4–8）。

病证　肺心病心衰，剧咳痰盛，动则喘，不思食，食入胀加，脉浮大空，舌淡紫，夜尿5次，不渴。高年，元阳式微，中州虚馁，无以为续，治本。

处方一　制附子100g，干姜、白术、党参各90g，炙甘草120g，生半夏45g，五味子30g，辽细辛45g，麻黄5g，油桂3g，高丽参12g（研粉冲服），龟甲10g（打），砂仁米30g（姜汁炒），茯苓45g，生姜75g（切末），煅紫石英45g。

煮服法　加水6斤（3000mL），文火煮取1斤（500mL），3次分服。10剂。

处方二　20头三七100g，血琥珀、高丽参、血河车、鹿茸、尖贝、沉香、冬虫夏草各50g，蛤蚧6对，油桂50g。

服法　制粉，每次3g，2次/日，平遥黄酒加热调服。

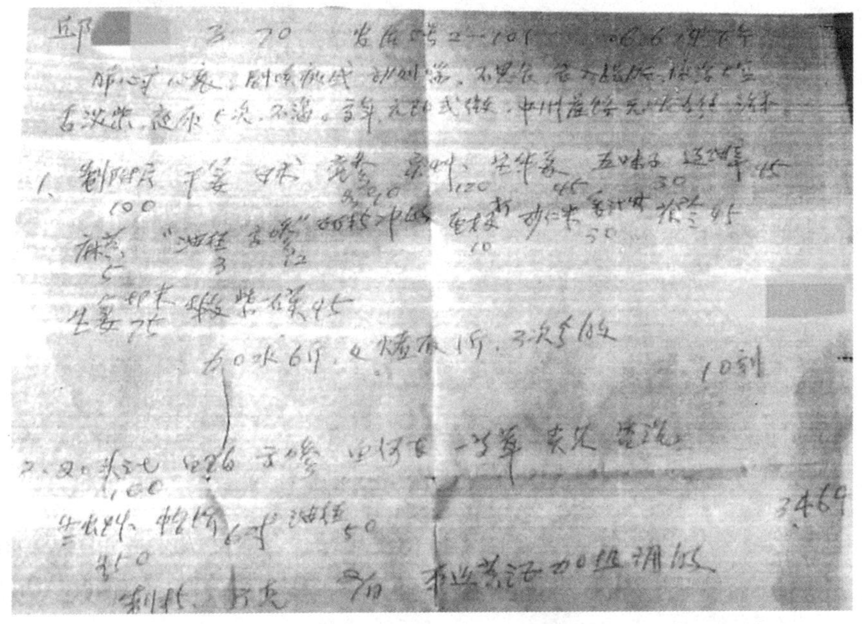

图4–8　肺心病心衰案

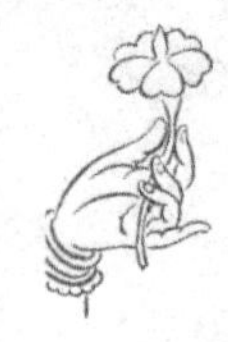

案析

1. 病因病机　生活失摄或反复外感、久病，致三阴阳衰，寒饮壅肺，喘咳欲脱。

2. 论治　温阳化饮。

3. 方药解析　处方一，四逆汤、理中汤温少阴、太阴之阳，潜阳丹、紫石英敛厥阴，合小青龙汤温肺散寒化饮。处方二为五味固本散加味，选用血肉有情之品。五味固本散培元固本，加尖贝、沉香、冬虫夏草、蛤蚧、油桂以补虚纳气。

4. 注意　附子、半夏量大、有毒、相反，须患者知情同意。

九、肺心病、胰尾癌（少阳阳明实热及三阴阳虚寒凝）

一般资料　石某，女，72 岁。2007 年 9 月 14 日（图 4–9）。

病证　肺心病 10 余年，近查出胰尾癌。上腹绞榨痛、便结 1 周，全身萎黄 20 余日。正虚邪盛，标本兼顾。

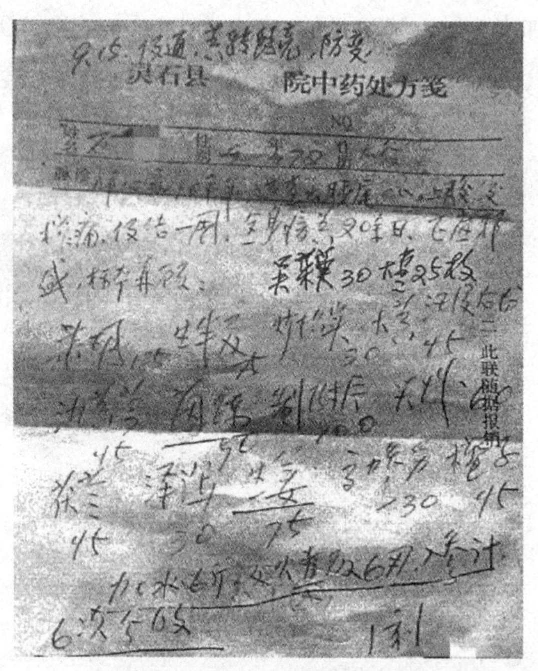

灵石县　　院中药处方笺

NO

图 4–9　肺心病、胰尾癌案

处方　吴茱萸 30g，大枣 25 枚，柴胡 125g，生半夏 75g，炒枳实 30g，酒浸大黄 45g（后 5 分），酒黄芩 45g，茵陈 50g，制附片 100g，炙甘草 60g，茯苓 45g，泽泻 30g，生姜 75g，高丽参 30g，栀子 45g。

煮服法　加水6斤（3000mL），文火煮取6两（300mL），入参汁，6次分服。1剂。

案析

1. 病因病机　虚实夹杂，少阳阳明实热及三阴阳虚寒凝。

2. 论治　枢少阳，阖阳明，温三阴。

3. 方药解析　大柴胡汤和解少阳、内泻热结，茵陈蒿汤泻热利湿退黄，吴茱萸汤止呕，真武汤温阳利水。

4. 注意　附子、半夏量大、有毒、相反，须患者知情同意。

十、心衰、呼衰（三阴阳衰，寒饮上逆）

一般资料　石某（图4-10）。

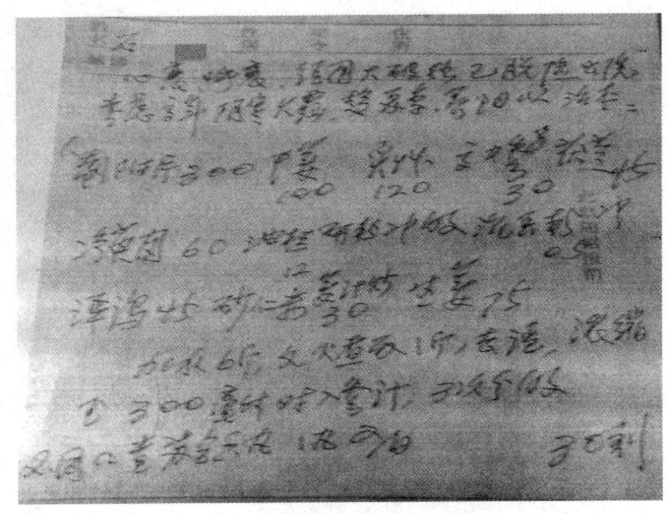

图4-10　心衰、呼衰案

病证　心衰，呼衰，经用“大破格”已脱险出院。考虑高年阴寒久羁，趋急，养阳以治本。

处方　制附片300g，干姜100g，炙甘草120g，高丽参30g（另），茯苓45g，净萸肉60g，油桂12g（研粉冲服），沉香粉0.5g（冲），泽泻45g，砂仁米30g（姜汁炒），生姜75g。

煮服法　加水6斤（3000mL），文火煮取1斤（500mL），去渣，浓缩成300mL，兑入参汁，3次分服，30剂。又同仁堂苏合香丸，每次1丸，2次/日。

案析

1. 病因病机　久病致三阴阳衰，寒饮上逆。

2. 论治　温中祛寒，补肾纳气。

3. 方药解析　方以温氏奔豚汤温阳降逆化饮，大剂山萸肉助厥阴固本防脱。

4. 注意　附子超量、有毒，使用须谨慎，并须患者知情同意。

十一、肺心病心衰（三阴阳衰欲脱，痰浊壅滞胸中）

一般资料　曾某，女，62 岁。2007 年 9 月 19 日（图 4–11）。

病证　9 月 13 日肺心病急性心衰，抽泣样呼吸，目神散，但欲寐，动则喘，心动神摇，面色萎黄灰暗，脉沉细微，舌中大片剥苔，近 3 个月减重 10kg，病势危急。投下方 3 剂，基本脱险，守方，去麝香。

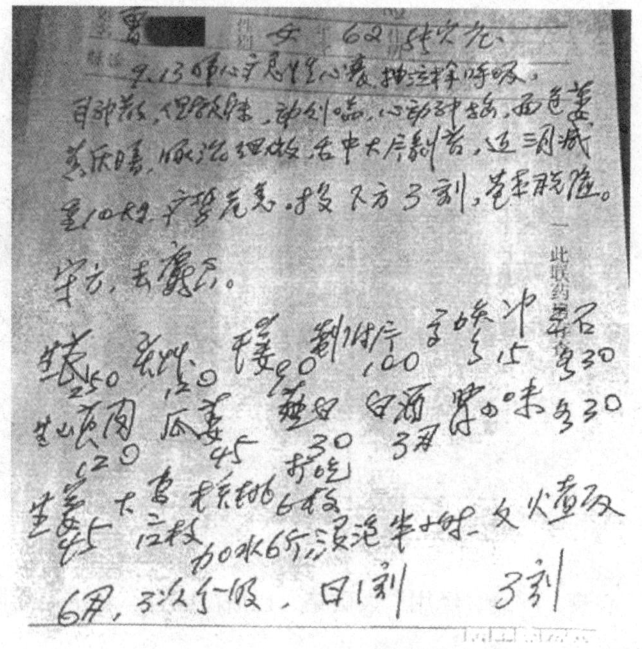
女　62　肺心衰

9.13 肺心病急性心衰，抽泣样呼吸，目神散，但欲寐，动则喘，心动神摇，面色萎黄灰暗，脉沉细微，舌中大片剥苔，近3月减重10kg，病势危急。投下方3剂，基本脱险。守方，去麝香。

生芪250　炙草120　干姜90　制附片100　高丽参15冲　三石各30

生山萸肉120　瓜蒌45　薤白30　白酒3两　肾四味各30

生姜45　大枣12枚　核桃6枚打

加水6斤浸泡半小时，文火煮取6两，3次分服，日1剂　3剂

图 4–11　肺心病心衰案

处方　生芪 250g，炙甘草 120g，干姜 90g，制附片 100g，高丽参 15g（冲），三石各 30g，生山萸肉 120g，瓜蒌 45g，薤白 30g，白酒 3 两，肾四味各 30g，生姜 45g，大枣 12 枚，核桃 6 枚（打）。

煮服法　加水 6 斤（3000mL），浸泡半小时，文火煮取 6 两（500mL），3 次

分服，日1剂。3剂。

案析

1. 病因病机　久病重症，致三阴阳衰欲脱，痰浊壅滞胸中。

2. 论治　温中通阳散结，祛痰宽胸。

3. 方药解析　破格救心汤去麝香，回阳益气固脱；瓜蒌薤白白酒汤通阳散结，祛痰宽胸；肾四味助四逆汤补肾回阳。

4. 注意　附子量大，须患者知情同意。

十二、风心病心衰（三阴阳虚，寒饮犯肺）

一般资料　钟某，27岁。2007年9月16日（图4-12）。

病证　风心病心衰，腹大如瓮，无汗，尿少，喉间有水鸣声。重在上焦。

处方一　麻黄15g，桂枝、赤芍各45g，炙甘草60g，生半夏50g，干姜100g，五味子30g，辽细辛45g，制附片150g，高丽参30g，生姜50g，大枣12枚，葱白1尺，紫油桂12g（冲）。5剂。

处方二　得畅汗，改下方：制附片200g，白术90g，茯苓45g，干姜90g，桂枝45g，猪苓30g，泽泻45g，车前子10g（包），油桂6g（冲）。15剂。

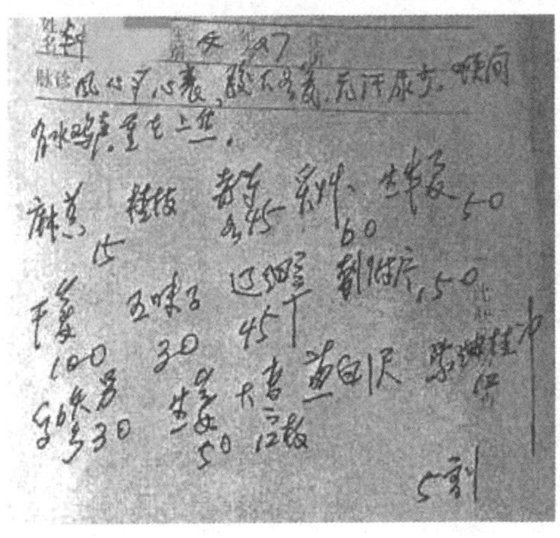

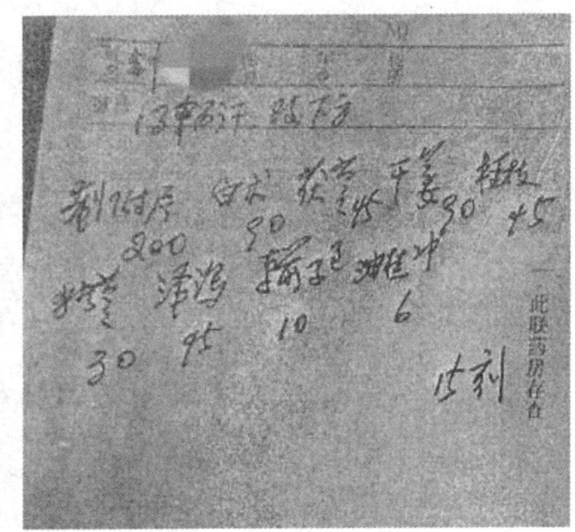

图4-12　风心病心衰案

案析

1. 病因病机　三阴阳虚，寒饮犯肺，属小青龙汤证虚化。

2. 论治　病不甚急，先表里同治，后温阳化饮。

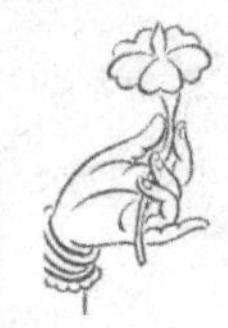

3. 方药解析　先四逆汤合小青龙汤温阳散寒化饮，得畅汗后予四逆汤、五苓散温阳化饮。

4. 注意　附子、细辛量大、有毒，半夏、附子相反，须患者知情同意。

十三、风心病、冠心病（寒凝三阴，阴邪窃踞阳位，大气失运）

一般资料　封某（图 4–13）。

病证　风心病合并冠心病，T 波倒置，胸闷刺痛，手指时时麻木，脉沉滑搏指，颇失冲和之象。舌胖留痕。寒凝三阴，阴邪窃踞阳位，大气失运。

处方　生芪 250g，附子 45g，瓜蒌 30g，薤白 15g，丹参 120g，檀香、降香、沉香、砂仁各 10g，红参（另）、五灵脂各 30g，炙甘草 90g，苏合香丸 2 丸，桂枝 45g，生姜 45g，大枣 12 枚。

煮服法　加水 4 斤（2000mL），白酒 2 两，浸泡 40 分钟，文火煮取 1 斤（500mL），早、晚分服。30 剂。

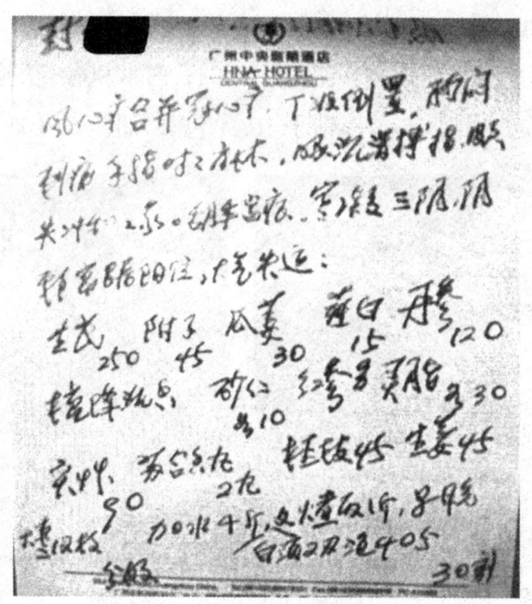

图 4–13　风心病、冠心病案

案析

1. 病因病机　寒邪深伏久伏，寒凝三阴，阴邪窃踞阳位，大气失运。

2. 论治　温三阴之阳气，开胸除痰化瘀。

3. 方药解析　重用黄芪加附子、红参大补元阳。瓜蒌方合丹参饮加味、苏合香丸通阳开胸、除痰化瘀。

4. 注意　方中有相反、相畏用药，须患者知情同意。

十四、多脏器衰竭（三阴五脏阳衰欲脱，寒饮壅肺）

一般资料　封某，男，88岁。2006年8月18日（图4-14）。

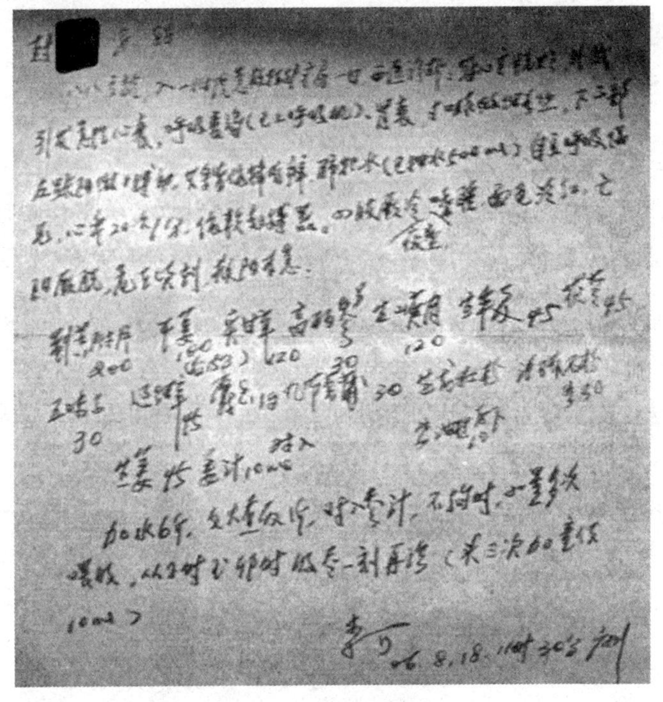

图4-14　多脏器衰竭案

病证　高龄，西医诊断：冠心病房颤，外感引发急性心衰，呼吸衰竭（已上呼吸机），肾衰竭。寸口脉微细如丝，下三部左趺阳微微搏动，其余皆依稀难辨，肺积水（已积水500mL），自主呼吸偶见，心率20次/分，依赖起搏器。四肢厥冷，痰壅嗜睡，面色淡红，亡阳厥脱，危在顷刻，救阳告急。

处方　制附片200g，干姜100g，炙甘草120g，高丽参30g（另炖），生山萸肉120g，生半夏45g，茯苓45g，五味子30g，辽细辛45g（后5分），麝香1g（冲），九节菖蒲30g，生龙牡粉、灵磁石粉各30g，生姜45g（姜汁10mL兑入），油桂10g（后下）。

煮服法 加水6斤（3000mL），文火煮取1斤（500mL），兑入参汁，不拘时，少量多次喂服，从子时至卯时服尽一剂再诊（头3次加童便10mL）。

案析

1. 病因病机 三阴五脏阳衰欲脱，寒饮壅肺。

2. 论治 回阳救逆，温肺化饮。

3. 方药解析 本方以大剂破格救心汤为底回阳救逆，固脱救脑；小青龙汤之半以温肺化饮。

4. 注意 方中有相反用药、用药超量，须患者知情同意。

十五、心衰复诊（温阳托透，利水消肿）

病证 诸症均退，唯手脚浮肿，寸口、下三部均出，平稳脱险（图4-15）。

处方 制附片300g，干姜100g，高丽参45g（另炖），桂枝45g，山萸肉120g，炙甘草30g，辽细辛45g（后10分），茯苓45g，麻黄5g，油桂10g（后下），车前子10g，白芷10g（后下）。

煮服法 加水6斤（3000mL），文火煮取1斤（500mL），兑入参汁，进一步浓缩至400mL，4次分服，3小时1次。3剂。

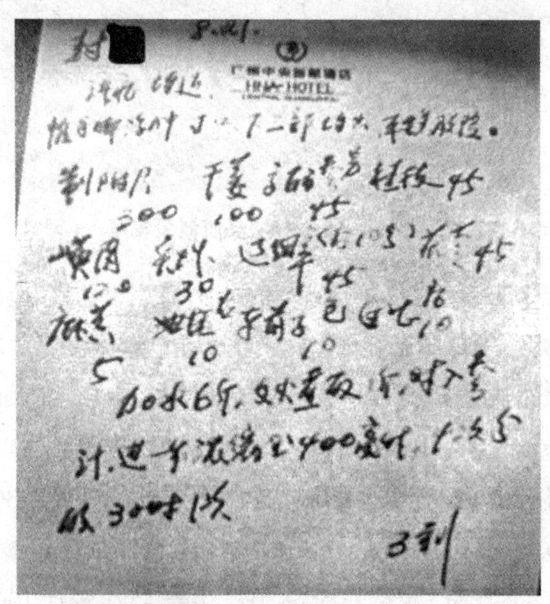

图4-15 心衰复诊案

案析

1. 病因病机　三阴阳气虚衰，水饮泛溢，外寒伏留。

2. 论治　温阳托透，利水消肿。

3. 方药解析　四逆汤、人参温阳补气，茯苓、车前子利水消肿，麻、桂、辛、芷解表散寒，共奏温阳托透、利水消肿之法。

4. 注意　附子、细辛量大，须患者知情同意。

第二节　六经肺系病证医案

据《内经》“邪之所凑，其气必虚”旨意，李老认为“一切外感，必先有内在的阳气亏虚”，故小青龙汤虚化方和麻黄附子细辛汤为李老常用方。小青龙汤虚化方本身即包含四逆汤和麻黄附子细辛汤，组方思路严谨，以四逆汤温少阴、太阴之阳气，固先天、后天之本，李老讲“两本飘摇，危在旦夕”，以麻黄附子细辛汤托透伏寒，以姜、辛、味、夏温化寒饮，以麻、桂、芍、草兼顾表寒。在《伤寒论》六经体系中，手太阴肺失宣肃，大多归于太阳经疾病范畴，太阳病三大病机之一即有肺气不畅，故麻黄、桂枝、青龙系列方证多有喘咳。在六经肺系寒性或寒饮疾病中，不论外感、内伤，小青龙汤虚化为最常见之证候，我在“五脏救阳要方——肺”和“小青龙汤系列通解”中均有详细论述，请大家参照理解。

此处再强调几点，以便大家理解以下医案处方。

第一，太阳寒性疾病皆有虚化问题，不独小青龙汤虚化一种。

桂枝汤有虚化，如桂枝加附子汤、桂枝去芍药加附子汤；麻黄汤有虚化，如麻黄附子细辛汤、麻黄附子甘草汤；葛根汤、葱豉汤皆有虚化问题。展开思境，温病也有虚化问题，燥证、湿证也有虚化问题，如薛生白所讲“太阴内伤，湿饮停聚，客邪再至，内外相引……”的问题。

第二，甲流论治，意义非凡!

甲流内容，在总论有详细论述，此处强调两点。

1. 甲流按“寒疫”的辨证论治思路，为现代病毒性烈性传染病的论治提供了非常宝贵的借鉴经验。

2. 甲流也有虚化问题，要扶阳托透。小青龙汤虚化方可作为基础方加减运用。

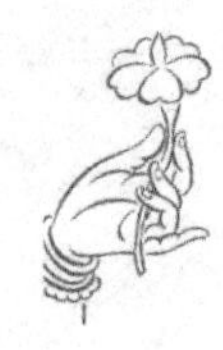

3. 甲流危证，可用破格救心汤加减论治，温肺化饮，回阳固脱。

第三，肺系疾病的危重证候，多为三阴阳衰，阳气亡脱，或兼肾不纳气，或兼痰饮、瘀血壅滞。破格救心汤、温氏奔豚汤、瓜蒌三方、小青龙汤、丹参饮之类，酌情加减应用。一切慢性阻塞性肺病、肺炎、呼衰等，有三阴阳衰、寒饮喘咳之急危重证候，皆可加减运用。

第四，肺系疾病缓解后的调理善后，可用培元固本散酌情加减，长期服用。

一、甲流（小青龙汤虚化，重在加减变化）

病证　甲流，从证候分析，属寒疫。发热，咳嗽，全身肌肉酸痛，上呼吸道感染重症，并发肺炎，死于肺炎（图 4–16）。

病机　属于小青龙汤虚化证，或有热化。邪之所凑，其气必虚。

处方　小青龙汤加附子、人参、紫菀、款冬花、白果。

加减法　发热 38℃以上时，加生石膏 250g，杏仁 25g；呼吸困难，加麝香；迅速恶化，大剂破格救心汤。

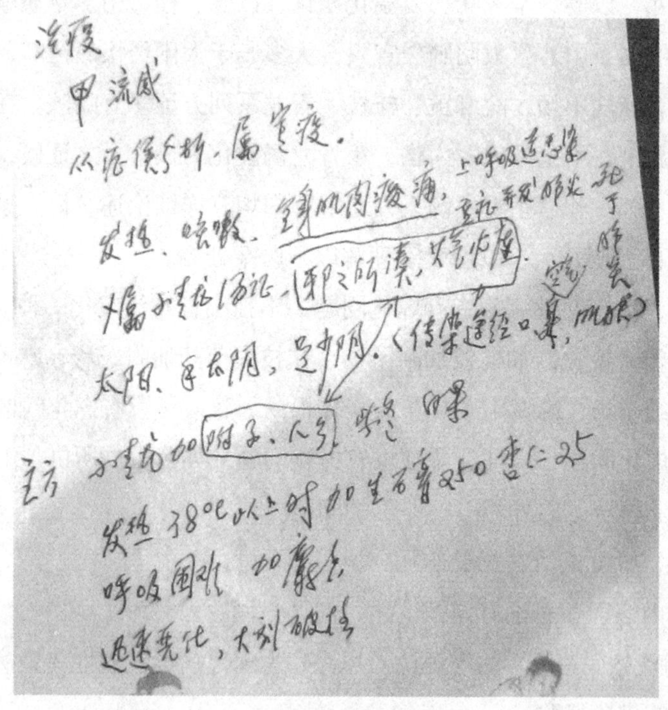

图 4–16　甲流方案

案析

1. 病因病机　寒疫，太少两感。

2. 论治　温阳散寒化饮。

3. 方药解析　小青龙汤温阳散寒化饮，加人参、附子温阳扶正，紫菀、款冬花、白果以化痰止咳。高热时加石膏、杏仁清热宣肺，呼吸困难时加麝香透散顺气；恶化时以破格救心汤回阳救逆固脱为急。

二、鼻炎（少阴阳虚，风寒上犯）

处方　麻黄 10g，制附片 45g，辽细辛 45g，炙甘草 90g，辛夷 30g，苍耳子 10g，白芷 10g（后），炮甲珠 10g（捣），红参 30g（另），枸杞子 30g，菟丝子 30g（白酒浸一刻）、仙灵脾 30g，盐补骨脂 30g，生姜 45g，葱白 4 寸（图 4–17）。

煮服法　加水 2000mL，文火煮取 500mL，兑入参汁，3 次分服。5 剂。

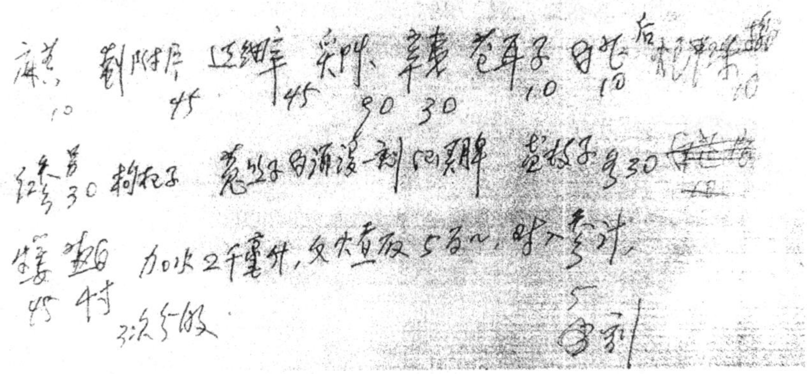

图 4–17　鼻炎案

案析

1. 病因病机　以药测证，当为太少两感，少阴阳虚，风寒上犯鼻窍。

2. 论治　温阳托透，补肾通窍。

3. 方药解析　麻黄附子细辛汤温阳托透，加山甲珠、辛夷、苍耳子、白芷、生姜、葱白散寒通窍，肾四味温固少阴，人参扶正益气。

4. 注意　附子、细辛量大、有毒，须患者知情同意。

三、慢性鼻炎（少阴阳虚伏寒）

处方　辛夷 50g（焙干），白芷 50g，制附片 100g（图 4–18）。

固本1料，每次3g，2次/日，平遥黄酒调下。

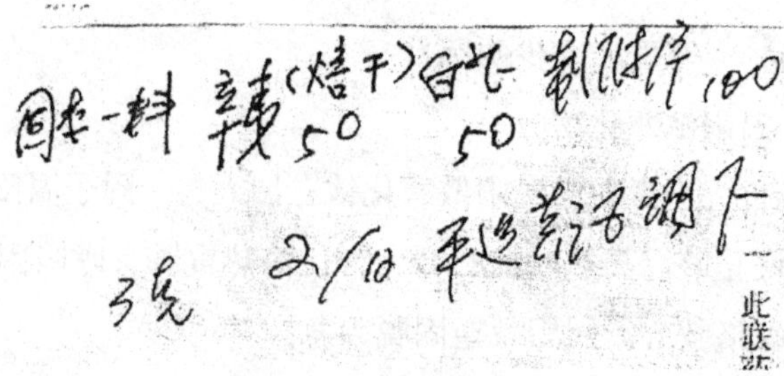

图4-18　慢性鼻炎案

案析

1. 病因病机　少阴阳虚寒伏，卫外失固。

2. 论治　温阳固本，补肾通窍。

3. 方药解析　五味固本散加辛夷、白芷、制附片缓治固本。

4. 注意　附子量大、有毒，须患者知情同意。

四、咳嗽（手太阴寒饮）

一般资料　2006年6月22日（图4-19）。

处方　生半夏75g，干姜30g，五味子30g，辽细辛45g，生姜75g，姜汁10滴。

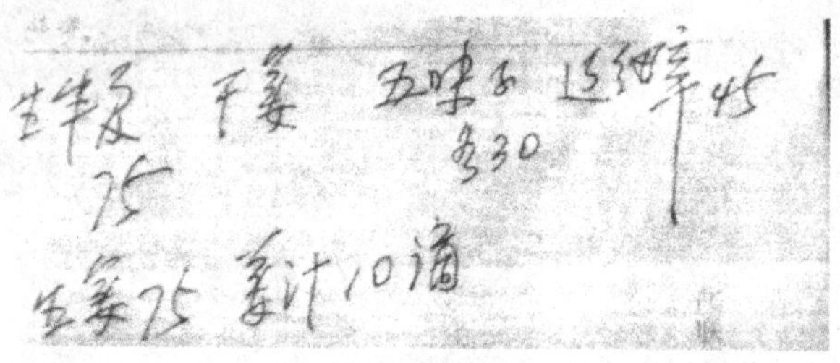

图4-19　咳嗽案

案析

1. 病因病机　以方药测证，当为手太阴寒饮咳嗽。

2. 论治　温太阴之寒，化饮止咳。

3. 方药解析　姜、辛、味、夏为小青龙汤之半，温化寒饮止咳。

4. 注意　细辛量大、有毒，须患者知情同意。

五、梅核气（少阴阴阳两虚，虚阳上浮，炼津成痰，凝阻咽喉）

一般资料　温某，女，47岁。2006年6月16日（图4-20）。

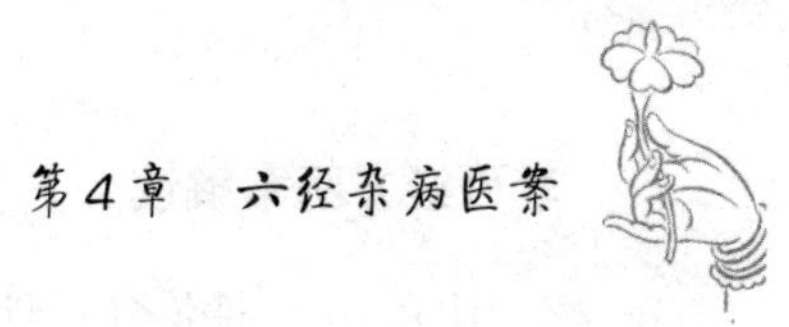

病证　梅核气，阳失敷布，痰湿凝阻。

处方　制附片 100g，干姜 90g，炙甘草 120g，肾四味各 30g，引火 3g（米丸吞）。

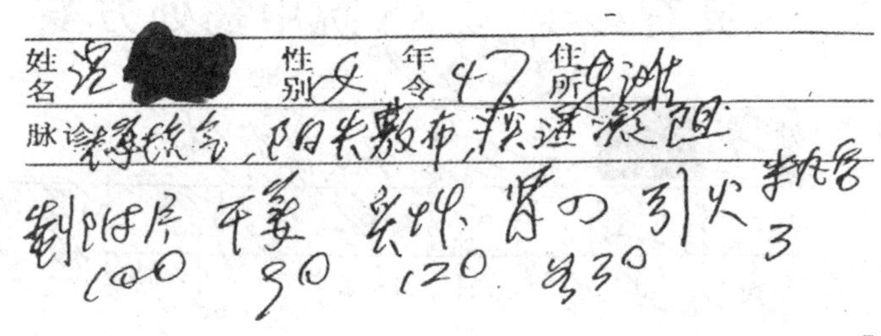

姓名 　性别 女　年令 47　住所

脉诊 梅核气，阳失敷布，痰湿凝阻

制附片 100　干姜 90　炙草 120　肾四 各30　引火 3 米丸吞

图 4-20　梅核气案

案析

1. 病因病机　少阴阴阳两虚，虚阳上扰，炼津成痰，凝阻咽喉。

2. 论治　大剂四逆汤、引火汤温补少阴阴阳，引火归原。

3. 方药解析　四逆汤以温少阴之阳，肾四味以助之。引火汤补少阴之阴为主，引火归原。

4. 注意　附子量大，须患者知情同意。

六、肺结核（太阴肺脾两虚，厥阴不敛）

一般资料　董某，女，40 岁。2005 年 11 月 11 日（图 4-21）。

病证　潮热退，寒咳痰血，食纳佳，二便调，脉沉缓，舌淡润。补土生金贯彻始终。

处方一　生芪 45g，当归 20g，生晒参 20g，白术 30g，炮姜 30g，柴胡 6g，升麻 6g，煅龙骨 30g，煅牡蛎 30g，百合 30g，三仙炭各 10g，乌梅 30g，山萸肉 60g，炙甘草 30g，生姜 45g，大枣 12 枚，生半夏 45g。5 剂。

处方二　30 头三七 45g，白及 45g。

服法　研粉，分作 15 包，每次 1 包，3 次/日，随中药服。

案析

1. 病因病机　太阴肺脾两虚，厥阴不敛。

2. 论治　补益太阴，培土生金，固厥阴收敛止血。

3. 方药解析　处方一以补中益气汤为底，补益太阴脾肺，培土生金，另加乌梅、山萸肉、煅龙骨、牡蛎、三仙炭固厥阴收敛止血。处方二三七、白及研粉也是起收敛止血之效。

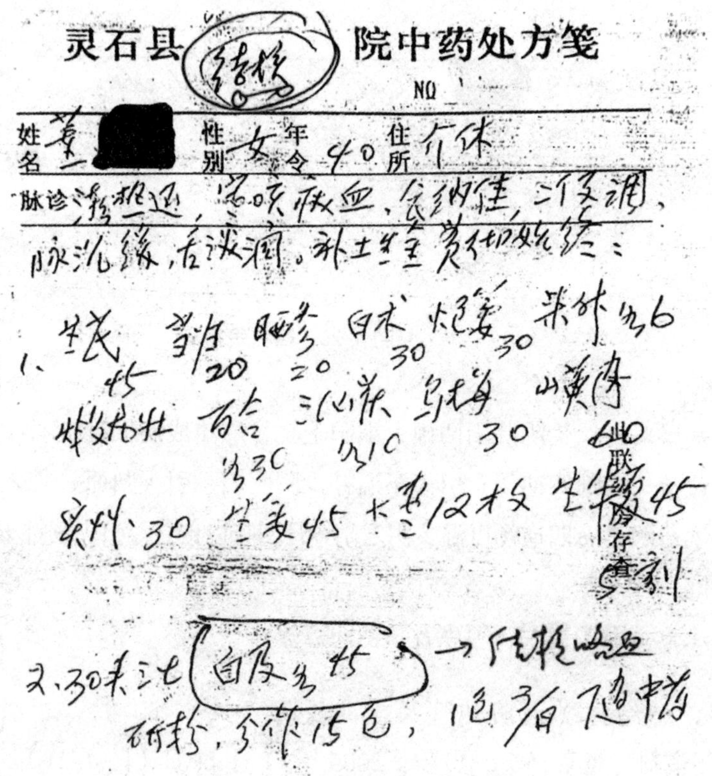

灵石县（结核）院中药处方笺

NO

姓名 董 性别 女 年令 40 住所 介休

脉诊

图 4-21　肺结核案

4. 注意　生半夏超量，须患者知情同意。

七、肺结核（太阴肺脾两虚，累及少阴）（接上案二诊）

一般资料　董某，女，40 岁。2005 年 11 月 17 日（图 4-22）。

病证　潮热退净，咳血未止，食纳佳，大便溏。仍是中州阳微。遵守原法。

处方一　生芪 45g，当归 45g，生晒参 20g，五灵脂 20g，白术 20g，炮姜 20g，柴胡 10g，升麻 10g，三仙炭各 10g，煅龙骨 30g，煅牡蛎 30g，山萸肉 60g，乌梅 30g，炙甘草 30g，生半夏 45g，肾四味各 30g，油桂 10g（后下），生姜 45g，白萝卜根 20g。5 剂。

处方二　三七、白及各 45g。研粉，合作 15 包，每次 1 包，3 次/日，随中药服。

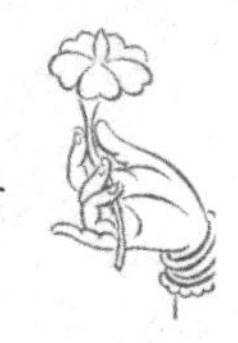

姓名 董[illegible]　性别 女　年令 40　住所

脉诊 [illegible] 咳血未止，[illegible] 大便溏

[illegible]

二 此联随据报销

5剂

图 4-22　肺结核案

案析

1. 病因病机　二诊患者咳血未止，大便溏，考虑仍有太阴中土脾阳亏虚。脾为后天之本，肾为先天之本，脾阳虚伤及少阴肾阳，导致太阴、少阴肺脾肾虚。

2. 论治　培土生金，温固肾元，兼收敛止血。

3. 方药解析　处方一以补中益气汤为底，补益太阴脾肺，培土生金，另加乌梅、山萸肉、煅龙骨、煅牡蛎、三仙炭、五灵脂收敛止血，加肾四味以温固少阴。处方二三七、白及研粉也是起收敛止血之效。

4. 注意　生半夏超量，须患者知情同意。

八、肺结核（三阴阳衰欲脱）

一般资料　梁某，男，14 岁。2006 年 4 月 7 日（图 4–23）。

病史　肺结核，肠结核，结核性腹膜炎，病延 3 个月，住“省儿院”，用利福平、吡嗪酰胺、联苯双酯等西药。

病证　四肢枯瘦，目眶黧黑，面色苍白青惨，不能食，肢厥（重度贫血），脉细数，双颈淋巴肿痛，目珠色青。中阳大伤，久病及肾（3 个月减重 15kg）。

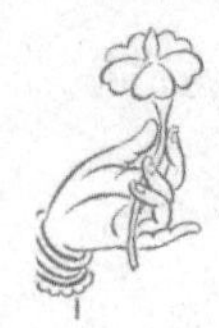

治法 补火生土，金气自旺，治本为要。

处方 制附片 30g，生芪 45g，白术 30g，干姜 30g，茯苓 45g，高丽参 10g（另），五灵脂 10g，炙甘草 45g，油桂 10g（后），乌梅 30g，净萸肉 45g，生姜 10 片，大枣 12 枚，生龙牡各 15g。3 剂。

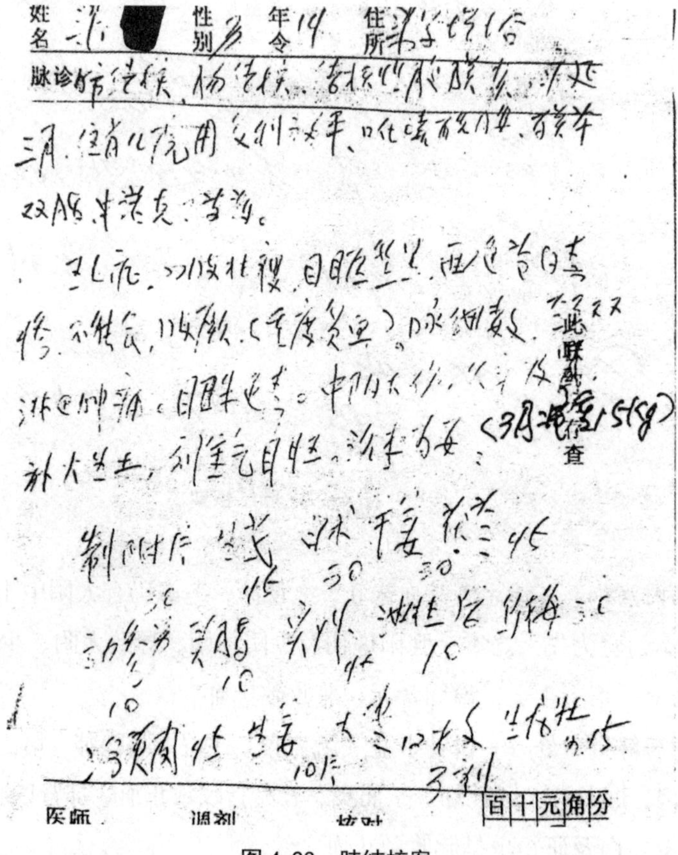

姓名 性别 男 年令 14 住所

脉诊

补火生土，金气自旺，治本为要。

制附片 30 生芪 45 白术 30 干姜 30 茯苓 45

高丽参 10 灵脂 10 炙草 45 油桂 10 乌梅 30

净萸肉 45 生姜 10片 大枣 12枚 生龙牡各 15

3 剂

查

医师 调剂 核对 百 十 元 角 分

图 4-23 肺结核案

案析

1. 病因病机 久病致三阴阳衰欲脱。

2. 论治 温三阴之阳，敛气固脱。

3. 方药解析 四逆、四君子、理中、桂枝甘草、黄芽诸汤温三阴之阳，乌梅、山萸肉、龙牡敛气固脱，已有“大破格”之意。

九、呼吸暂停综合征（三阴阳衰，阴寒痰浊瘀血窃踞阳位）

一般资料 田某，男，61 岁。2007 年 9 月 15 日（图 4-24）。

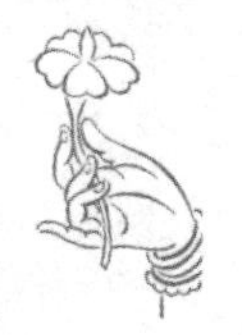

病证　呼吸暂停综合征 10 余年，一度不离呼吸机，胖，口臭，六脉沉紧弦，舌淡胖、齿痕深。断为阴寒痰浊窃踞阳位。投助阳破阴方药 30 剂，鼾已轻微，口臭止，守方。

处方　北芪 500g，生南星 30g，制附片 150g，麻黄 10g，干姜 90g，瓜蒌 45g，薤白 30g，白酒 3 两，生半夏 60g，丹参 120g，辽细辛 45g（后 5 分），生晒参 30g（捣），五灵脂 30g，油桂 30g（后），茯苓 45g，檀香 10g，降香 10g，砂仁 10g，进口沉香 1.5g（冲），炙甘草 120g，生姜 75g。10 剂。

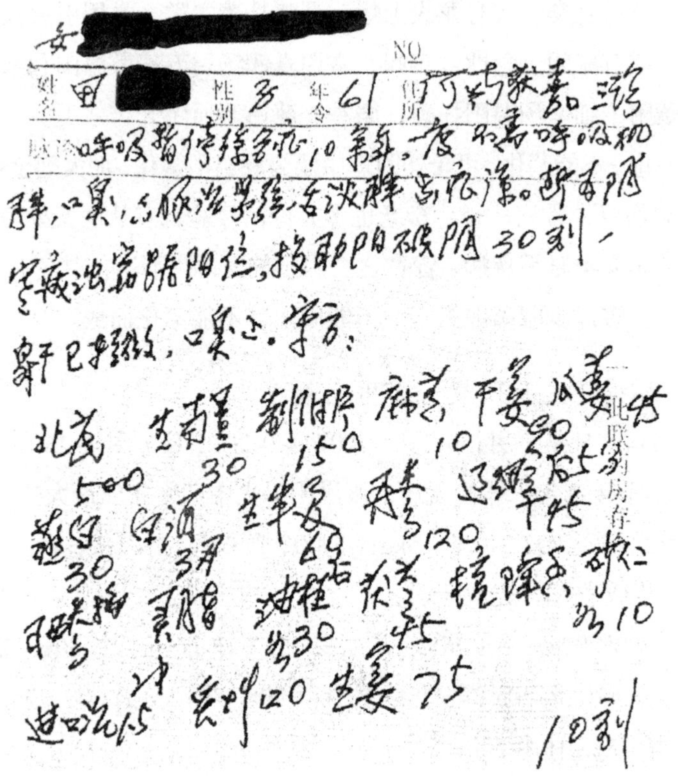
NO
姓名 田　性别 男　年令 61　住所
脉诊 呼吸暂停综合征，10余年，一度不离呼吸机，胖，口臭，六脉沉紧弦，舌淡胖齿痕深。断为阴寒痰浊窃踞阳位，投助阳破阴30剂，鼾已轻微，口臭止。守方：
北芪 500　生南星 30　制附片 150　麻黄 10　干姜 90　瓜蒌 45
薤白 30　白酒 3两　生半夏 60　丹参 120　辽细辛 45 后5
生晒参 30 捣　五灵脂 30　油桂 30 后　茯苓 45　檀、降、砂仁 各10
进口沉 1.5 冲　炙草 120　生姜 75
10剂

图 4-24　呼吸暂停综合征案

案析

1. 病因病机　久病失摄，致三阴阳衰，阴寒痰浊瘀血窃踞阳位。

2. 论治　扶阳益气托透，通阳祛痰宽胸，降气活血。

3. 方药解析　瓜蒌三方、生南星、丹参饮、五灵脂、沉香通阳祛痰宽胸、降气活血，四逆汤、大剂黄芪、人参、麻黄附子细辛汤扶阳益气托透。

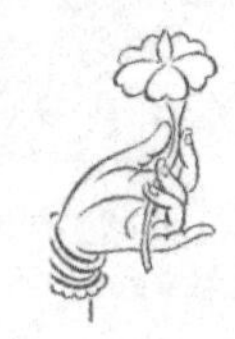

4. 注意　附子、生半夏、细辛量大、有毒、相反，须患者知情同意。

第三节　六经肾系病证医案

肾主二阴，二阴不固，当责之肾气、肾阳不足，不能固涩。遗尿、尿崩、二便失禁、劳淋，皆与之有关。肾结石也与三阴阳气亏虚、不能蒸化、阴寒凝结有关。或有中气下陷，可以合用补中益气汤之类。或有厥阴不敛，可予来复汤、大剂山萸肉、三石之类。或有龙火上燔，耳鸣耳聋之类，常用引火汤、潜阳丹、封髓丹之类。或有尿闭、急性肾衰竭，常用真武汤、五苓散温阳利水，四逆汤、理中汤、麻黄附子细辛汤温阳托透，麝香、葱白等通闭开窍之类。

肾阳亏虚，不能蒸化，可予桂附理中汤为底温阳蒸化，加大剂金钱草通淋排石。

另暴恐伤肾，骨病从肾，李老也多有论治经验，宜从医案处方中细细体悟。

总之，阴寒类肾系疾病，皆责之三阴阳虚，太阴不运，中气下陷，少阴不固，厥阴不敛，但多以少阴阳虚为主，不能固涩，不能蒸化而成。

一、耳鸣（三阴阳衰，龙火上燔）

一般资料　杜某，男，61岁。2007年9月22日（图4-25）。

病证　耳鸣2年，体检无病，服滋阴降火中药半年，最大方一剂43味，耳鸣如昔，反致脘痛厌食，减重15kg，下肢冷痛不休。脉沉细，舌淡胖，色紫而润。夜不成寐。苦寒伤阳，先救药误。

处方　白术90g，干姜90g，高丽参15g（冲），五灵脂30g，制附片45g，龟甲30g（打），砂仁米30g（姜炒），炙甘草90g，生山萸肉60g，三石各30g，生姜50g，生半夏45g，秫米50g。

煮服法　加水6斤（3000mL），文火煮取9两（450mL），于子、午初刻各服一次。10剂。

案析

1. 病因病机　久服滋阴降火方药，损伤人体先后天阳气，致三阴阳衰，龙火上燔。

2. 论治　温阳潜降。

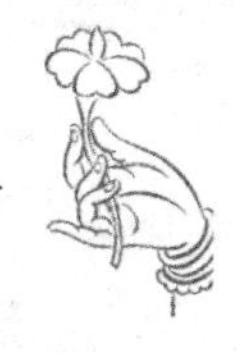

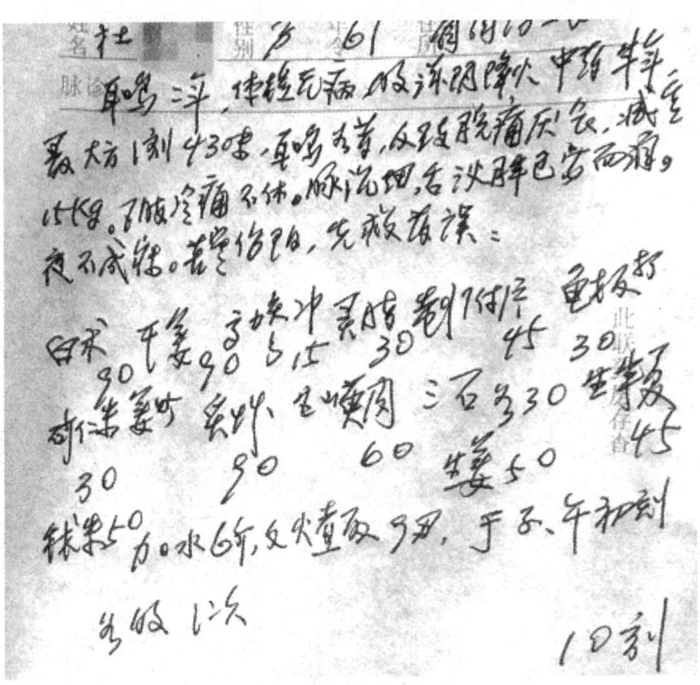

图4-25　耳鸣案

3. 方药解析　四逆汤、理中汤温三阴阳气，潜阳丹、山萸肉、三石潜降阳气。

二、肾不主藏（少阴虚寒，痰浊阻肺）

一般资料　李某，男，62岁。2007年9月20日（图4-26）。

病证　肾不主藏。

处方　麻黄10g，制附片45g，辽细辛45g（后5分），高丽参10g，生半夏45g，干姜30g，五味子30g，肾四味各30g，炙紫冬各15g，壳白果20g（打），生山萸肉60g，生龙牡各30g，活磁石30g，炙甘草60g，生姜45g，大枣12枚，核桃6枚（打，吃）。

煮服法　加水5斤（2500mL），文火煮取9两（450mL），3次分服。30剂。

案析

1. 病因病机　生活失摄，日久少阴虚寒，肾不主藏，痰浊内阻于肺，发而为喘（据方推测）。

2. 论治　温纳少阴，化痰降逆。

3. 方药解析　为破格救心汤、麻黄附子细辛汤、小青龙汤合方，温少阴祛寒邪，姜、辛、夏、味温化寒痰，紫菀、款冬花止咳，肾四味、核桃温补少阴，山萸肉、龙骨、牡蛎、磁石降逆引火归原，生姜、大枣和营卫、调脾胃、助祛邪。

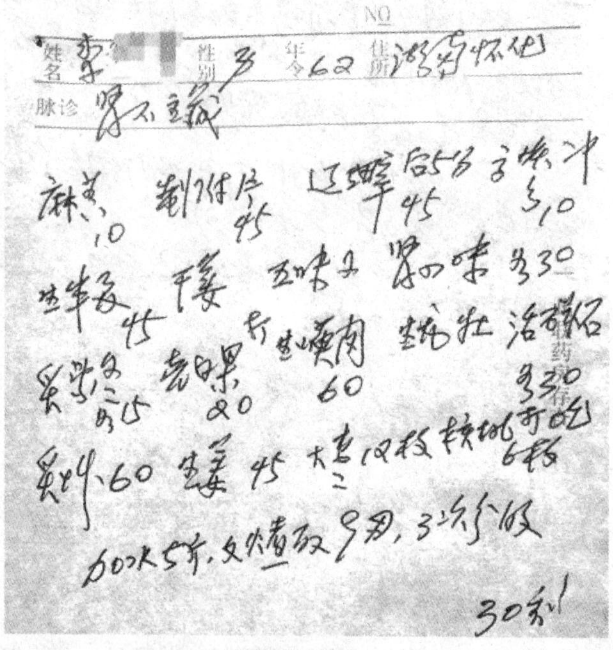

图 4-26　肾不主藏案

三、二阴不固（中气下陷，少阴阳虚不固）

一般资料　杨某，男，24 岁。2007 年 9 月 17 日（图 4-27）。

病证　带状疱疹 6 天，尿滴沥不禁，脱肛久延（于 4 年前锐物刺伤会阴前列腺引发）。

处方　生芪 250g，当归 30g，柴胡 6g，升麻 6g，晒参 30g，炙甘草 30g，制附片 45g，油桂 10g（后 5 分），酸石榴皮 30g。10 剂。

案析

1. 病因病机　带状疱疹，耗伤正气，致中气下陷，少阴阳虚不固，尿滴沥不禁，脱肛，为少阴阳虚不固、中气下陷之象。

2. 论治　温固少阴阳气，补中升提。

3. 方药解析　补中益气汤重用黄芪补中升提，桂、附温少阴之阳以固肾。酸石榴皮收敛固涩。

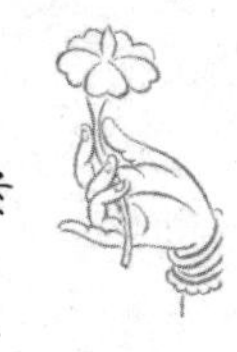

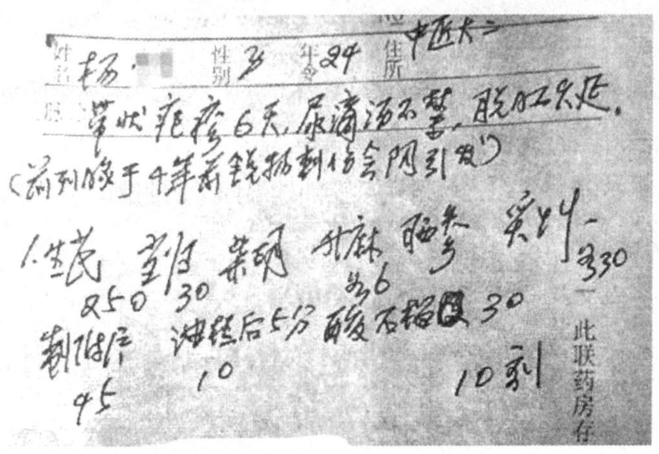
姓名 杨 性别 男 年令 24 住所 中医大

带状疱疹6天，尿滴沥不禁，脱肛不延。

（前列腺于4年前钝物刺伤会阴引发）

1.生芪 250 当归 30 柴胡 升麻 各6 红参 炙草 各30

制附片 45 油桂后5分 10 磁石 30

10剂

此联药房存

图4-27　二阴不固案

四、尿崩（阳衰阴亡，少阴不固，厥阴不敛）

一般资料　耿某，男，66岁。2007年9月15日（图4-28）。

病证　尿崩，10余分钟1次，予引火汤加附子百克，日尿5次。脉仍洪大坚牢。高年见此堪虑。

处方　制附片100g，生山萸肉120g，三石各30g，紫油桂12g（冲），引火汤，炙甘草60g，核桃6枚（打，吃）。

煮服法　加水3000mL，文火煮取450mL，3次分服。6剂。

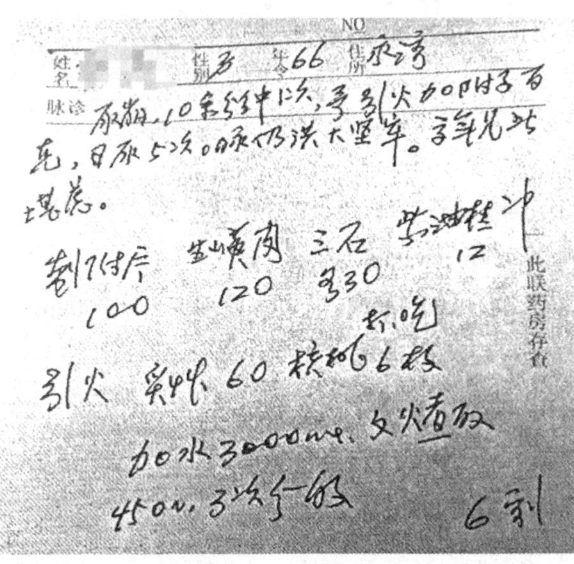
NO

姓名 性别 男 年令 66 住所

脉诊 尿崩，10余分钟1次，予引火加附子百克，日尿5次。脉仍洪大坚牢。高年见此堪虑。

制附片 100 生山萸肉 120 三石 各30 紫油桂 冲 12

引火 炙草 60 核桃 6枚 打吃

加水3000ml 文火煮取 450ml，3次分服

6剂

此联药房存查

图4-28　尿崩案

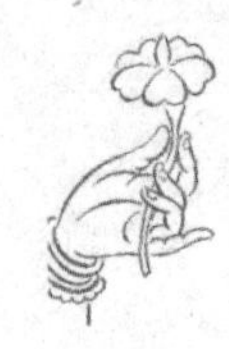

案析

1. 病因病机　久病阳虚致少阴不固，厥阴不敛，阴竭阳脱危象。

2. 论治　温补少阴阴阳，敛降固脱。

3. 方药解析　予引火汤合附片、油桂温固少阴阴阳，合大剂山萸肉、三石潜阳、收敛厥阴。

五、遗尿（少阴阳虚不摄）

一般资料　刘某，女，13岁。2006年6月26日（图4-29）。

病证　小儿遗尿，肾气怯弱，阳失统束。

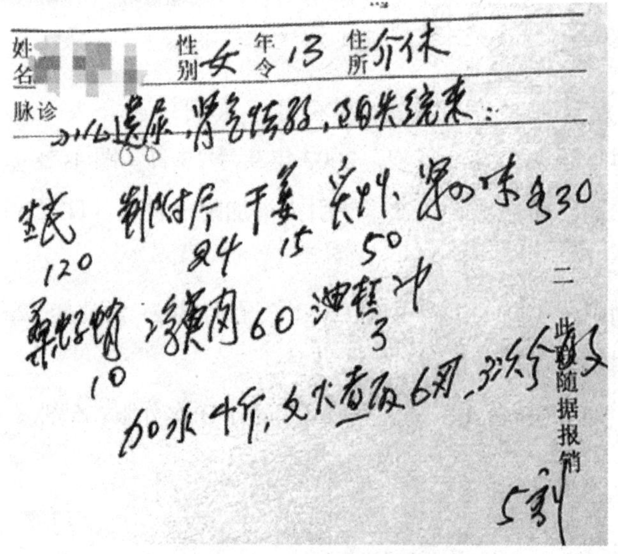

图4-29　遗尿案

处方　生芪120g，制附片24g，干姜15g，炙甘草50g，肾四味各30g，桑螵蛸10g，净山萸肉60g，油桂3g（冲）。

煮服法　加水4斤（2000mL），文火煮取6两（300mL），3次分服。5剂。

案析

1. 病因病机　肾气怯弱，阳失统束。

2. 论治　补中气，温固少阴，收敛厥阴。

3. 方药解析　大剂黄芪补中气，四逆汤、肾四味、桑螵蛸、肉桂温固少阴，山萸肉固涩、收敛厥阴。

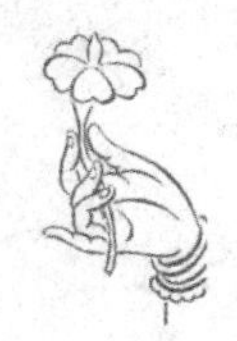

六、劳淋（补中气，保肾气，固封藏）

一般资料　朱某，女，40岁。2006年3月21日（图4-30）。

病证　1999年起多次发生尿急频痛，平均每年2次以上，已历6年。用西药杀菌剂，肝功能损害，出现潜血。此属劳淋。舌光红苔厚。食纳好，二便调。烦劳、气恼、入房必发。拟补中气以升提下陷，保肾气以固封藏。

处方一　生芪30g，当归15g，红参10g（另），白术30g，柴胡6g，升麻6g，黄柏30g，砂仁米20g（姜汁炒），炙甘草10g，枸杞子30g，菟丝子30g，仙灵脾30g，盐补骨脂30g。10剂。

处方二　大黄15g，血琥珀、海金沙、泽泻各10g，大蜈蚣24条。制粉，分作5包，发作时服1包。服法：蛋清2枚调糊，开水送下，即服热黄酒100mL。

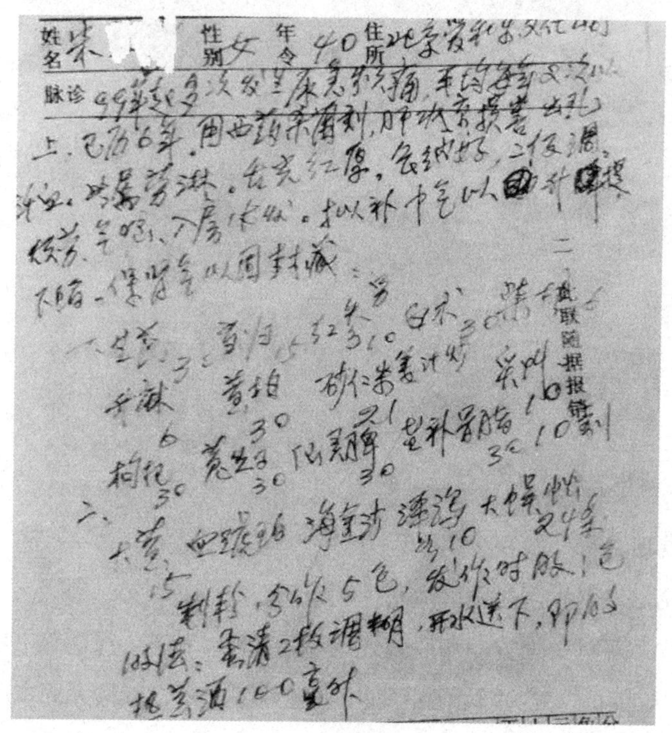
姓名 朱　性别 女　年令 40　住所
脉诊 99年起多次发生尿急频痛……
上，已历6年。用西药杀菌剂，肝功能损害……
此属劳淋。舌光红厚，食纳好，二便调。
烦劳、气恼、入房必发。拟补中气以升提
下陷，保肾气以固封藏
一、生芪30　当归15　红参10（另）　白术30　柴胡6
升麻6　黄柏30　砂仁米（姜汁炒）20　炙甘草10
枸杞30　菟丝30　仙灵脾30　盐补骨脂30　10剂
二、大黄15　血琥珀　海金沙　泽泻各10　大蜈蚣24条
制粉，分作5包，发作时服1包
服法：蛋清2枚调糊，开水送下，即服
热黄酒100毫升

图4-30　劳淋案

案析

1. 病因病机　中气下陷，肾虚不固。淋证迁延已虚，久用杀菌药，为虚虚之势；舌光红苔厚，为中土不运；烦劳、气恼、入房必发提示气虚下陷。

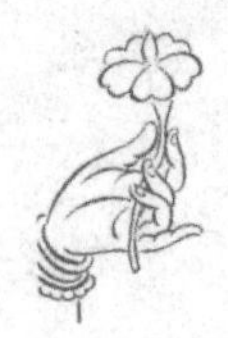

2. 论治　补中气以升提下陷，保肾气以固封藏。

3. 方药解析　处方一用补中益气汤以升提下陷，合肾四味保肾气以固封藏。缓解期用。处方二治标，以通泻之品通淋。发作时用。

七、肾结石（寒积少阴）

处方一　炙甘草 60g，干姜 45g，制天雄 45g（日加 5g，200g 为度），油桂 10g（后 7 分），大叶金钱草 120g，茯苓、泽泻各 45g。1 个半月后，改桂附理中丸（图 4–31）。

处方二　固本散：血琥珀 200g，余 100g。

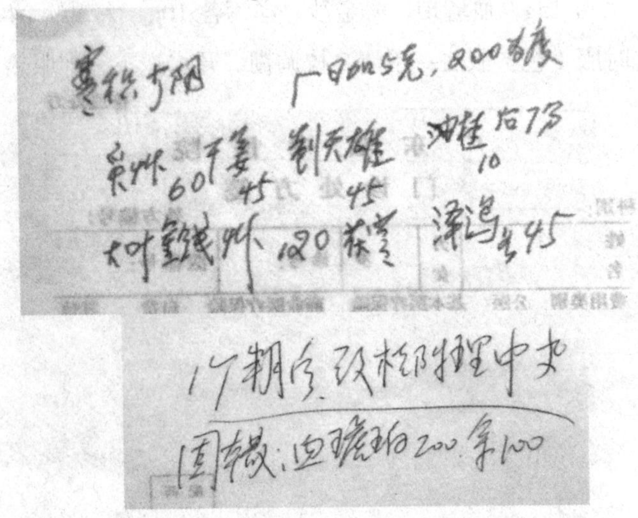

图 4–31　肾结石案

案析

1. 病因病机　寒积少阴。

2. 论治　温少阴之阳以散寒，利尿排石。

3. 方药解析　处方一初以四逆汤温阳散寒，茯苓、泽泻取五苓散之意，合金钱草以利尿排石。处方二予桂附理中丸温三阴之阳，以培元固本散培元固本，加重琥珀以利尿排石。

八、宫颈癌转移（少阴阳衰，水饮泛滥）

一般资料　蒋某，女，67 岁。2007 年 8 月 30 日（图 4–32）。

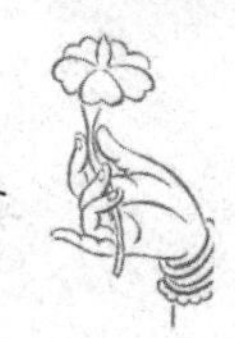

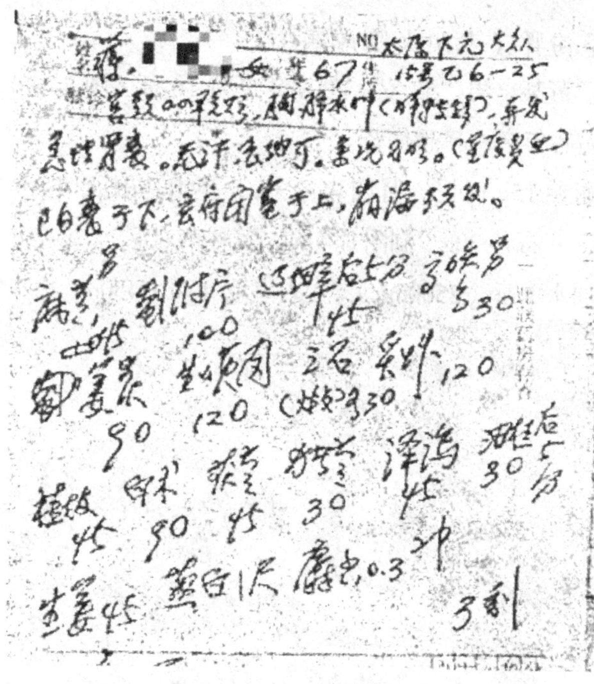

宫颈癌转移，胸肺水肿（肺转移），并发急性肾衰竭。无汗，食纳可。（重度贫血）阳衰于下，玄府闭塞于上，崩漏频发。

麻黄45另 制附片100 辽细辛45后5分 高丽参30另

姜炭90 生萸肉120 三石（煅）各30 炙甘草120

桂枝45 白术90 茯苓45 猪苓30 泽泻45 油桂30后5分

生姜45 葱白1尺 麝香0.3冲 3剂

图4-32 宫颈癌转移案

病证 宫颈癌转移，胸肺水肿（肺转移），并发急性肾衰竭。无汗，食纳可。余况不明。（重度贫血）。阳衰于下，玄府闭塞于上。崩漏频发。

处方 麻黄45g（另），制附片100g，辽细辛45g（后5分），高丽参30g（另），姜炭90g，生萸肉120g，三石（煅）各30g，炙甘草120g，桂枝45g，白术90g，茯苓45g，猪苓30g，泽泻45g，油桂30g（后5分），生姜45g，葱白1尺，麝香0.3g（冲）。3剂。

案析

1. 病因病机 寒邪直中少阴，少阴寒邪内伏，太阳玄府闭塞，太阳腑则无以运化津液，致小便闭，津液不能外出，则停于胸；少阴阳虚，失于固摄，则崩漏。

2. 论治 温散少阴寒邪，温太阳腑利水。

3. 方药解析 四逆汤加五苓散以温阳利水，破格救心汤、苓桂术甘汤、桂枝甘草汤救心肺之阳，其中干姜换作姜炭以止血，加人参以补益元气，加山萸肉以固护元阳，麻黄附子细辛汤、麝香、生姜、葱白扶阳托透，利尿、开太阳以救肾衰竭，起到提壶揭盖的作用。

4. 注意 姜炭多用于阳虚所致的出血性疾病，可代替干姜。

九、暴恐伤肾（少阴太阴虚寒）

一般资料 董某，男，52岁。2007年9月16日（图4-33）。

病证 车祸后年余，暴恐伤肾。

处方 高丽参15g（冲），肾四味各30g，生山药60g，白术90g，干姜90g，生山萸肉120g，三石各30g，制附片45g，炙甘草60g。

煮服法 加水5斤（2500mL），文火煮取9两（450mL），3次分服。10剂。

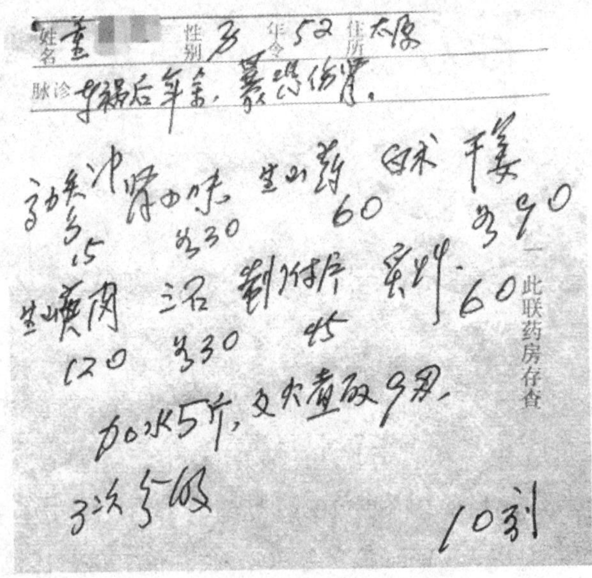
姓名 董 性别 男 年令 52 住所 太原
脉诊 车祸后年余，暴恐伤肾。

高丽参冲 15 肾四味 各30 生山药 60 白术 干姜 各90
生萸肉 120 三石 各30 制附片 45 炙甘草 60
加水5斤，文火煮取9两，
3次分服
10剂

此联药房存查

图4-33 暴恐伤肾案

案析

1. 病因病机 恐则伤肾，暴恐致肾气大伤，少阴、太阴虚寒。

2. 论治 温补少阴、太阴，镇惊安神。

3. 方药解析 破格救心汤为底救三阴之阳气，四逆汤、理中汤温补少阴、太阴，肾四味加强温肾之力，山萸肉纳气，三石镇静潜阳归宅，山药补太阴。

第四节 六经脾胃病证医案

本节包含了胃溃疡、痞满、五更泻、食管疾病等。虽然不够全面，但可知李老治脾胃病之大略。

脾胃涉及太阴、阳明两经，为后天之本，气血生化之源，其功能内涵谓之“胃气”，有胃气则生，无胃气则亡。仲景在《伤寒论》厥阴篇谈到“除中”，李东垣《内外伤辨惑论》曰：“夫元气、谷气、荣气、清气、卫气、生发诸阳上升之气，此六者，皆饮食入胃，谷气上行，胃气之异名，其实一也。”可知胃气是生命之本！

太阴阳虚，脾胃运化升降失常，多因饮食劳倦，或火不生土，或形寒饮冷，致中土不运，或上热下寒交结，致“心下痞”、胃脘痛、腹泻、食不下、痰饮呕吐诸证候。

太阴阳虚，理中汤为底；火不生土，须理中汤加四逆汤。三阴阳虚寒凝，可再加肉桂、吴茱萸之类。有中气下陷，宜合李东垣补中益气汤；有胃肠溃疡出血，可用灶心土、赤石脂、四炭、阿胶、白及粉、三七粉之类；有胃中嘈杂，宜合用佐金丸；有痰饮呕逆，宜合用小半夏加茯苓汤；心下寒热交痞，则可用半夏泻心汤之类。

五更泻，李老除温太阴、少阴之阳，还可利水止泻，还可用麻黄附子细辛汤温阳托透，可见李老思境之宽广。

总之，阴寒类脾胃病或太阴阳明病，总以理中汤、四逆汤或桂附理中汤为底，温三阴之阳气，余则助其运化、升降、摄血等。

一、脾胃病总则

病证　胃气将败，救太阴，保少阴（图4–34）。

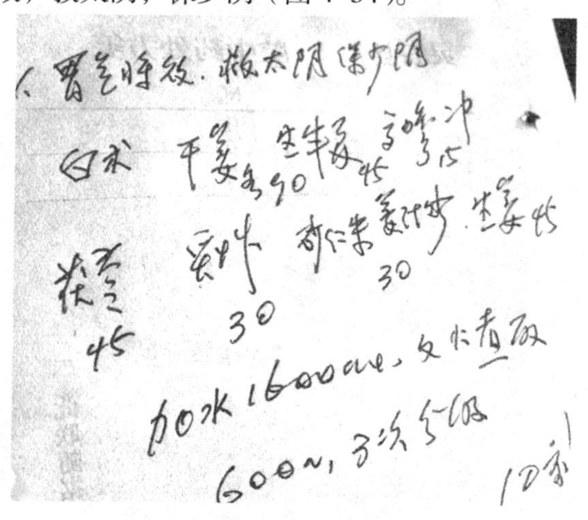
1.胃气将败．救太阴保少阴
白术　干姜90　生半夏45　15
茯苓45　30　30
加水1600ml，文火煮取
600ml，分3次分服
10剂

图4–34　胃气将败案

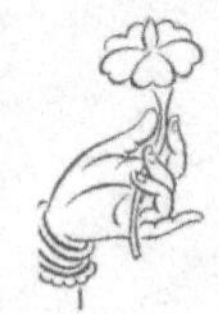

处方　白术、干姜各 90g，生半夏 45g，高丽参 15g（冲），茯苓 45g，炙甘草 30g，砂仁米 30g（姜汁炒），生姜 45g。

煮服法　加水 1600mL，文火煮取 600mL，3 次分服。10 剂。

案析

1. 病因病机　太阴失运。

2. 论治　温运太阴。

3. 方药解析　理中汤和二陈汤加减，以温运脾土，化中浊，补后天以保先天。

二、食管撕裂出血后咽痛（血脱气陷，郁热不解）

一般资料　王某，男，34 岁。2007 年 8 月 30 日（图 4-35）。

病证　醉后剧吐，食管贲门结合处撕裂大出血，历时 1 个月，后遗发热，咽痛，脉反沉，舌淡紫无苔。血脱气陷。

处方　生芪 30g，当归身 15g，高丽参 15g（另），五灵脂 30g，姜炭 30g，乌梅 30g，炙甘草 30g，油桂 3g（米丸吞），柴胡、升麻各 60g，生姜 10 片，大枣 12 枚。3 剂。

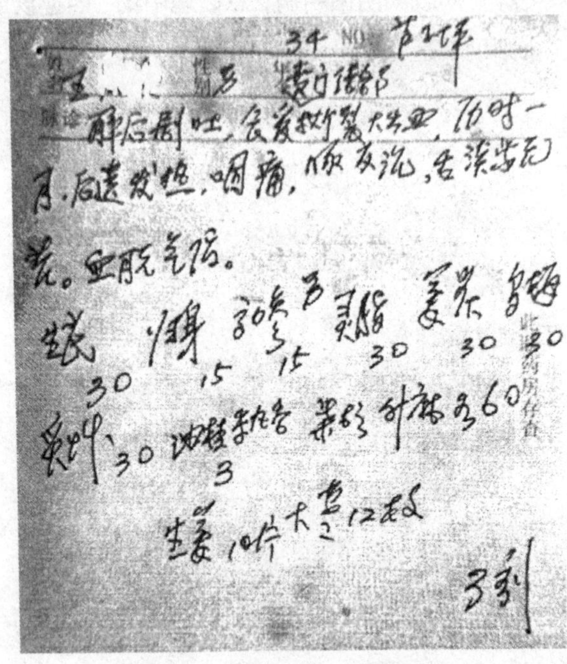
醉后剧吐，食管撕裂大出血，历时一月，后遗发热，咽痛，脉反沉，舌淡紫无苔。血脱气陷。

3剂

图 4-35　食管撕裂出血后咽痛案

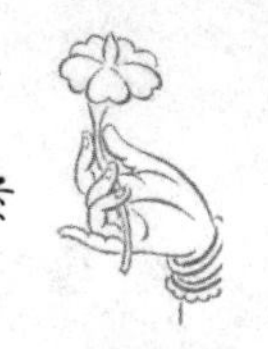

案析

1. 病因病机 醉后剧吐，食管撕裂出血，致太阴不升，中气下陷，郁热不解，证在少阳。

2. 论治 补气生血，酸敛降火止血，疏解郁热。

3. 方药解析 当归补血汤补气生血，高丽参、五灵脂益气化瘀，乌梅、姜炭酸敛止血，小量肉桂引火归原，柴胡、升麻疏解郁热、缓解咽痛。

4. 注意 方中内含“十九畏”，注意让患者知情同意。

三、胃脘痛（太阴、少阴阳虚，痰饮中阻）

病证 胃病 20 年，食少消瘦，当脘、两胁痛，食入嗳腐，烧灼不宁。太阴之伤，渐及少阴。脉沉细，怠懒思卧（图 4–36）。

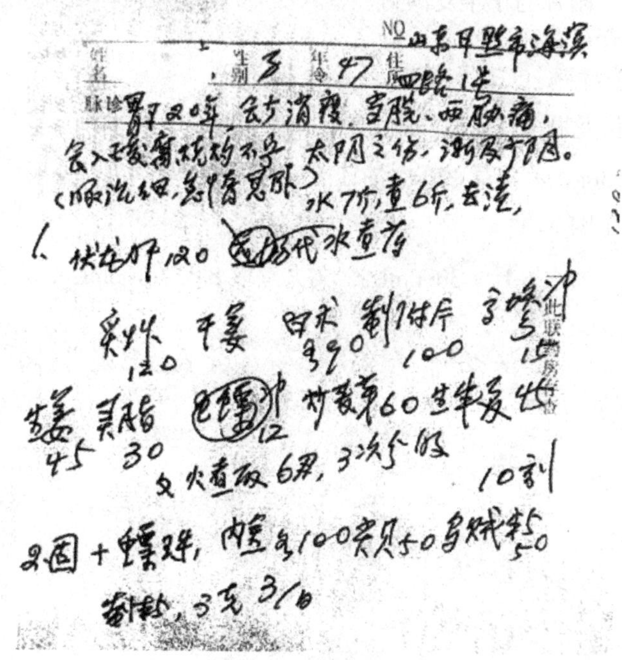

图 4–36 胃脘痛案

处方一 伏龙肝（灶心土）120g，水 7 斤（3500mL），煮 6 斤（3000mL），去渣，代水煮药。炙甘草 120g，干姜 90g，白术 90g，制附片 100g，高丽参 15g（冲），生姜 45g，五灵脂 30g，鱼鳔 12g（研末冲服），炒麦芽 60g，生半夏 45g。

煮服法 文火煮取 6 两（300mL），3 次分服。10 剂。

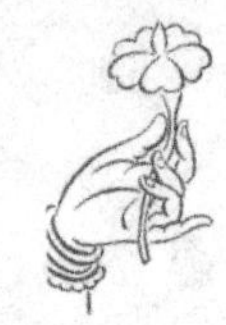

处方二 固本散+鱼鳔珠、鸡内金各 100g，尖贝 50g，乌贼骨粉 50g，制粉，每次 3g，3 次/日。

案析

1. 病因病机 太阴、少阴阳虚，中土失运。胃病反复，病在太阴；食少消瘦，当脘、两胁痛，食入酸腐，烧灼不宁，为脾寒不运表现；脉沉细，倦怠思卧，提示病及少阴。

2. 论治 温少阴、太阴之阳，健运中土。

3. 方药解析 处方一以伏龙肝煮水煎药，以四逆汤、理中汤温少阴、太阴之阳，合小半夏汤、五灵脂化浊辟邪，炒麦芽护胃促纳。处方二以培元固本散合制酸护胃促纳之品制粉，以缓图之，鱼鳔珠修复胃损。

4. 注意 附片与小半夏汤为“十八反”，注意须患者知情同意。

四、胃溃疡（三阴阳虚，寒饮犯胃）

处方 伏龙肝 45g，煅牡蛎 30g，生半夏 50g，白术 90g，干姜 90g，生晒参 30g，五灵脂 30g，炙甘草 120g，油桂 15g（后），云苓 45g，吴茱萸 30g，黄连 15g，制附片 100g（图 4–37）。

煮服法 加水 6 斤（3000mL），文火煮取 8 两（400mL），入参汁，3 次分服。

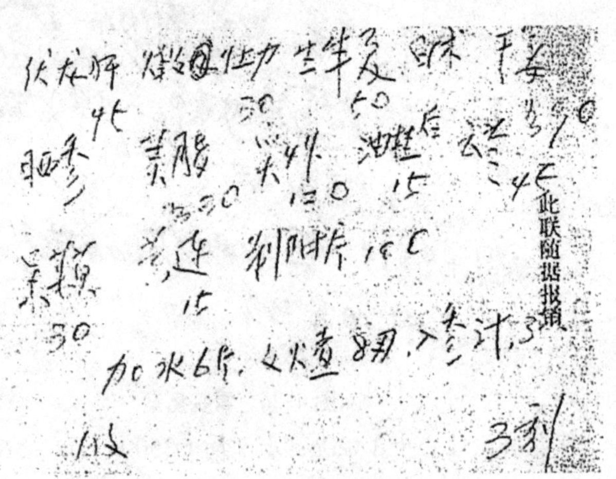

图 4–37 胃溃疡案

案析

1. 病因病机 以方测证，本案当属太阴脾阳不足，痰浊中阻。

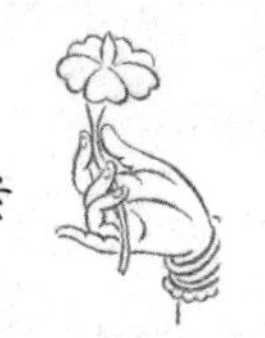

2. 论治　温补脾阳，健运脾土。

3. 方药解析　方以四逆汤、理中汤及桂、姜温三阴之阳，吴茱萸、黄连治寒热嘈杂，伏龙肝、煅牡蛎、半夏、茯苓降逆化饮。

4. 注意　半夏、附子相反，参、灵相畏，须患者知情同意。

五、胃溃疡（三阴阳虚，寒饮犯胃）

一般资料　某男，64岁（图4–38）。

病证　胃溃疡。

处方　煅龙骨30g，煅牡蛎30g，晒参（另）30g，五灵脂30g，生半夏45g，云苓45g，伏龙肝45g，油桂10g（后），炙甘草50g，制附片45g，生姜45g。

煮服法　加水4斤（2000mL），文火煮取1斤（500mL），入参汁，3次分服。3剂。

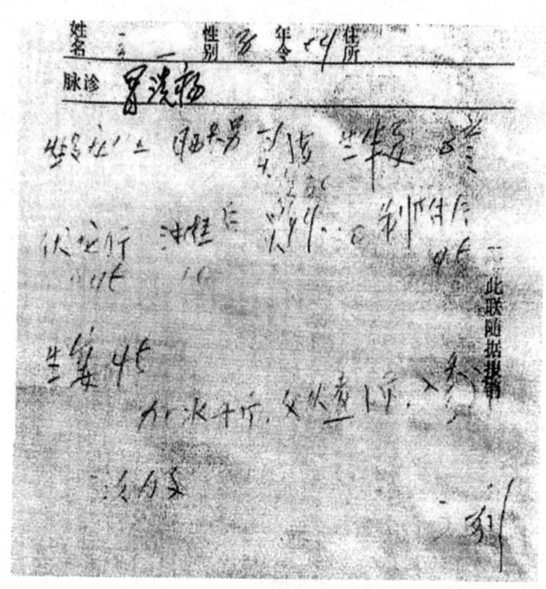

图4–38　胃溃疡案

案析

1. 病因病机　以方测证，当属三阴阳虚，寒饮犯胃。

2. 论治　温阳降逆化饮。

3. 方药解析　桂、附、参温补阳气，小半夏加茯苓汤、伏龙肝、龙骨、牡蛎和胃降逆化饮。

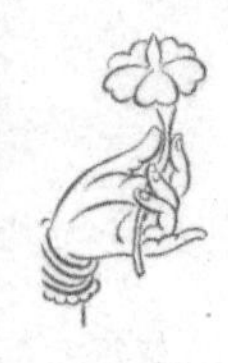

4. 注意　半夏与附子相反，参、灵相畏，须患者知情同意。

六、胃穿孔（三阴阳衰寒凝）

一般资料　刘某。2007年7月3日（图4-39）。

病证　术后，2次胃穿孔，发热缠绵月许，久不收口，成为下次胃修补术难点。且胃壁薄脆，有再次穿孔风险。中西医不能结合，但可互补。从中医角度，判定此久不收口，无疑属于阴疽。外科治阴疽之法，当和阳益气、化腐生肌。若误认为内痈，以抗炎解毒之法，则犯虚虚实实之戒。又见患者发热前寒战啮齿，此象颇佳。确证患者虽久经耗伤，正气尚存，堪与阴邪一战。中医之法，不过帮助患者恢复启动自身修复机制而已。请西医同道停用抗菌消炎方法，以免进一步耗伤人体正气。

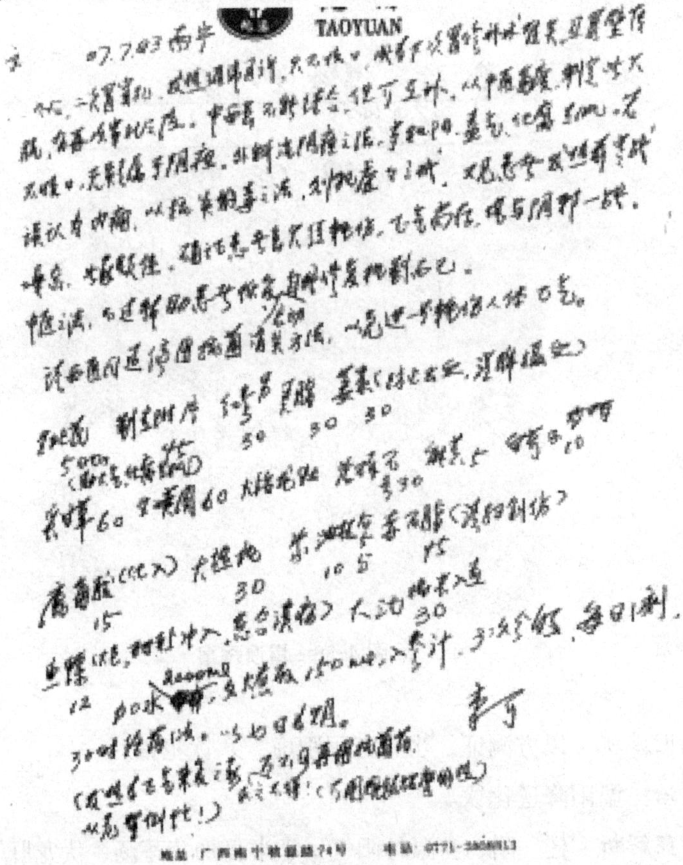

图4-39　胃穿孔案

处方　生北芪 500g（助大气，化腐生肌），制生附片 45g，红参 30g（另），五灵脂 30g，姜炭 30g（防止出血，温脾摄血），炙甘草 60g，生山萸肉 60g，煅龙牡各 30g，活磁石 30g，麻黄 5g，白芥子 10g（炒研），鹿角胶 15g（化入），大熟地 30g，紫油桂 10g（后 5 分），赤石脂 45g（清扫创伤），鱼鳔 12g（炮，研粉冲入，愈合溃疡），大三七 30g（捣末入煎）。

煮服法　加水 2000mL，文火煮取 150mL，入参汁，3 次分服，每日 1 剂。3 小时给药 1 次。以 7 日为期。

注：发热为正气来复之象，求之不得，万不可再用抗菌药，从而帮倒忙。可用推拿按摩解热。

案析

1. 病因病机　久病重症，致三阴阳衰寒凝，有亡脱之兆。

2. 论治　和阳益气，化腐生肌。

3. 方药解析　阳和汤、大剂黄芪生肌和阳，“大破格”扶正固本，大三七、赤石脂、鱼鳔去瘀生新、愈合溃疡。

4. 注意　人参与五灵脂同用，属“十九畏”中的相畏之药，须患者知情同意，且定期复查肝肾功能、血常规、心电图。

七、胃癌术后肠梗阻（阳明虚化）

一般资料　严某。5 月 24 日（图 4–40）。

病证　胃癌术后并发肠梗阻，初用通结有效，出现反复，再用无效。少腹绞痛频作。脉微细，面色萎黄灰暗，已是“承气”禁忌证，元气已伤。太阴累及少阴，阳明虚化即太阴。

处方一　生芪 500g，厚朴 45g（刮去粗皮，姜汁炒），高丽参（另）、五灵脂、生附子各 30g，干姜 45g，赭石 120g，炙甘草 60g，生半夏 130g，生姜 75g，吴茱萸 30g，大枣 25 枚。

煮服法　加水 3500mL，文火煮取 2 小时，去渣，浓缩至 300mL，入参汁，小量多饮。日进 1 剂。

处方二　槟榔、沉香、木香各 10g，磨为浓汁，每次兑入 1mL。

注：阳明虚化，即阳明胃肠实邪并太阴虚寒失运，是“承气”禁忌证。

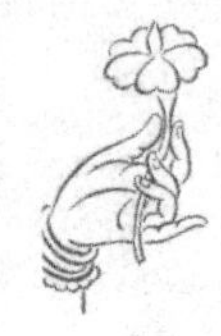

案析

1. 病因病机　阳明虚化。胃癌术后肠梗阻，正气本不足，反复通结，虚虚之作。少腹绞痛频作，脉微细，面色萎黄灰暗，提示阳明虚化，太阴、少阴阳虚。

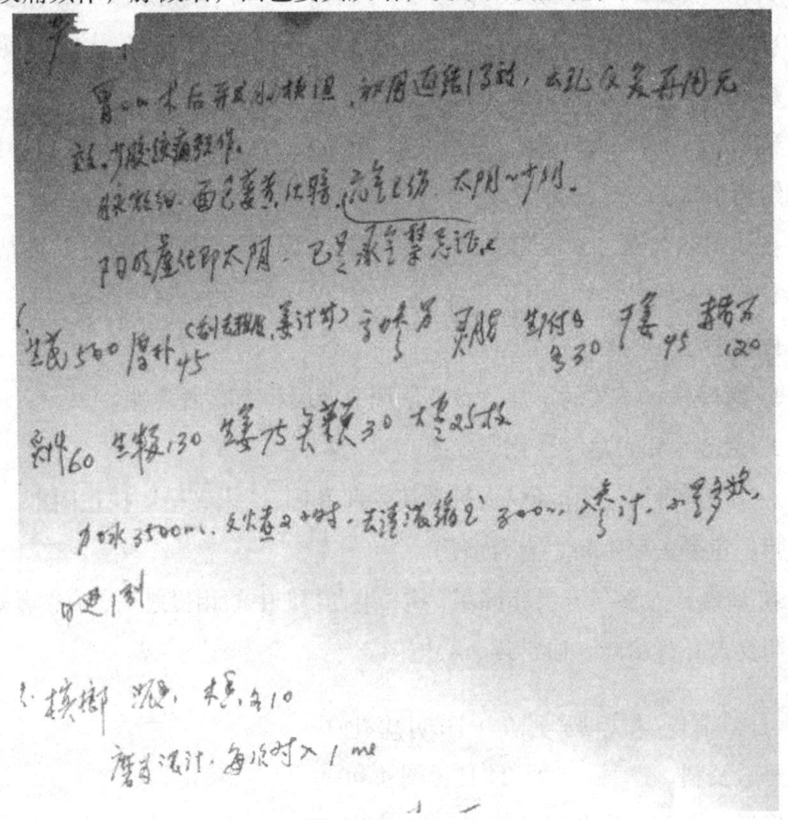

图 4-40　胃癌术后肠梗阻案

2. 论治　温三阴之阳，散寒降逆。

3. 方药解析　处方一以大剂黄芪益气扶正，四逆汤、理中汤（去白术以防滞）、吴茱萸温三阴之阳，运太阴脾土，以五灵脂、赭石、小半夏汤化浊辟中路，以厚朴行气导下。处方二以行气之品磨浓汁以助下浊。

4. 注意　附子、半夏为“十八反”用药，须患者知情同意。

八、胃病（三阴阳衰，两本飘摇）

一般资料　蔡某，87 岁（图 4-41）。

病证　食少，食入胀加，近年迅速消瘦，脉弦大，按之散。高年，顾护元气、

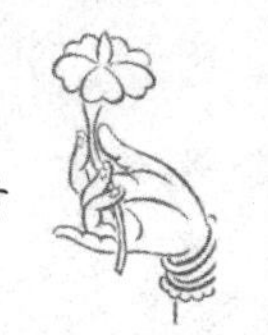

胃气为要。

处方一　白术、干姜、炮附片各23g，高丽参15g（另），砂仁米15g（后7分），炒麦芽60g，炙甘草46g，油桂10g（后7分），生山萸肉45g，三石各15g。

煮服法　加水1500mL，文火煮取150mL，入参汁，3次服。21剂。

处方二　炮附片300g，炮姜、砂仁米、鸡内金、油桂、炙甘草各100g。

煮服法　制粉，每次3g，3次/日，热黄酒调服。

案析

1. 病因病机　三阴阳衰，两本飘摇。高龄，食少，食入胀加，消瘦，脉弦大，按之散，提示正气虚弱，太阴失运为急。

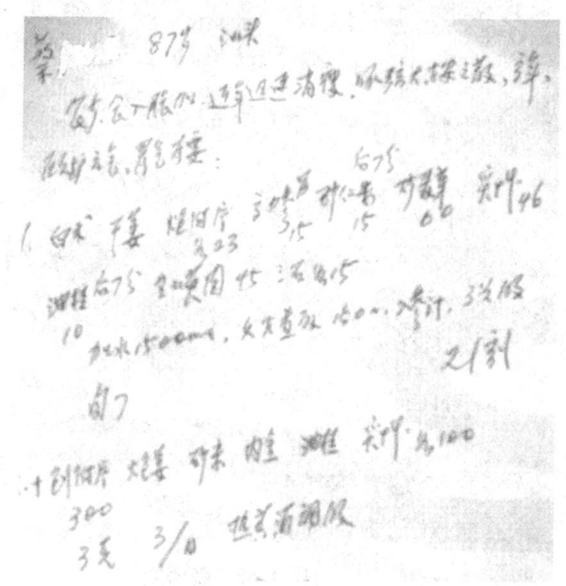

图4-41　胃病案

2. 论治　顾护元气、胃气。

3. 方药解析　处方一以四逆汤、理中汤、桂枝干姜汤温三阴之阳，加砂仁、炒麦芽以温运脾土、顾护胃气，三石、山萸肉以固阳防脱。处方二以温阳运脾之品制粉，缓缓图之。

4. 注意　考虑患者年龄，脾土虚弱，汤剂中药物剂量应小。

九、脘痞（少阴、太阴虚寒，阳明痰饮）

一般资料　霍某，女，56岁。2006年2月16日（图4-42）。

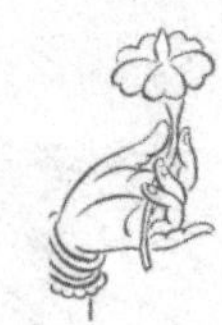

病证 脘痞，唇干裂，舌中裂隙，误作火证，服后喘气不能接续，面色萎黄，声低息微，脉细如丝，近腰困如折，目下有卧蚕，痰壅，心悸不宁。元阳虚惫，阴寒肆虐。

处方 制附片 70g，干姜 60g，仙灵脾（羊油炒）30g，桂枝 30g，砂仁米 20g（姜炒），晒参 20g，炙甘草 45g，生半夏 45g，茯苓 45g，辽细辛 45g，生姜 50g（切）。

煮服法 加水 2000mL，文火煮取 500mL，兑入参汁，3 次分服。3 剂。

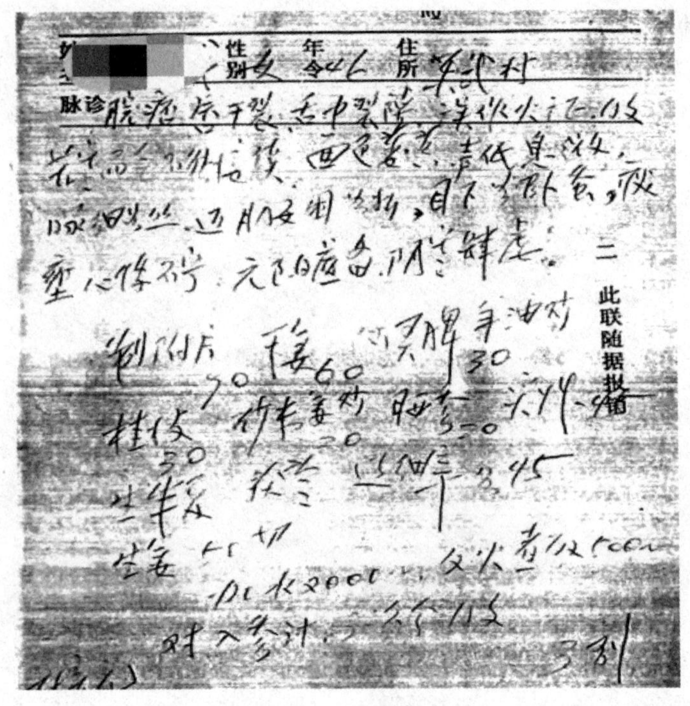

图 4-42 脘痞案

案析

1. 病因病机 少阴元阳虚惫，火不生土，导致太阴虚寒，痰饮内生。少阴、太阴虚寒之体，复受清热之品克伐，致阳不化阴，痰饮内生。

2. 论治 温少阴、太阴之阳，降逆和胃，除痰化饮。

3. 方药解析 大剂四逆汤加人参、桂枝、淫羊藿温补少阴元阳之气，姜炒砂仁纳气归肾，茯苓、半夏、生姜、细辛温阳化饮除痰。

4. 注意 半夏、附子相反，细辛、生半夏有毒，多种药超量，须患者知情同意。

十、心下痞（湿浊不化，寒热交痞）

一般资料　赵某，男，53岁（图4-43）。

病证　心下痞，外感湿化，口臭，寒热错杂。

处方　生半夏50g，干姜30g，黄芩30g，黄连15g，晒参30g（另），炙甘草30g，藿香10g，佩兰10g，生姜45g，公丁香10g，郁金10g。

煮服法　两煎混匀，取浓汁600mL，3次分服。3剂。

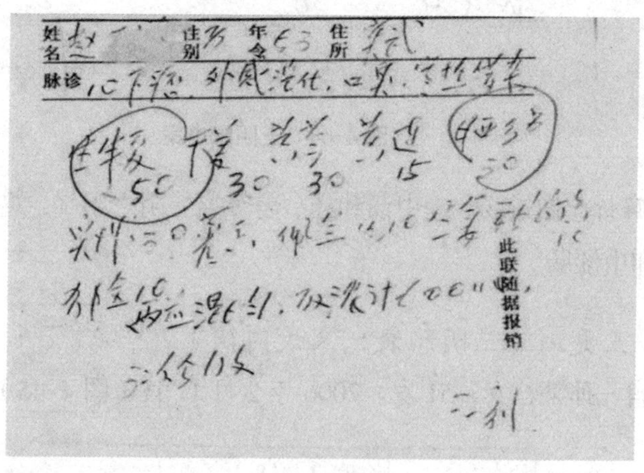

姓名　赵　性别　男　年令　53　住所

脉诊　心下痞，外感湿化，口臭，寒热错杂

此联随据报销

图4-43　心下痞案

案析

1. 病因病机　外感湿化，上热下寒，交结中焦致痞。

2. 论治　清上温下，化湿和中。

3. 方药解析　半夏泻心汤治上热下寒中痞之证，藿香、佩兰祛湿化浊，丁香、郁金温中理气。

4. 注意　生半夏超量，丁香、郁金相畏，须患者知情同意。

十一、三阴阳虚（桂附理中汤）

一般资料　马某，男，37岁。2007年8月30日（图4-44）。

处方　白术90g，干姜90g，高丽参15g（冲），鸡矢藤60g，制附片45g，炙甘草60g，油桂10g（后5分），赤石脂60g。30剂。

案析

1. 病因病机　以方测证，当为三阴阳虚，胃肠溃疡、肝病之类。

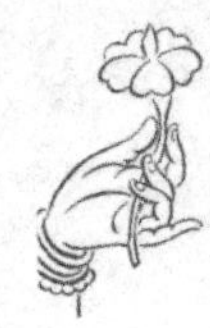

2. 论治　温三阴阳气，化浊涩肠。

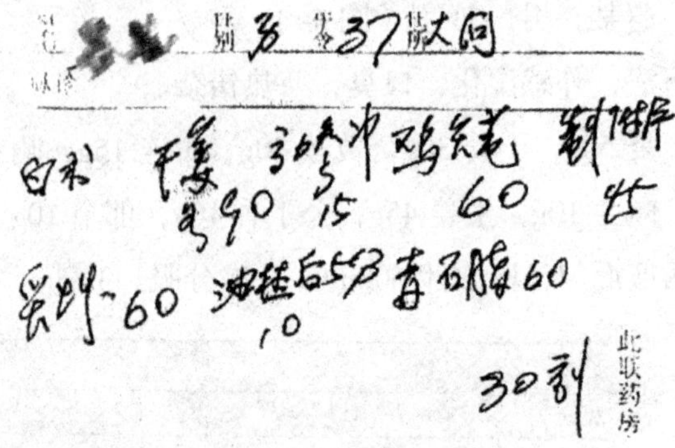

图 4-44　三阴阳虚案

3. 方药解析　四逆汤、理中汤和桂、姜等温三阴之阳气，鸡矢藤化浊毒治肝病，赤石脂和中涩肠。

十二、五更泻（三阴阳衰，寒饮内伏）

一般资料　孙某，女，51 岁。2006 年 2 月 11 日（图 4-45）。

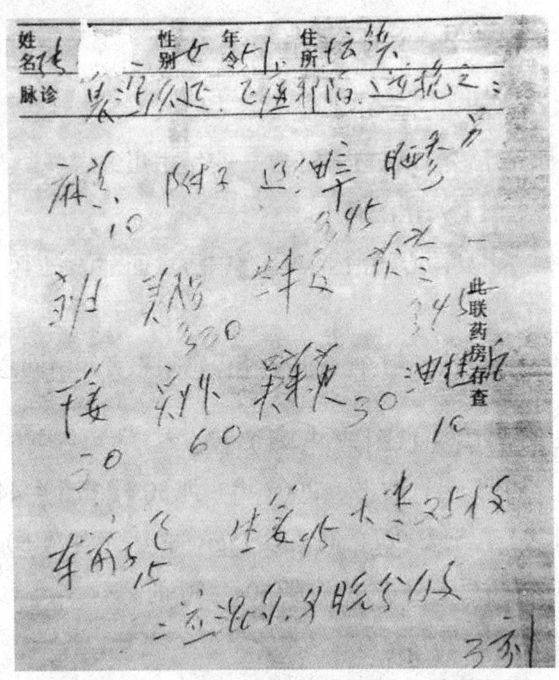

图 4-45　五更泻案

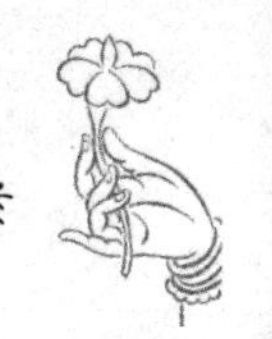

病证　晨泻久延，正虚邪陷，逆挽之。

处方　麻黄 10g，附子、辽细辛各 45g，晒参（另）、当归、五灵脂各 30g，生半夏、茯苓各 45g，干姜 30g，炙甘草 60g，吴茱萸 30g，油桂 10g（后），车前子 15g（包），生姜 45g，大枣 25 枚。

煮服法　二煎混匀，早、晚分服。3 剂。

案析

1. 证候与依据　晨泻根在三阴阳衰，寒饮内伏。

2. 病因病机　久病三阴阳衰，寒饮内伏。

3. 论治　温阳化饮止泻。

4. 方药解析　附、桂、姜、萸温三阴之阳，麻黄附子细辛汤托透伏邪，半夏、茯苓、车前子利水止泻，共奏温阳散寒、化饮止泻之功。

5. 注意　方中内含“十八反”“十九畏”，须患者知情同意。

第五节　六经肝病医案

肝病医案较少，只收集了乙肝、肝硬化等医案内容。中医属于“肝着”“肝积”。病机多为太阴阳虚，中土不运，湿浊留滞，或有胆液外泄，发为黄疸，或有血瘀气滞，或有痰瘀成积，治疗多以桂附理中汤为底，以四逆汤、理中汤温少阴、太阴之阳，丹参饮化瘀行气，大黄䗪虫丸、海藻甘草汤、鳖甲煎丸等缓缓消积化瘀。黄疸则加茵陈、大黄通腑退黄；多加鸡矢藤，专理肝病、解肝毒；有湿浊水饮，则加茯苓、车前子、泽泻利水除湿。

总之，肝病多以生活失摄，感受浊毒，致三阴阳虚，阴寒留滞而发病，日久则血瘀络阻，痰湿成积。治疗总以四逆汤、理中汤、桂枝甘草汤扶阳为主，培元固本散酌情加减调理善后。

一、乙肝、肝硬化（阳虚湿瘀）

一般资料　郭某，男，25 岁。2006 年 6 月 27 日（图 4-46）。

病证　乙肝脾大，服大黄䗪虫丸 80 盒，反生变症。面晦，肢厥，舌胖齿痕、中裂苔腻。

处方一 20 头三七 100g，高丽参 100g，五灵脂 100g。

服法 制粉，每次 5g，2 次/日。

处方二 茵陈 90g，白术 90g，制附片 100g，红参 30g，五灵脂 30g，炙甘草 120g，油桂 10g（后）。

煮服法 加水 6 斤（3000mL），文火煮取 1 斤（500mL），兑入参汁，与其母二人分服（服至处暑止），每日 1 剂。

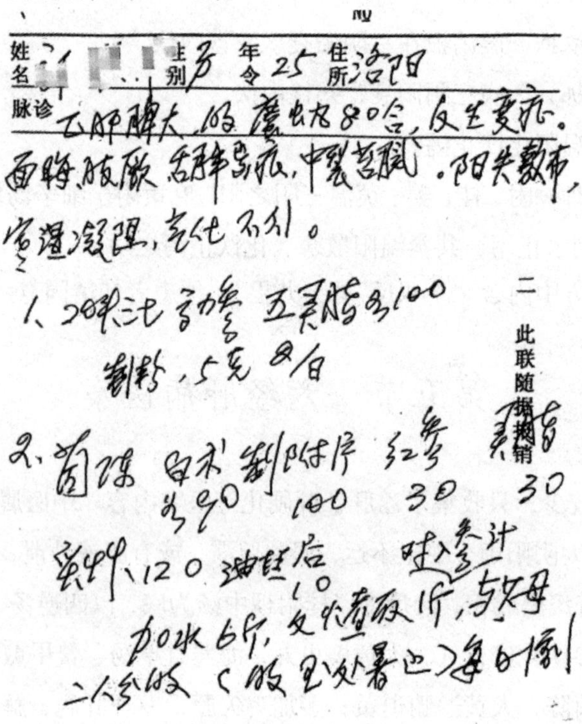

姓名 [illegible] 性别 男 年令 25 住所 洛阳

脉诊 [illegible]

面晦，肢厥，舌胖齿痕，中裂苔腻。阳失敷布，寒湿凝阻，气化不行。

1、20头三七 高丽参 五灵脂各100

制粉，5克 2/日

2、茵陈 白术 制附片 红参 五灵脂

各90 100 30 30

炙草120 油桂后10 兑入参汁

加水6斤，文火煮取1斤，与其母

二人分服（服至处暑止）每日1剂

二 此联随据报销

图 4-46 乙肝、肝硬化案

案析

1. 病因病机 太阴、少阴阳失敷布，寒湿凝阻，气化不行。久服攻药，伤及少阴、太阴之阳，面晦、肢厥、舌胖齿痕、中裂苔腻为太阴、少阴阳气亏虚、寒湿中阻、气化不行之象。

2. 论治 温阳散寒，健运中土，化瘀通络。

3. 方药解析 处方一扶正化瘀。处方二桂附理中汤加减温太阴、少阴之阳气。本案有热化趋向，去干姜防其热化，合茵陈运化湿浊，人参、五灵脂同用，化瘀

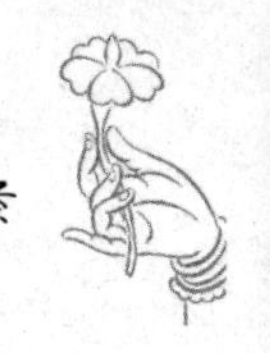

而不伤正气。

4. 注意　红参、五灵脂相畏，须患者知情同意。

二、乙肝（少阳不枢，太阴不运）

一般资料　景某，男，21岁。2007年9月19日（图4–47）。

病证　乙肝16年，近觉右肋、左胸窜痛不休，食纳不香，不渴，脉沉细急。

处方　鸡矢藤60g，柴胡15g，杭芍30g，炒枳实10g，木香10g，砂仁10g，炒麦芽60g，白术30g，丹参120g，檀香、降香各10g。3剂。

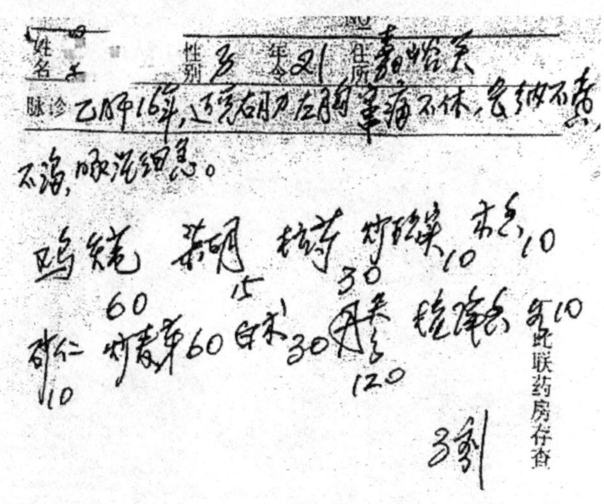

姓名　性别 男　年令 21　住所

脉诊 乙肝16年，近觉右胁左胸窜痛不休，食纳不香，不渴，脉沉细急。

鸡矢藤 60　柴胡 15　杭芍 30　炒枳实 10　木香 10

砂仁 10　炒麦芽 60　白术 30　丹参 120　檀降香 各10

3剂

此联药房存查

图4–47　乙肝案

案析

1. 病因病机　久病乙肝，少阳不枢，太阴不运。

2. 论治　枢转少阳，健运中土，活血止痛。

3. 方药解析　全方以四逆散、丹参饮为底，柴胡枢转少阳，丹参、檀香、降香理气活血止痛，麦芽、白术、木香、砂仁建中和胃，鸡矢藤为治肝毒之专药。

三、乙肝（少阴阳虚不藏，太阴湿浊不化）

一般资料　关某，男，37岁。6月23日（图4–48）。

病证　乙肝“大三阳”7年余，正气渐虚，面色灰暗。食纳好，二便调，晨尿臭，脉沉滑，舌淡紫边尖赤，夜烦热难入寐，脚心热，伸出被外始觉少舒。少阴元阳不藏，从治。

处方一 制附片 100g，干姜 90g，红参 90g（另），五灵脂 90g，炙甘草 120g，生姜 75g（切），生半夏 45g，茯苓 45g，鸡矢藤 60g。

煮服法 加水 6 斤（3000mL），文火煮取 1 斤（500mL），兑入参汁，浓缩至 300mL，日分 3 次服，即日起服至处暑。

处方二 大三七 200g，血琥珀、高丽参、血河车、二杠正头各 100g，平遥黄酒调服。

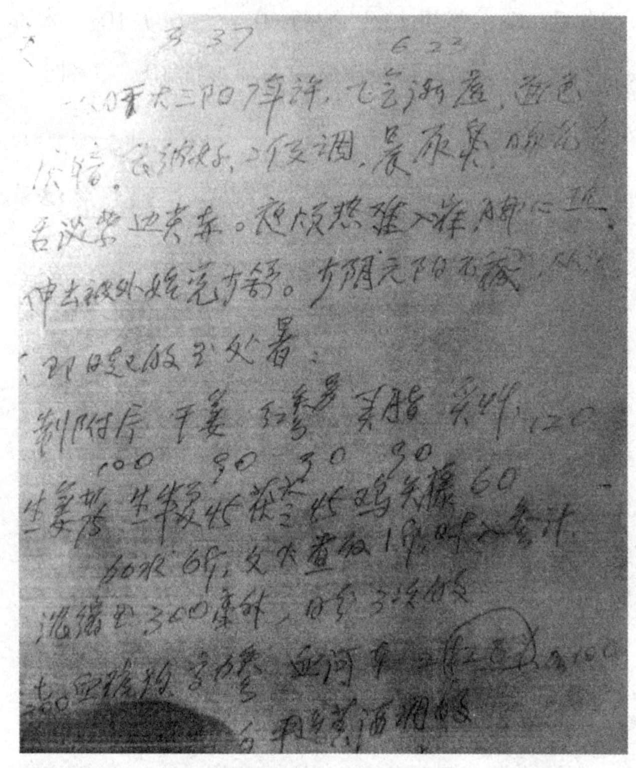

图 4-48 乙肝案

案析

1. 病因病机 少阴阳虚不藏，太阴湿浊不化。面色灰暗、尿臭为浊阴内盛之象，舌淡紫边尖赤、夜烦热难入寐、脚心热为元阳失藏表现。

2. 论治 温阳降逆化浊。

3. 方药解析 处方一以人参四逆汤温阳，小半夏加茯苓汤化湿降逆，鸡矢藤化解肝毒。处方二以培元固本散血肉有情之品扶正固本，活血化瘀。

4. 注意 附片、半夏属“十八反”，人参、五灵脂属“十九畏”，须患者知情同意。

四、乙肝（中气肾气大亏，三阴阳虚，寒湿瘀滞）

一般资料　李某，男，37岁。2006年9月（图4-49）。

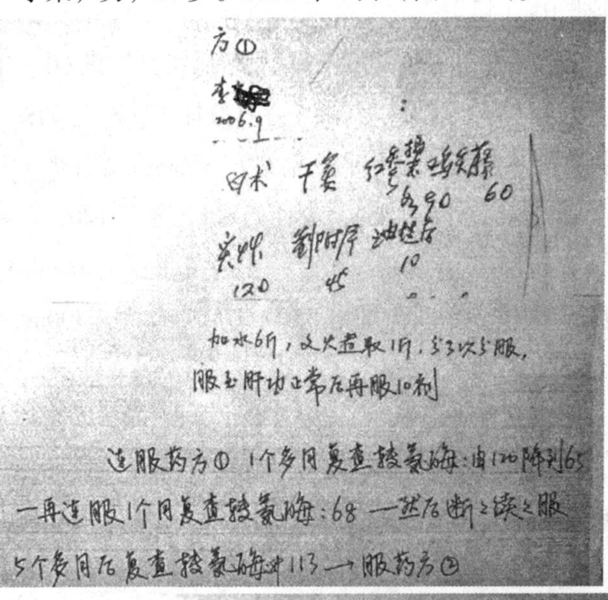

方①

2006.9

白术　干姜　红参　鸡矢藤

90　60

120　45　10

加水6斤，文火煮取1斤，分3次分服，

服至肝功正常后再服10剂

连服药方①　1个多月复查转氨酶：由120降到65

一再连服1个月复查转氨酶：68　一此后断断续续服

5个多月后复查转氨酶升113 —→ 服药方②

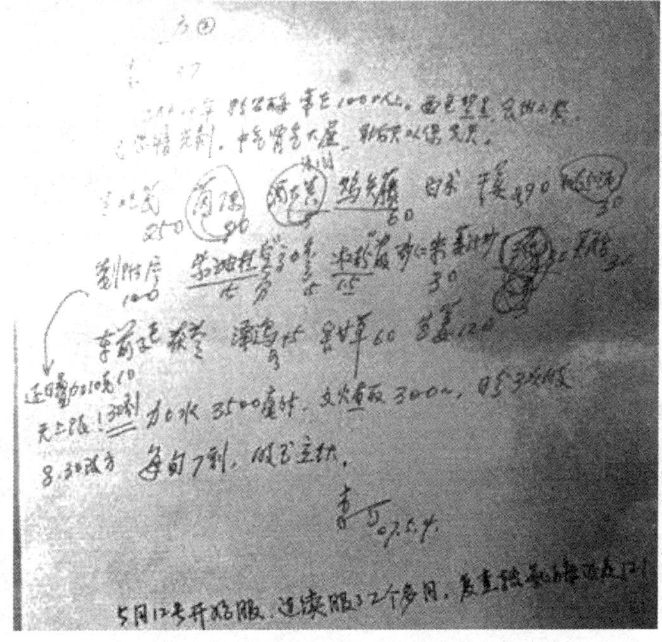

方②

鸡矢藤　白术　干姜

250　60　30

120　30

加水3500毫升，文火煮取300ml，分3次服

5月12号开始服，连续服了2个多月，复查转氨酶

图4-49　乙肝案

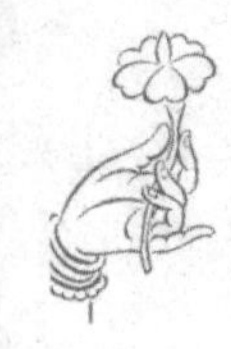

病证 乙肝 10 年，转氨酶常至 100U/L 以上，面色黧黑，食纳不香，舌紫暗光剥。中气肾气大虚，助后天以保先天。

处方一 白术 90g，干姜 90g，红参 90g（捣末），鸡矢藤 60g，炙甘草 120g，制附片 45g，油桂 10g（后）。

处方二 生北芪 250g，茵陈 90g，酒大黄 5g，鸡矢藤 60g，白术 90g，干姜 90g，桃仁 30g，红花 30g，制附片 100g（逐日叠加 10g），紫油桂 15g（后 5 分），高丽参 15g（冲服），二杠粉 1.5g（冲服），砂仁米 30g（姜汁炒），五灵脂 30g，车前子 10g（包），茯苓 45g，泽泻 45g，炙甘草 60g，生姜 120g。

煮服法 前方加水 6 斤（3000mL），文火煮取 1 斤（500mL），日分 3 次服，服至肝功正常后再服 10 剂；后方加水 3500mL，文火煮取 300mL，日分 3 次服，每旬 7 剂，服至立秋。30 剂。

连服前方 1 个多月复查转氨酶：由 120U/L 降到 65U/L，再连服 1 个月复查转氨酶为 68U/L，然后断断续续服 5 个多月后复查转氨酶为 113U/L。5 月 12 日开始服后方，连续服 2 个多月，复查转氨酶为 121U/L。

案析

1. 病因病机 中气肾气大虚，三阴阳虚，寒湿瘀滞。

2. 论治 温三阴阳气，除湿祛瘀。

3. 方药解析 以黄芪、鹿茸、桂附理中汤温三阴之阳，大黄、茵陈疏理肝胆，合鸡矢藤为解肝毒专药，桃红、五灵脂活血通络，五苓散增损温阳化湿利水。

五、乙肝携带转阴方

一般资料 巴某，男，37 岁。2007 年 7 月 8 日（图 4-50）。

处方 五味固本散+灵芝孢子粉 100g，鸡矢藤 100g。

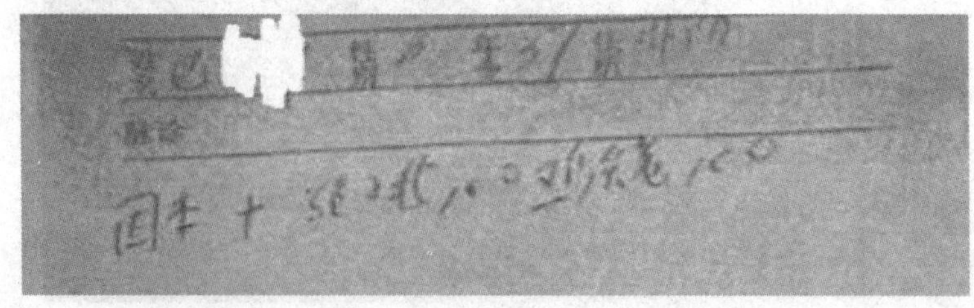

图 4-50 乙肝携带转阴方

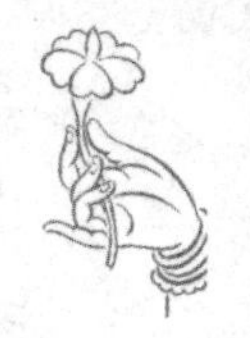

案析

方药解析　五味固本散合灵芝孢子粉扶正固本，改善免疫功能。李老常用鸡矢藤治疗肝病。

六、肝积（肝硬化）（厥阴气滞，太阴痰凝，少阴血瘀）

一般资料　姣某，女，57岁。2006年1月5日（图4-51）。

病证　脾大，牙龈出血，脉沉涩，舌红无苔。

处方　丹参30g，檀香10g，降香10g，砂仁10g，桃仁10g，五灵脂10g，公丁香10g，郁金10g，白芥子10g（炒研），柴胡10g，晒参10g（另），牡蛎30g，漂海藻30g，甘草30g，夏枯草30g，软肝草120g，鸡矢藤60g，生姜10片，大枣12枚。5剂。

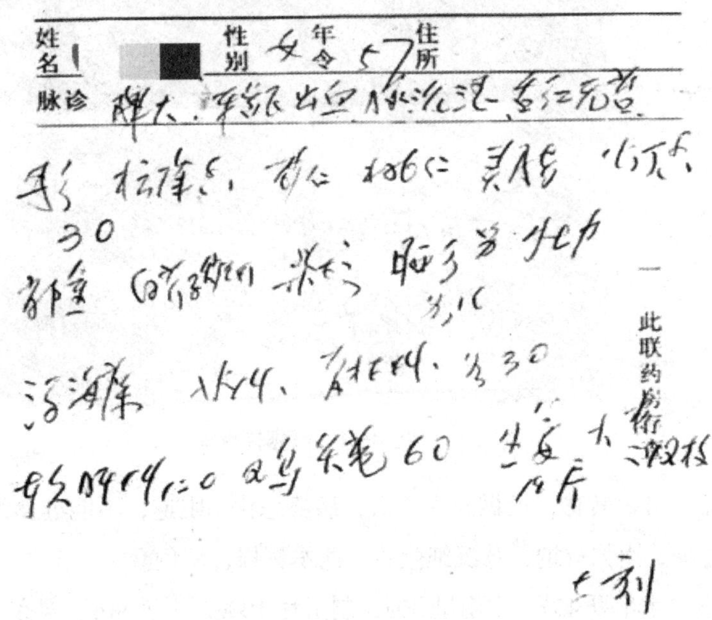

图4-51　肝积案

案析

1. 病因病机　肝气不舒，太阴痰凝，少阴血瘀。

2. 论治　疏肝理气，活血消癥。

3. 方药解析　丹参、檀香、降香、桃仁、五灵脂、郁金活血化瘀，白芥子、

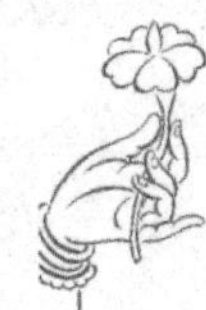

漂海藻、夏枯草、软肝草、鸡矢藤化痰软坚散结，柴胡疏肝理气，气行则津血不凝。

4. 注意　漂海藻、甘草互为反药，须患者知情同意，并注意不良反应。

七、肝癌转移（三阴阳衰寒凝）

一般资料　赵某，男，59岁。2007年9月19日（图5-52）。

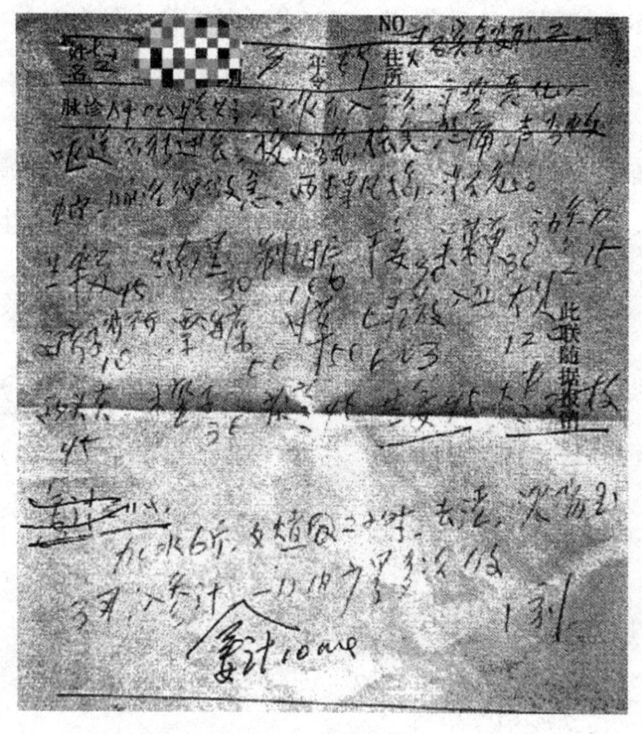

图4-52　肝癌转移案

病证　肝癌转移，已做介入2次，病势恶化，呕逆，不能进食，腹大如瓮，胀气，憋痛，声如蚊蚋，脉沉细微急。两本飘摇，病危。

处方　生半夏45g，生南星30g，制附片100g，干姜90g，吴茱萸30g，高丽参15g（另），白芥子10g（炒研），漂海藻50g，甘草50g，止痉散6～3（入煎），大贝120g，两头尖45g，木鳖子50g，茯苓45g，生姜45g，大枣20枚。

煮服法　加水6斤（3000mL），文火煮2小时，去渣，浓缩至3两（150mL），入参汁、姜汁（10mL），一日少量多次服。1剂。

案析

1. 病因病机　久病致三阴阳衰，寒痰内生，凝聚成块。

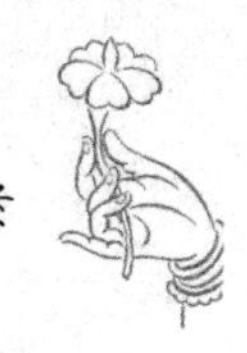

2. 论治　温补少阴元阳，化痰通络。

3. 方药解析　四逆汤加人参温补少阴元阳；吴茱萸汤散肝胃之寒邪，温化寒饮；海藻甘草汤、白芥子、大贝、两头尖、木鳖子消坚散结；小半夏加茯苓汤止呕利水。

4. 注意　方中有超量用药、毒性药、相反用药，宜谨慎并须患者知情同意。

第六节　六经脑病医案

脑为奇恒之腑，脑为髓海，主神明记性技巧，《灵枢·海论》曰："髓海有余，则轻劲多力，自过其度；髓海不足，则脑转耳鸣，胫酸眩冒，目无所见，懈怠安卧。"

大多脑病，关键在于太阴、少阴阳虚，中土失运，代谢产物淤积，痰饮中阻，或水饮、瘀血留滞，清阳不升，清窍失养。治疗以顾护脾胃为第一要义。若有厥阴风木妄动，出现木克土，则但固太阴，本气旺则自不受克；本气伤，则风木无制，土虚木贼。

大多数反复发作的顽固性头痛、头风，多为阳虚伏寒，四逆汤、理中汤、麻黄附子细辛汤为常用之方；四逆汤、理中汤温少阴、太阴之阳，麻黄附子细辛汤扶阳托透伏寒。眩晕多为太阴、少阴阳虚，中土不运，痰饮留滞，清阳不升，苓桂术甘汤、真武汤、五苓散、泽泻汤可用。厥阴寒凝犯胃，厥阴寒饮夹冲气上逆等证，温氏奔豚汤、吴茱萸汤皆有良效。

帕金森病、中风等，李老有专门论述，收集在总论中，供大家参考。脑病，历来的中医辨证都侧重于肝、肾，但李老重在脾、肾。太阴、少阴阳虚为病之本，寒、湿、瘀、风为脑病之标。中晚期主张重用生黄芪。少数病例用马钱子粉，可控制危化，改善瘫痪、肌无力等症。本病的少阴、太阴虚寒至极，若妄用滋水涵木，则反助湿伤阳，实助纣为虐。

脑梗死多为少阴阳虚，风寒外袭，痰瘀痹阻脑脉，脑髓失养坏死而发病，治疗以麻黄附子细辛汤、小续命法增损扶阳托透，当归四逆汤、桃红四物汤、止痉散、地龙、僵蚕、白芥子、黄芪桂枝五物汤祛风散寒，补气活血，化痰通络，皆可加减运用。

目扎多为太阴阳虚或三阴阳虚，土虚木贼。不寐多为三阴阳虚，痰浊中阻，心肾不交，多以桂附理中汤为底，半夏秫米汤化浊和中，交泰丸交通心肾。少阴阴阳两虚为主致龙火上燔，可用李氏引火汤引火归原；阳虚不潜，可用潜阳丹或潜阳封髓丹之类。也可佐用酸枣仁、安魂汤之类治标。

肌萎缩侧索硬化多为三阴阳衰，伏寒久羁不解，重在温三阴之阳气，培元固本，托透伏寒，久久为功。晕厥多为三阴阳衰欲脱，胃气、肾气两本飘摇，当救阳为急，以破格救心汤回阳固脱为首选。

脑病大多反复发作或邪气久羁，或留有后遗，或正气不复，宜培元固本散酌情加减，缓缓久服，以促进恢复，或预防复发。

一、头痛（三阴阳虚寒凝）

一般资料　任某，女，66 岁。2006 年 6 月 25 日（图 4–53）。

病证　左偏头痛甚，脉舌如前。

处方　制附片 100g，干姜 90g，白术 90g，茯苓 45g，川芎 90g，辽细辛 45g，白芷 30g（后），油桂 6g（研冲服），晒参 45g（另），炙甘草 120g，生姜 45g，大枣 12 枚。

煮服法　加水 6 斤（3000mL），文火煮取 1 斤（500mL），3 次分服。3 剂。

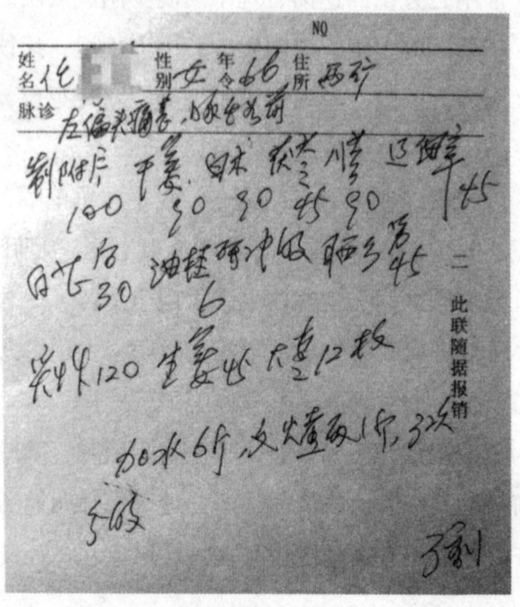
NQ

姓名 任　性别 女　年令 66　住所 西安

脉诊 左偏头痛甚，脉舌如前

制附片 100　干姜 90　白术 90　茯苓 45　川芎 90　辽细辛 45

白芷 30 后　油桂 6 研冲服　晒参 45 另

炙甘草 120　生姜 45　大枣 12 枚

加水 6 斤，文火煮取 1 斤，3 次分服

二 此联随据报销

3 剂

图 4–53　头痛案

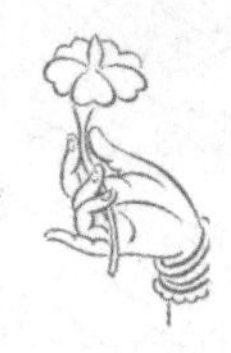

案析

1. 病因病机　三阴阳虚寒凝，瘀阻清窍，不通则痛。

2. 论治　温三阴之阳，散寒托透，化瘀止痛。

3. 方药解析　四逆汤、理中汤、四君子汤加桂、附温三阴之阳气，川芎、细辛、白芷取川芎茶调散之意，散寒通窍止痛。全方扶阳透表，有托透伏寒之意。

二、偏头痛（少阴阳虚伏寒，风寒外袭三阳）

一般资料　康某，女，45岁。2006年3月15日（图4-54）。

病证　右偏头痛，鼻塞，项僵，脉浮紧，舌淡齿痕。

处方　川芎90g，白芷30g，辽细辛45g（后），粉葛根300g，辛夷45g，生姜45g，连须葱白4寸，晒参30g（另），麻黄10g，附子45g。

煮服法　加水5斤（2500mL），文火煮取1斤（500mL），兑入参汁，分3次热服。3剂。

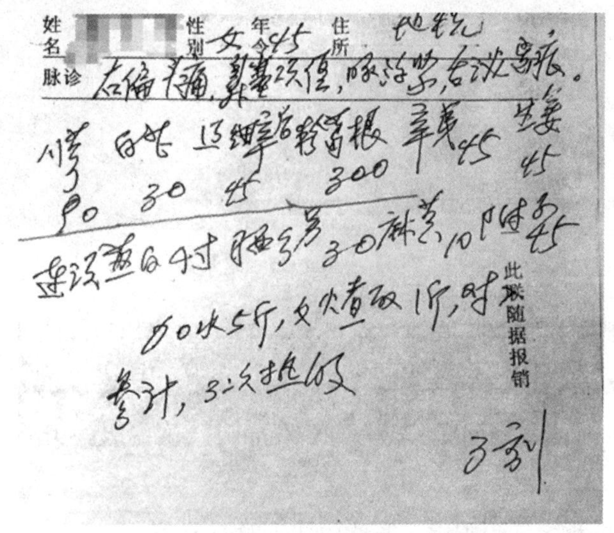

图4-54　偏头痛案

案析

1. 病因病机　少阴阳虚伏寒，风寒外袭三阳。

2. 论治　温阳散寒托透，通窍活血止痛。

3. 方药解析　以麻黄附子细辛汤为底方温阳散寒托透，大剂葛根专理颈项，合川芎、白芷、细辛、辛夷、葱、姜温通活血，散寒止痛。

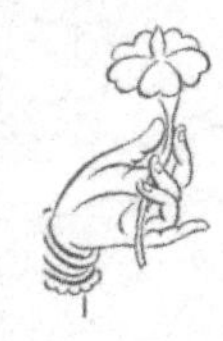

三、眩晕（三阴阳虚，寒饮内伏，时有上逆）

一般资料　燕某，女，62 岁。2006 年 2 月 24 日（图 4-55）。

病证　晕动数十年不愈，足下如踏棉絮，食入作胀，脉迟微。上实缘由下虚，峻补坎阳为要。

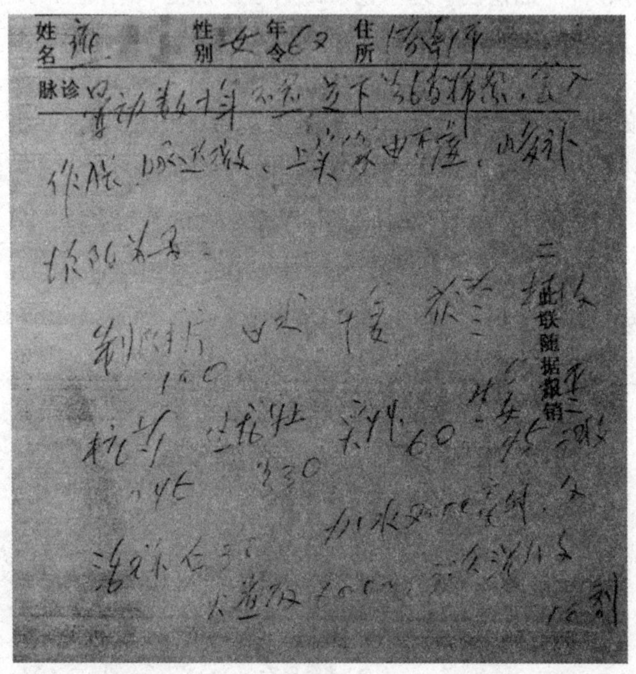

图 4-55　眩晕案

处方　制附片 100g，白术 45g，干姜 45g，茯苓 45g，桂枝 45g，杭芍 45g，生龙牡各 30g，炙甘草 60g，生姜 45g，大枣 20 枚，活磁石 30g。

煮服法　加水 2000mL，文火煮取 600mL，3 次温服。10 剂。

案析

1. 病因病机　三阴阳虚，寒饮内伏，时有上逆。

2. 论治　温三阴之阳，散寒降逆化饮。

3. 方药解析　方以真武汤、苓桂术甘汤为底方温阳化饮，三石降逆镇冲。

四、眩晕（三阴阳虚，寒饮上犯）

一般资料　某男，62 岁。2006 年 2 月 18 日（图 4-56）。

病证　眩晕 5 年，眼干目糊，继则头痛如破，西医诊为葡萄膜炎，目下如卧

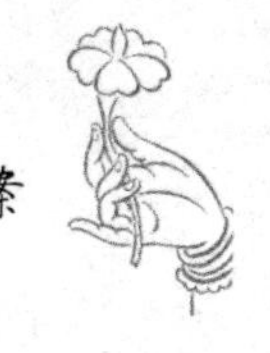

蚕，脉沉弦，舌中微黄。

处方　麻黄 10g，附子 45g，辽细辛 45g（后下），吴茱萸 30g，生晒参 30g（另），炙甘草 30g，白术 45g，茯苓 45g，杭芍 45g，生姜 45g，大枣 25 枚。

煮服法　加水 2000mL，文火煮取 500mL，兑入参汁，3 次分服。3 剂。

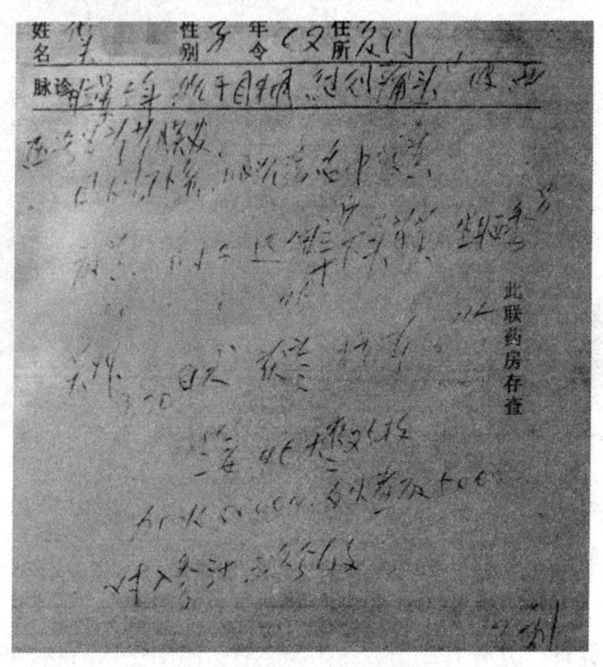

图 4-56　眩晕案

案析

1. 病因病机　三阴阳虚，寒饮上犯。

2. 论治　温阳散寒，通窍止痛。

3. 方药解析　方以真武汤为底温阳化饮，麻黄附子细辛汤扶阳托透，吴茱萸汤破厥阴之寒凝。

五、眩晕（太阴、少阴阳虚，寒饮上犯）

一般资料　郭某，女，52 岁。2006 年 6 月 25 日（图 4-57）。

病证　面色萎黄渐变灰暗，脉微细，但欲寐，眩晕半年。治在两本，补火生土以消阴邪。

处方　制附片 100g，党参 90g，白术 90g，干姜 90g，茯苓 45g，炙甘草 120g，

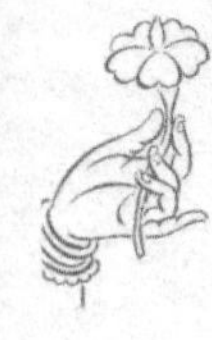

生姜 45g，泽泻 50g。

煮服法 加水 6 斤（3000mL），文火煮取 1 斤（500mL），3 次分服。3 剂。

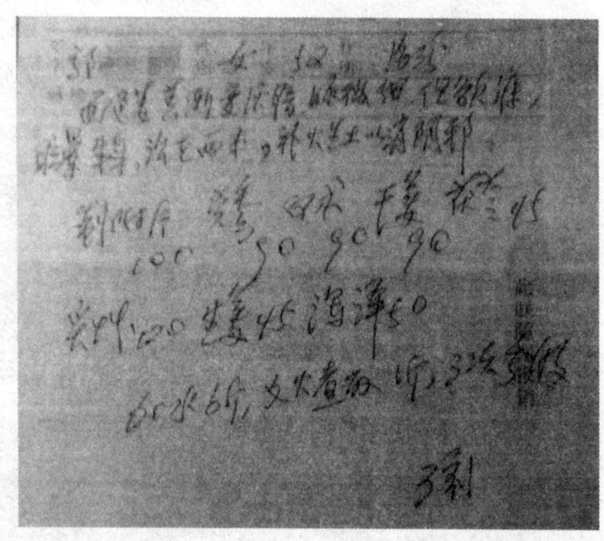

图 4-57 眩晕案

案析

1. 病因病机 太阴、少阴阳虚，寒饮上犯。

2. 论治 温补太阴、少阴阳气，温化寒饮。

3. 方药解析 方有真武汤、泽泻汤之意，温阳化饮治眩，四逆汤、理中汤温补太阴、少阴阳气。

六、眩晕（三阴阳虚，水饮上泛）

一般资料 李某，女，47 岁（图 4-58）。

病证 2001 年患眩晕，因劳倦内伤，太阴不运，痰饮内生，不久绝经，心悸动，烦躁耳鸣，劳乏即作，经 7 年不愈。脉微细。服附子颗粒冲剂有小效。予真武汤中剂，镇阴水上泛。

处方一 白术、干姜、云茯苓、杭芍、炮附片各 45g，生姜 45g，生晒参（另）、吴茱萸、炙甘草各 30g，大枣 25 枚。10 剂。

处方二 白术 45g，泽泻 90g，吴茱萸 30g，生晒参 30g（另），三石各 30g，生半夏、云苓各 45g，炙甘草 60g，炮附片 45g，干姜 45g，生姜 45g，油桂 10g（后 7 分）。每旬 7 剂，共 21 剂。

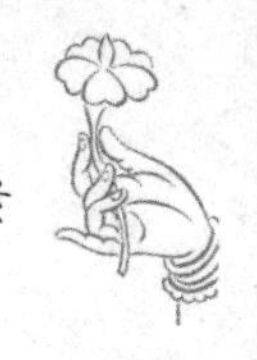

处方三 固本散小量，长服3个月。

中国广州市天河区珠江新城兴安路3号,邮编:510623
3 Xing An Road, Pearl River New City Tianhe District, Guangzhou 510623, China

图4-58 眩晕案

案析

1. 病因病机 因劳倦内伤，太阴、少阴阳虚不运，寒饮内生，上犯清窍。

2. 论治 温阳化饮，降逆止呕。

3. 方药解析 处方一为真武汤、理中汤、四逆汤、吴茱萸汤合方，扶三阴之阳，镇阴水上泛，直攻病本。处方二为泽泻汤、苓桂术甘汤、吴茱萸汤、小半夏加茯苓汤、四逆汤、理中汤、四君子汤合方。诸方合用，温阳化饮，降逆止呕，则眩晕自解。处方三固本善后。

4. 注意 处方二涉及“十八反”，须患者知情同意。吴茱萸宜先煎5分钟，去水，再入诸药同煎。

七、头晕蒙如裹（少阴阳虚，寒湿内伏）

一般资料 王某，女，62岁。2007年8月30日（图4-59）。

病证 晕数十年，如裹如蒙，面色萎黄，臂有老年斑，脉沉细弦，舌胖淡紫、无苔而润。

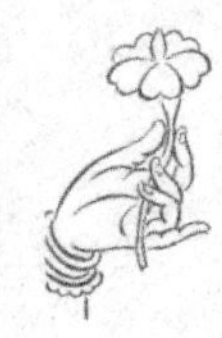

处方 麻黄 10g，制附片 45g，辽细辛 45g（后 5 分），生北芪 250g，当归 30g，晒参 30g（捣），粉葛根 90g，羌活 15g，白芷 30g（后 5 分），川芎 90g，止痉散 3～3，二杠 1.5g（冲），生姜 45g，葱白 4 寸。

煮服法 加水 2500mL，文火煮取 450mL，3 次分服。10 剂。

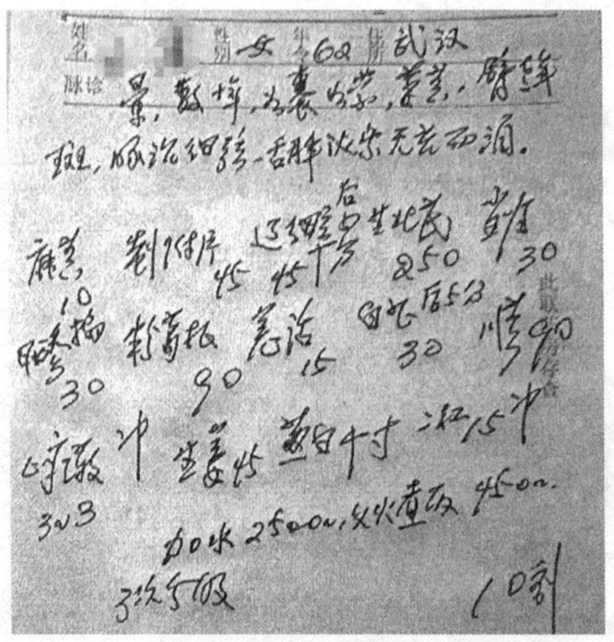

图 4-59 头晕蒙如裹案

案析

1. 病因病机 少阴阳虚，寒湿内伏。

2. 论治 温阳透邪，散寒胜湿，通络止痛。

3. 方药解析 麻黄附子细辛汤温阳透邪，大剂参、芪、归、鹿茸填精扶阳益气，川芎、白芷、羌活合止痉散搜风通络，散寒止痛。

八、厥阴目扎（阳虚厥阴风动）

一般资料 燕某，女，8 岁（图 4-60）。

病证 目扎，厌食，消瘦萎黄。木强侮土，但扶其正。

处方 白术、干姜、党参各 45g，炙甘草 90g，制附片 24g，油桂 3g（后）。

煮服法 加水 2000mL，文火煮取 150mL，兑入红糖 1 匙，3 次分服。共 10 剂。

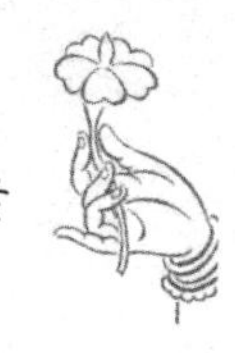

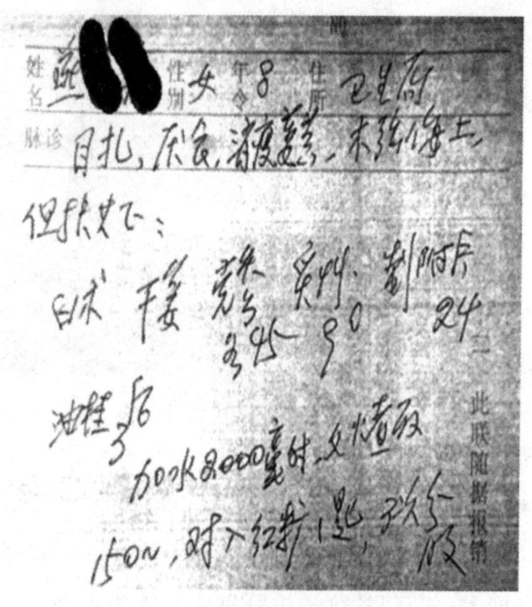

图 4-60　厥阴目扎案

案析

1. 病因病机　厥阴阳虚风动。

2. 论治　扶阳定风。

3. 方药解析　桂附理中汤为扶阳之通剂，五脏之阳虚皆可用，且李老特别强调三阴统于太阴，桂枝甘草汤补心阳，甘草干姜汤补肺阳，理中汤补脾阳，四逆汤补肾阳，桂枝干姜汤补肝阳，故桂附理中汤可补五脏之阳气，可作为一切扶阳之基础方。本方炙甘草最重，意在补中土，缓药性，稳中求进。

4. 注意　附子超量，须患者知情同意。

九、目扎（土虚木贼，太阴阳虚，厥阴风动）

一般资料　某男，4岁。2005年12月17日（图4-61）。

病证　目扎，土虚木贼，扶土抑木。

处方　生半夏30g，干姜、五味子、细辛、晒参（打）、油桂、炙甘草各10g，杭芍、云苓各30g，生姜30g。3剂。

案析

1. 病因病机　土虚木贼。目周肌肉属脾土所主，目扎为风木妄动之象，属太阴阳虚，厥阴风动。

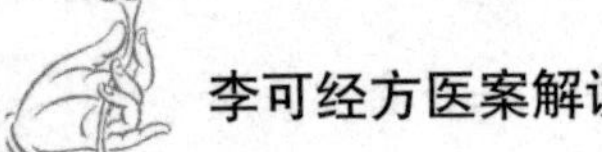

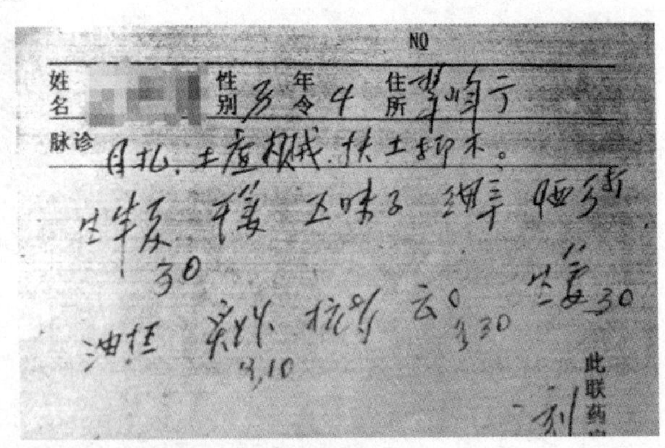

NQ

姓名　　性别 男　年令 4　住所

脉诊 目扎，土虚木贼，扶土抑木。

此联药房

图 4-61　目扎案

2. 论治　扶土抑木。

3. 方药解析　方以人参、肉桂、白芍、炙甘草、生姜，白芍是肉桂 3 倍，取小建中汤之意，建中温阳，土旺则木不能贼；半夏、五味子、细辛、干姜、茯苓温肺化饮，佐金抑木；芍药甘草汤柔肝息风，缓急止痉。

4. 注意　幼儿岁弱，药量当轻。

十、耳聋（土虚木贼，太阴不升）

一般资料　任某，女，59 岁。2005 年 12 月 24 日（图 4-62）。

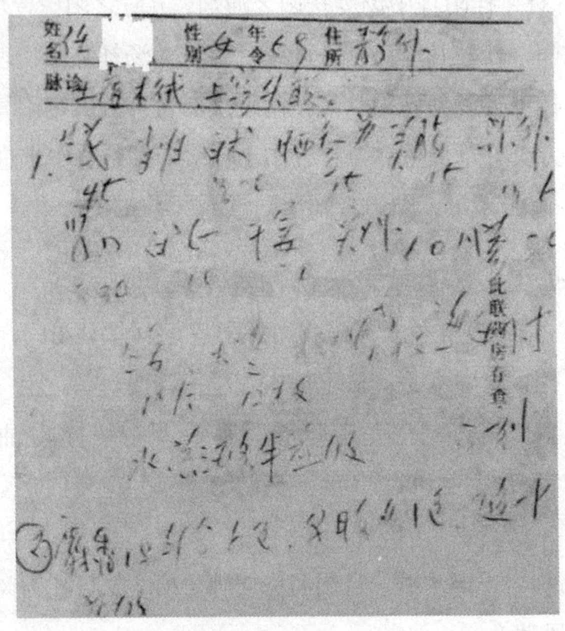

姓名 任　性别 女　年令 59　住所

脉诊 土虚木贼，上窍失聪。

此联药房存查

图 4-62　耳聋案

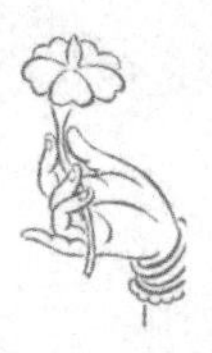

病证　土虚木贼，上窍失聪。

处方一　生芪45g，当归、白术各30g，生晒参15g（另），五灵脂15g，柴胡6g，升麻6g，肾四味各30g，白芷10g，干姜30g，炙甘草60g，川芎30g，生姜15片，大枣12枚，核桃6枚（打碎），葱白4寸。

煮服法　水、黄酒各半煎服，5剂。

处方二　麝香1g，匀分6包，早、晚各1包，冲服。

案析

1. 病因病机　太阴土虚木贼，清阳不升，耳窍失养。

2. 论治　补中气，升清阳，益肾气。

3. 方药解析　补中益气汤益气升清，理中汤温运中土，肾四味、核桃补肾，麝香、黄酒、葱白温通开窍。

十一、脑梗死（少阴阳虚，风寒外袭，痰瘀痹阻）

一般资料　某男，52岁。2006年2月4日（图4-63）。

病证　脑梗3年，四肢酸懒，左手指麻木，脉濡细，舌淡胖润。由冬季骑摩托车引发中风，迄今玄府闭塞，大气不运。小续命汤法增损。

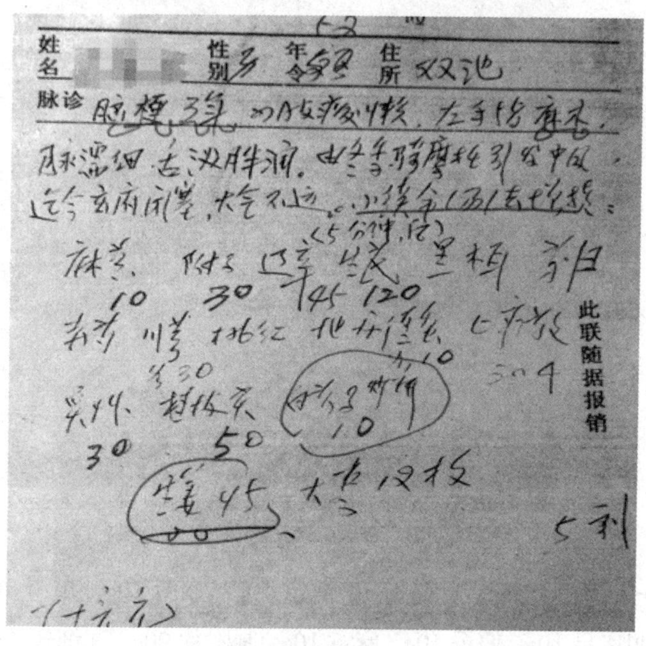
姓名　性别 男　年龄　住所 双池
脉诊 脑梗3年 四肢酸懒，左手指麻木，
脉濡细，舌淡胖润。由冬季骑摩托引发中风，
迄今玄府闭塞，大气不运。小续命汤法增损：
此联随据报销
5剂

图4-63　脑梗死案

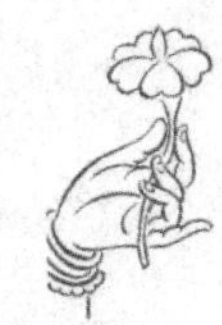

处方　麻黄 10g，附子 30g，辽细辛 45g（后 5 分），生芪 120g，黑木耳、当归、赤芍、川芎各 30g，桃仁、红花、地龙、僵蚕各 10g，止痉散 3～4，炙甘草 30g，桂枝尖 50g，白芥子 10g（炒研），生姜 45g，大枣 12 枚。5 剂。

案析

1. 病因病机　少阴阳虚，风寒外袭，痰瘀痹阻。

2. 论治　温阳散寒，补气活血，化痰通络。

3. 方药解析　麻黄附子细辛汤、小续命汤法增损扶阳托透；当归四逆汤、桃红四物汤、止痉散、地龙、僵蚕、白芥子、黄芪桂枝五物汤祛风散寒，补气活血，化痰通络。

十二、中风（少阴、太阴阳虚，厥阴风动，血瘀痰阻）

一般资料　王某，39 岁。2006 年 6 月 26 日（图 4-64）。

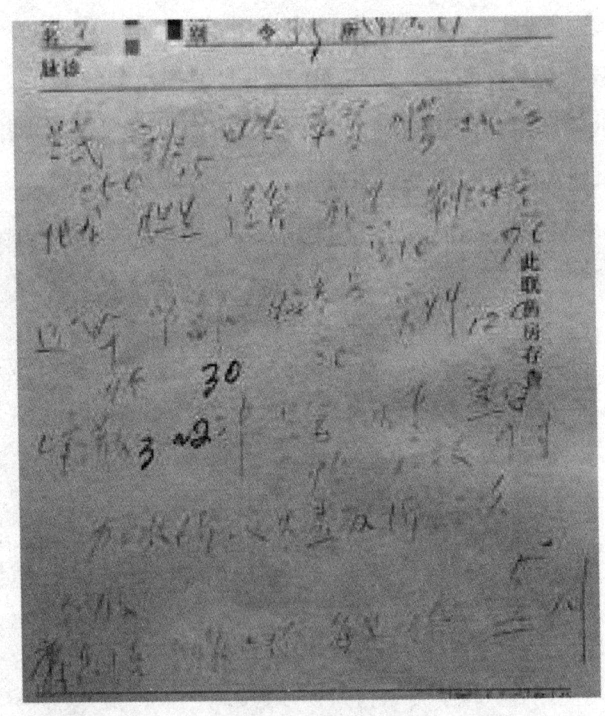

图 4-64　中风案

处方一　生芪 250g，当归 15g，白芷 10g，赤芍 10g，川芎 10g，桃仁 10g，地龙 10g，胆南星 10g，僵蚕 10g，麻黄 10g，制附片 90g，辽细辛 45g，节菖蒲 30g，

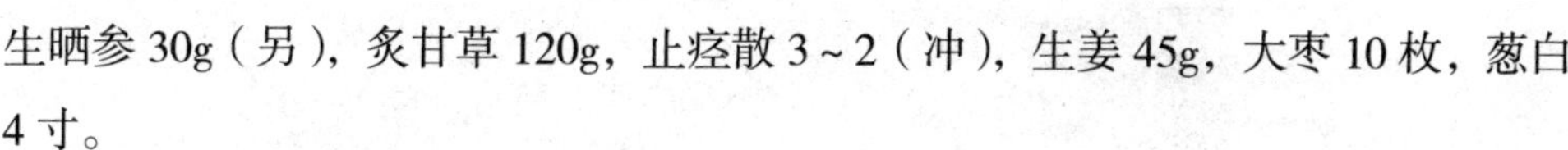

生晒参 30g（另），炙甘草 120g，止痉散 3～2（冲），生姜 45g，大枣 10 枚，葱白 4 寸。

煮服法　加水 6 斤（3000mL），文火煮取 1 斤（500mL），3 次分服。5 剂。

处方二　麝香 1g，分作 5 份，每早 1 份。

案析

1. 病因病机　生活失摄，致少阴、太阴阳虚，厥阴风动，血瘀痰阻。

2. 论治　温阳息风，化瘀除痰。

3. 方药解析　补阳还五汤合麻黄附子细辛汤为底，温补阳气，活血化瘀，加人参大补元气，麝香、菖蒲、胆南星、止痉散化痰开窍通络。此方之力倍于诸方，有补阳还五汤、续命汤、通窍活血汤之意，中风、口㖞、言涩之虚寒证候，可参照之。

4. 注意　附子超量，细辛有毒，须患者知情同意。

十三、中风阴闭（少阴阳虚，寒痰闭窍）

一般资料　卢某，女，77 岁。5 月 19 日（图 4-65）。

病证　中风昏迷 14 天，呼之可应，二便失禁。舌淡红无苔而干，脉现结代，太溪无脉！。诊断：冠心病心房颤动，慢性心功能不全，心功能 3 级；高血压 3 级，极高危组，高血压心脏病；2 型糖尿病（3 年）；老年性退行性心瓣膜病，主动脉瓣轻度关闭不全，二尖瓣重度关闭不全；颈椎病；胆石症。入院一度上消化道出血（呕血）。痰浊蒙窍，上闭下脱（牙关牵紧）。

处方　生南星 30g，生半夏 50g，生川乌 10g，竹沥 100mL，九节菖蒲 30g，生姜 75g（切），麝香 0.5g（冲），稆豆 30g，防风 30g，甘草 30g，蜂蜜 150mL。

煮服法　加水 3000mL，文火煮至 300mL，兑入竹沥、姜汁（10mL）。

案析

1. 病因病机　少阴阳虚，痰浊内生，闭清窍则昏迷，太溪无脉为元阳亏虚之极。

2. 论治　温少阴之阳，化痰开窍。

3. 方药解析　三生饮温阳化痰，稆豆、防风、甘草、蜂蜜制乌头毒性，竹沥、生姜汁化痰通络，菖蒲、麝香开窍，可合用苏合香丸。

4. 注意　乌头、半夏为反药，须患者知情同意。

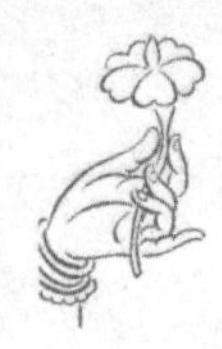

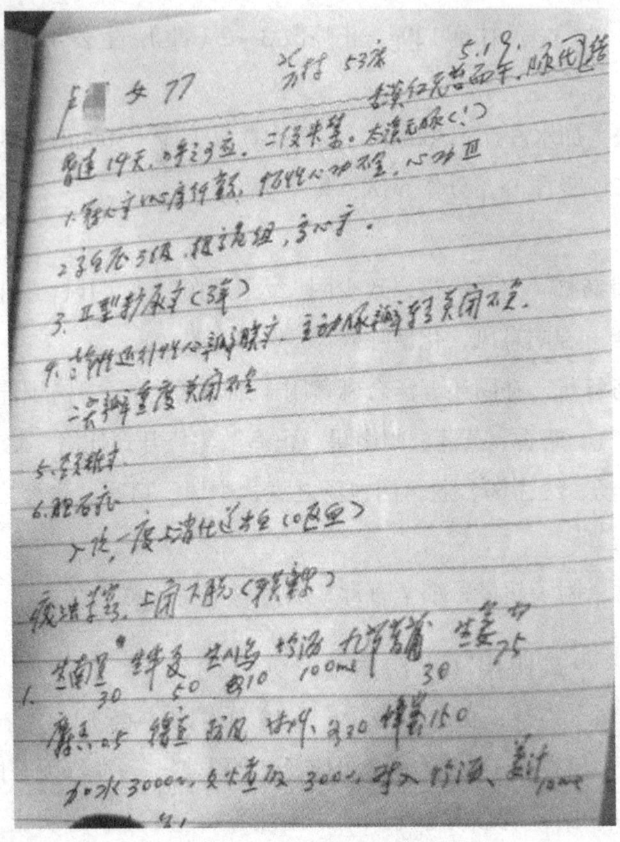

图 4-65 中风阴闭案

十四、多梦（虚阳上扰手少阴心神）

一般资料 叶某，女，42 岁。2007 年 8 月 30 日（图 4-66）。

病证 多梦，醒后历历可记，阳不入阴。

处方 炙甘草 90g，干姜 30g，制附片 45g，晒参 10g（捣），五灵脂 10g，龟甲 10g（捣），砂仁米 30g（姜汁炒），黄连 3g，油桂 3g（后 5 分），三石各 30g，童子尿 100mL。

煮服法 加水 2000mL，文火煮取 300mL，入童子尿，于中午 11 时、晚 11 时各服 1 次。10 剂。

案析

1. 病因病机　阳不入阴。多梦生动，为少阴虚阳浮动，扰动少阴心神。

2. 论治　温潜元阳。

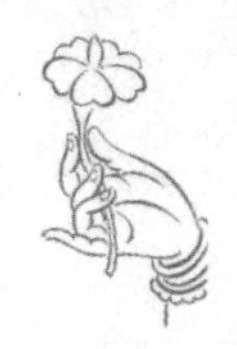

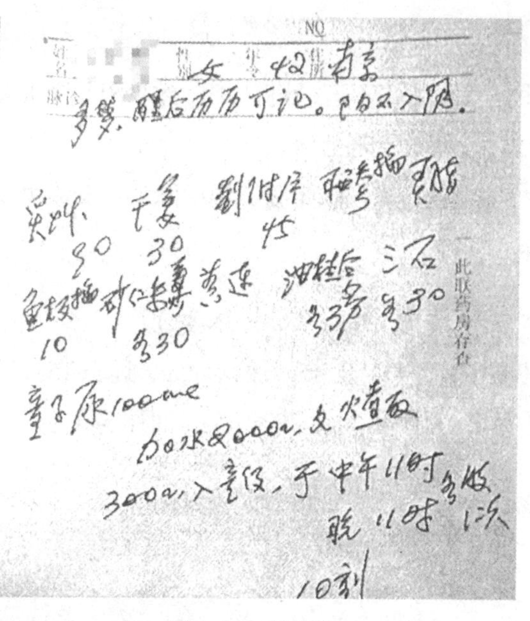

女　42
多梦，醒后历历可记。阳不入阴。
干姜 30
黄连
油桂各　三石
童子尿 100ml
加水 2000ml，文火煮取
300ml，入童便，于中午 11 时各服
晚 11 时 1 次
10 剂
此联药房存查

图 4–66　多梦案

3. 方药解析　人参四逆汤温阳散寒，潜阳丹加三石、交泰丸、童子尿潜降阳气，引火归原。

十五、不寐（痰湿中阻，心肾不能交济）

一般资料　吴某，女，59 岁（图 4–67）。

病证　面萎黄，心烦不得眠。痰湿中阻，心肾不能交济。

处方　生半夏、秫米各 50g，炒酸枣仁 200g，黄连、油桂各 3g，生姜 50g。

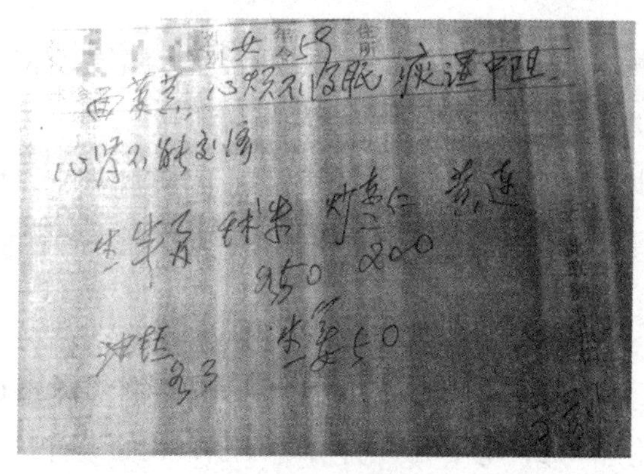

女　59
面萎黄，心烦不得眠　痰湿中阻
心肾不能交济
生半夏　秫米　炒枣仁　黄连
各 50　200
油桂各 3　生姜 50

图 4–67　不寐案

案析

1. 病因病机　太阴脾虚不运，痰湿中阻，致少阴心肾水火不能交济，阳不入阴。

2. 论治　温中化痰，交通心肾。

3. 方药解析　半夏秫米汤加生姜，温中除痰；交泰丸交通心肾，水火既济。重剂酸枣仁，养心安神。

十六、不寐（痰湿中阻，心肾不交）

处方　炒枣仁 60g，生半夏 45g，秫米 45g，远志 15g，九节菖蒲 30g，三石各 30g，晒参 30g（另），炙甘草 30g，茯苓 45g，油桂 5g（后），川黄连 5g，生姜 45g。3 剂（图 4–68）。

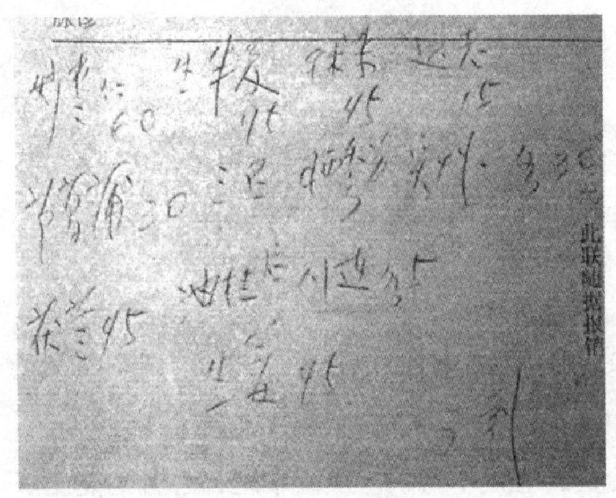

图 4–68　不寐案

案析

1. 病因病机　太阴、少阴盛，痰湿中阻，心肾不能交济。

2. 论治　健脾化痰，化浊安神，交通心肾。

3. 方药解析　半夏秫米汤合参、苓、姜、草健脾化浊，九节菖蒲、远志宣透浊邪，三石潜阳降逆，酸枣仁养心安神，交泰丸交通心肾、水火既济。

十七、不寐（厥阴疏泄太过，阳不入阴）

一般资料　武某，男，35 岁。2006 年 6 月 23 日（图 4–69）。

处方　制附片 45g，龟甲 6g（打），砂仁米 30g（姜汁炒），晒参 30g（另），生半夏、秫米各 50g，炙甘草 90g，乌梅 30g。

煮服法　加水 4 斤（2000mL），文火煮取 1 斤（500mL），兑入参汁，子、午二时各服 1 次。3 剂。

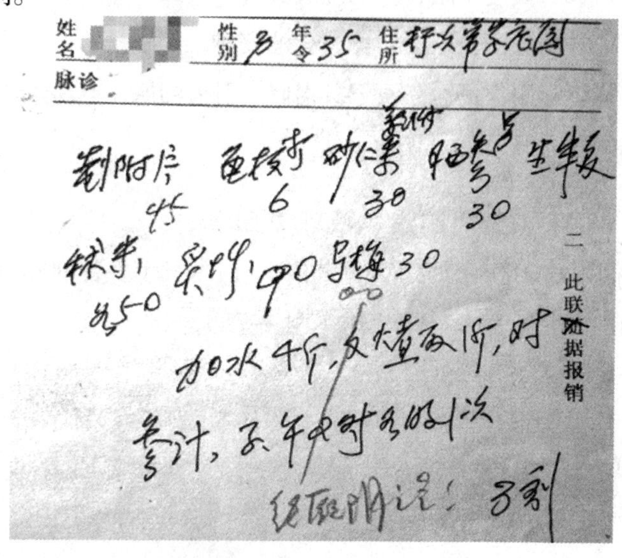
姓名　性别　年令 35　住所
脉诊
二　此联随据报销

图 4-69　不寐案

案析

1. 病因病机　厥阴疏泄太过，阳不入阴。

2. 论治　潜阳和中，收敛厥阴。

3. 方药解析　潜阳丹加乌梅潜阳收敛，半夏秫米汤和胃安神。

十八、不寐（痰浊中阻并少阴虚火扰神）

一般资料　寅某，女，50 岁。2006 年 6 月 16 日（图 4-70）。

处方　生半夏 50g，引火（米丸吞）3g，秫米 50g，生姜 50g（切），晒参 30g（另），三石各 30g。3 剂。

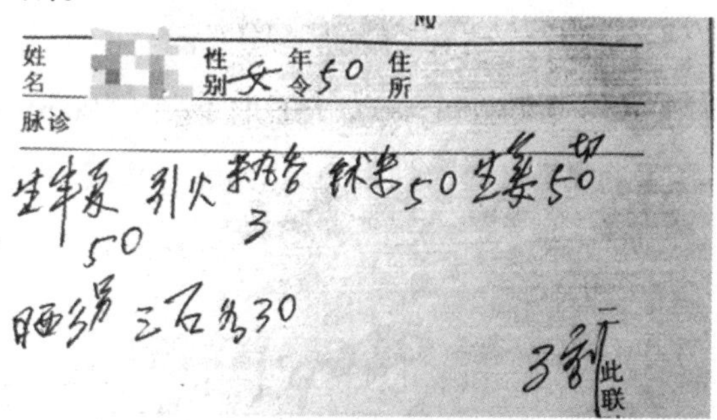
姓名　性别 女　年令 50　住所
脉诊
二　此联

图 4-70　不寐案

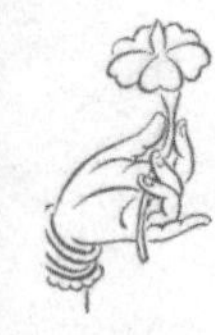

案析

1. 病因病机　痰湿中阻，少阴虚火扰神。

2. 论治　补阴温阳，引火归原，化浊安神。

3. 方药解析　引火汤合三石温补潜降、引火归原，半夏秫米汤合生姜健运脾土、化浊安神。

十九、不寐（三阴阳虚，痰浊中阻）

处方　制附片 100g，油桂 5g（冲服），白术、干姜各 90g，晒参 45g（另），炙甘草 120g，生半夏 50g，秫米 50g（图 4–71）。

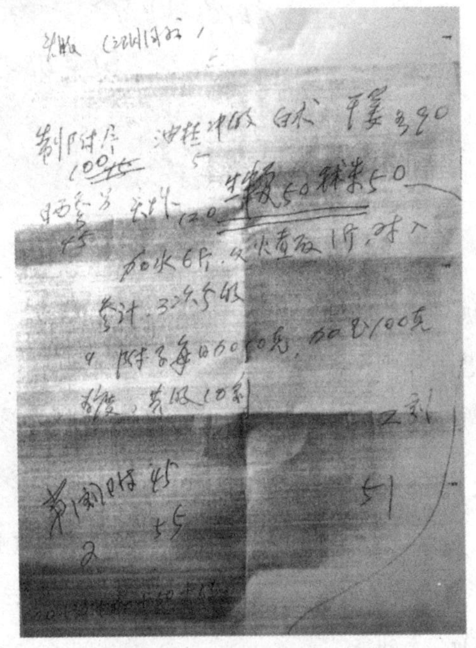

图 4–71　不寐案

煮服法　加水 6 斤（3000mL），文火煮取 1 斤（500mL），兑入参汁，3 次分服。2 剂。注：附子每日加 10g，加至 100g 为度，共服 10 剂。

案析

1. 病因病机　三阴阳虚，痰浊中阻。

2. 论治　温三阴之阳，和中化浊。

3. 方药解析　四逆汤、桂附理中汤温三阴之阳，半夏秫米汤和胃降逆安神。

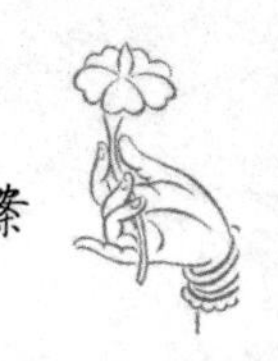

治“胃不和则卧不安”。

二十、肝豆状核变性（三阴阳虚水泛）

一般资料　某男，11岁。2006年6月27日（图4-72）。

病证　“肝豆脑病”，服青霉胺4个月，初起下肢水肿，虹膜见铜色素环，瞳孔散大，消瘦，时哈欠，食纳差，四肢无力，面欠泽（类戴阳），畏寒甚，颈脉动甚，两目无神。脉偏大，不任按。舌中腻，边尖赤。（现已休学）从少阴、太阴调燮。

处方　制附片24g，干姜、白术各30g，炙甘草45g，砂仁10g，晒参10g（另），茯苓45g，猪苓15g，泽泻15g，桂枝15g，生姜45g，油桂10g（后下）。

煮服法　两煎混匀，取浓汁100mL，2次分服。10剂。

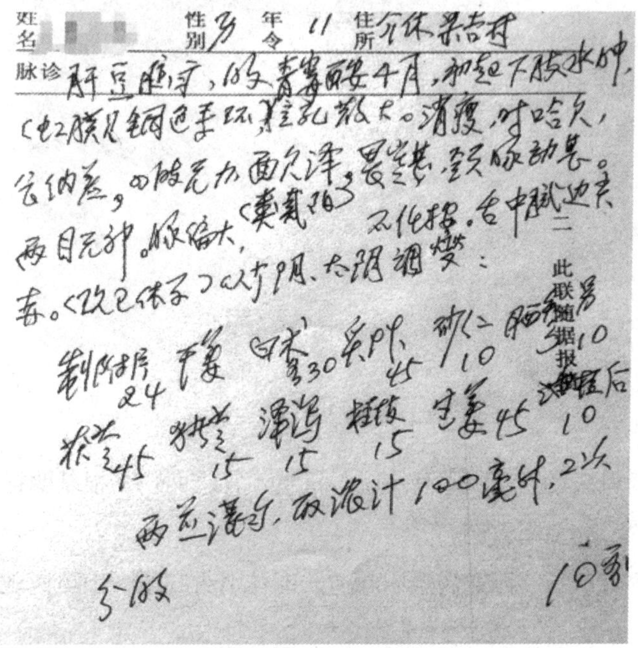

图4-72　肝豆状核变性案

案析

1. 病因病机　先天不足，久服西药，致三阴阳虚水泛，浊邪留滞。
2. 论治　温三阴之阳气，通阳利水泄浊。
3. 方药解析　方以四逆汤、理中汤、肉桂温三阴之阳气，五苓散温阳利水泄浊。

二十一、晕厥（三阴阳衰欲脱）

一般资料 程某，男，55岁。2006年6月21日（图4–73）。

病证 劳倦伤中，昏厥跌扑，尺浮，足下如踏棉絮，近来减重 5kg。胃气、肾气两伤，根基飘摇，救阳为急。

处方 制附片 100g，干姜 90g，党参 90g，五灵脂 45g，炙甘草 120g，油桂 3g（后下），晒参 30g（另），净萸肉 60g。

煮服法 加水 3000mL，文火煮取 500mL，3次分服。3剂。

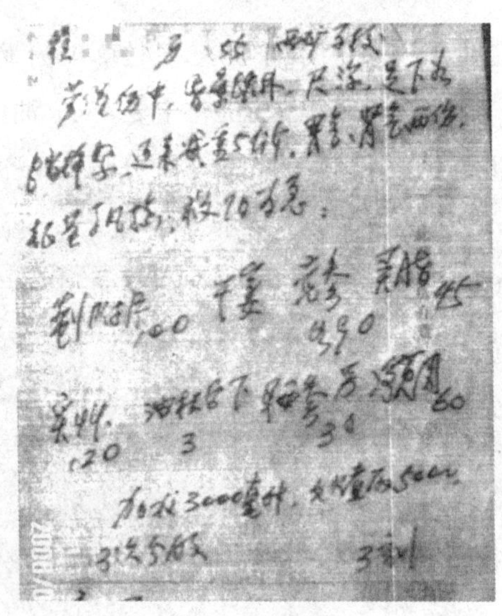

图 4–73 晕厥案

案析

1. 病因病机 三阴阳衰欲脱。胃气、肾气两伤，根基飘摇，救阳为急。

2. 论治 温阳救逆。

3. 方药解析 四逆汤温阳救逆，肉桂引火归原，山萸肉敛降防脱。

二十二、癫痫（三阴阳虚，厥阴风动，寒饮上逆）

一般资料 刘某，女，47岁（图4–74）。

病证 癫痫已23天，仅有心痛，头眩，未再大发作。痰饮夹冲气上干。

处方 制附片 45g，白术、云苓各 90g，杭芍 45g，炙甘草 60g，三石、九节菖蒲各 30g，桂枝 45g，油桂 20g（后），吴茱萸 30g，生姜 45g，大枣 25枚。

煮服法 加水4斤（2000mL），文火煮取1斤（500mL），3次分服。10剂。

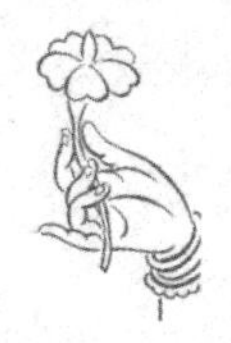

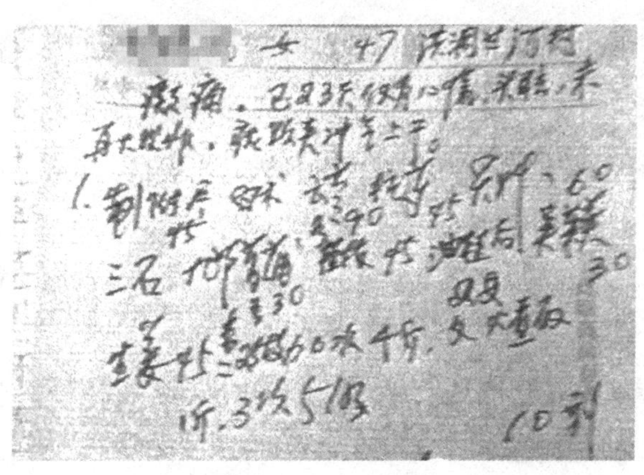

图 4-74　癫痫案

案析

1. 病因病机　内外邪气致三阴阳虚，厥阴风动，寒饮上逆。

2. 论治　温阳散寒，降逆化饮。

3. 方药解析　真武汤合桂枝汤温阳散寒化饮，吴茱萸、肉桂温厥阴，合三石、菖蒲化浊降逆。

二十三、癫痫（寒邪直中三阴）

一般资料　某女，31 岁。2005 年 12 月 25 日（图 4-75）。

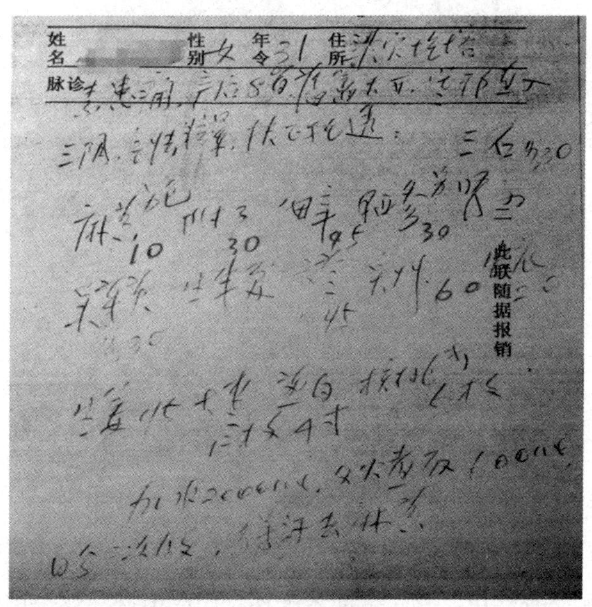

图 4-75　癫痫案

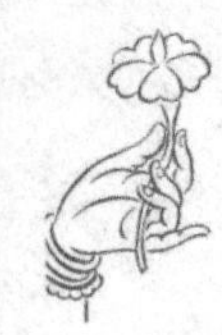

病证 素患痫，产后 8 日，藩篱大开，寒邪直入三阴，气怯眩晕，扶正托透。

处方 麻黄 10g（另包），附子 30g，细辛 45g，晒参（捣）、肾四味、三石各 30g，吴茱萸 30g，生半夏、云苓各 45g，炙甘草 60g，虫衣 20g，生姜 45g，大枣 12 枚，葱白 4 寸，核桃 6 枚（打）。

煮服法 加水 2000mL，文火煮取 600mL，日分 3 次服。得汗去麻黄。

案析

1. 病因病机　产后藩篱大开，阳气虚失摄，寒邪内侵，直中三阴。

2. 论治　扶正托透。

3. 方药解析　麻黄附子细辛汤温阳散寒透邪，肾四味、生晒参、核桃填精扶正，吴茱萸解散三阴寒凝。

二十四、帕金森病（太阴、少阴阳虚，湿阻风动）

一般资料 朱某，67 岁（图 4-76）。

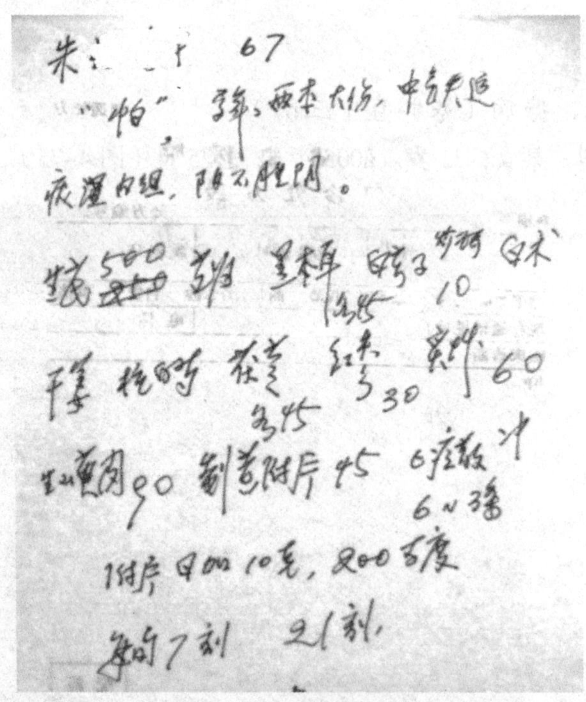

图 4-76　帕金森病案

病证 帕金森病史，高年，两本大伤，中气失运，痰湿内阻，阳不胜阴。

处方　生芪500g，当归、黑木耳各45g，白芥子10g（炒研），白术、干姜、杭芍、茯苓各45g，红参30g，炙甘草60g，生山萸肉90g，制黄附片45g，止痉散6～3（冲）。

煮服法　附片日加10g，200g为度，每旬7剂。21剂。

案析

1. 病因病机　两本虚损，痰湿内阻。

2. 论治　温补脾肾，运中化浊。

3. 方药解析　方以真武汤为底温阳散寒化饮，四逆汤温少阴，理中汤温太阴、运中土，配合止痉散、白芥子搜风除痰通络，当归补血汤用大剂黄芪益气补血。

二十五、肌萎缩侧索硬化症（三阴阳衰，伏寒久羁）

一般资料　某女，45岁（图4–77）。

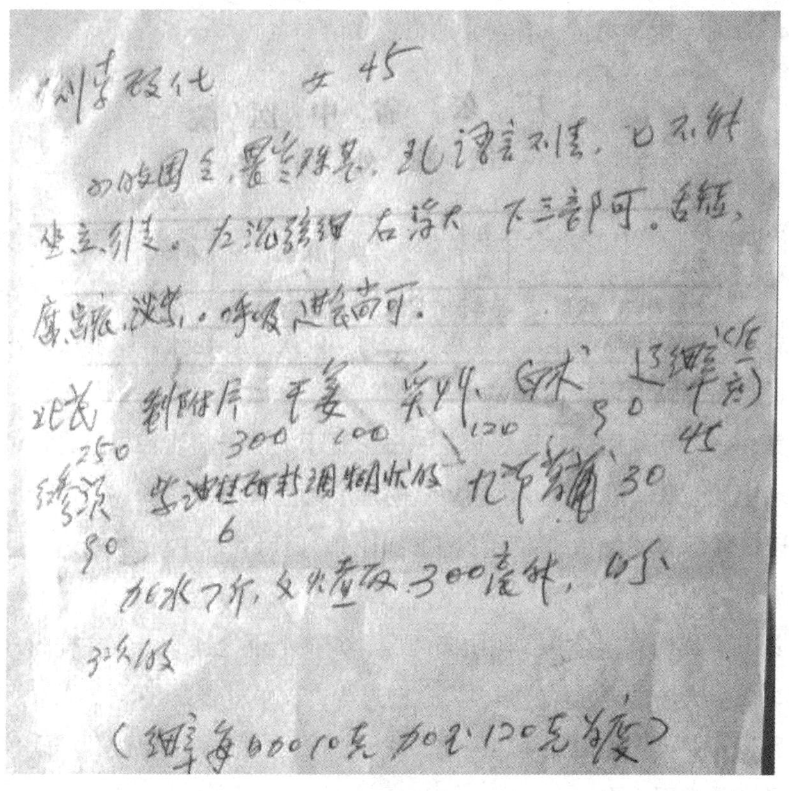

图4–77　肌萎缩侧索硬化症案

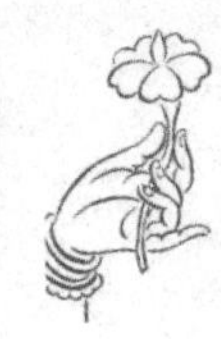

病证 肌萎缩侧索硬化症，四肢困乏，畏寒殊甚，现言语不清，已不能坐立行走。脉左沉弦细，右浮大，下三部可。舌短、腐、齿痕、淡紫。呼吸、进食尚可。

处方 北芪250g，制附片300g，干姜100g，炙甘草120g，白术90g，辽细辛45g（后一刻），红参须90g，紫油桂6g（研粉调糊状服），九节菖蒲30g。

煮服法 加水7斤（3500mL），文火煮取300mL，日分3次服。（细辛每日加10g，加至120g为度。）

案析

1. 病因病机　三阴阳衰，伏寒久羁。脾主四肢，肉脱困乏、肌肉痿废失用为脾失健运；后天之本虚损，根在先天肾亏。畏寒、舌淡紫为阳虚寒凝表现。

2. 论治　温补脾肾，温阳散寒，益气升提。

3. 方药解析　四逆汤温少阴之阳，理中汤温太阴之阳，桂、姜温厥阴之阳，大剂黄芪益气升提，细辛、九节菖蒲助四逆汤托透伏寒。

4. 注意　附子超量、有毒，须患者知情同意。

第七节　六经代谢病医案

代谢病，包括代谢综合征与2型糖尿病（糖代谢异常）、高脂血症（脂类代谢异常）、痛风（嘌呤代谢异常）、高血压（水、电解质代谢异常）、肥胖等。代谢病已在总论进行了详细论述，大家可以参阅，以便更好地理解以下医案处方。

此处特强调以下几点。

第一，一切代谢病，皆用李老“三阴统于太阴”的辨治思路进行论治，即用桂附理中汤为底，酌情加减运用。桂附理中汤应看成理中汤、四逆汤、甘草干姜汤、桂枝甘草汤之合方，温三阴五脏之阳气；但以大理中汤为主，重在温运中土，一切淤积之阴邪皆可消除。

第二，代谢病多合并少阴阴阳两虚、龙火上燔之证候，宜在桂附理中汤基础上加李氏引火汤之类。现代很多人运动过少，欲望过多，营养过剩，故多代谢病，中土不运、龙火上燔之证候。因此，代谢综合征之类平素保健，桂附理中汤合并引火汤也是常用之方。

第三，糖尿病、高脂血症的发病，多由肥甘厚味，太阴阳虚，中土失运，代谢产物淤积，故用“三阴统于太阴”的思路，温运中土，消除淤积。有龙火上燔，则合用引火汤之类。

第四，高血压病多三阴阳虚，厥阴阴寒夹冲气上逆，多用温氏奔豚汤为底方加减运用。

李可糖尿病辨治经验（图 4–78）如下。

1. 糖尿病初期三多——大理中汤合李氏引火汤（油桂 3g，米丸吞）。

2. 偏于下消——桂附理中汤。

3. 渴，气上冲，饥不欲食——乌梅丸/汤（暂用）、炙甘草。汤成，入大米 50g，米熟去米饮汤。

4. 五味固本散——调理善后。

注：大理中，即大理中汤（人参、干姜、白术各 90g，炙甘草 120g，剂量比《伤寒论》加倍，故曰“大理中汤”，煎服法参照仲景）。

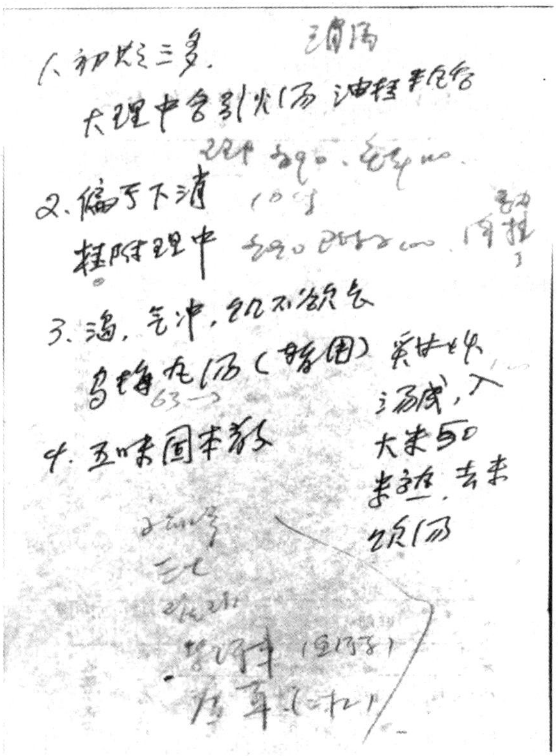

1. 初期三多

大理中合引火汤 油桂米丸吞

2. 偏于下消

桂附理中

3. 渴，气冲，饥不欲食

乌梅丸汤（暂用） 炙甘草

汤成，入大米50 米熟去米饮汤

4. 五味固本散

图 4–78　李可糖尿病辨治经验

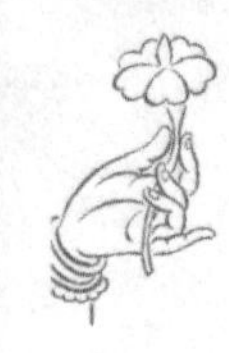

一、代谢综合征（阴阳两虚，龙火上燔）

一般资料 雒某，男（图 4-79A）。

病证 此方为 2006 年 6 月李老为我开的保健处方。饮酒，鼻红，面油，偏胖。

处方一 附子 100g，熟地黄 90g，干姜 90g，黄柏 30g（盐水炒），白术 90g，葛花 10g，粉葛根 90g，砂仁 30g（姜汁炒），炙甘草 120g，油桂 3g（后下）。

煮服法 加水 3000mL，文火煮取 600mL，3 次分服。方中黄柏服至鼻红逐渐退去。原方每日 1 剂，服至立秋停药。

处方二 30 头三七 200g，血琥珀、高丽参、血河车各 100g，血竭（进口，印尼）50g，鹿茸（中上段）100g。每次 3g，2 次/日。

案析

1. 病因病机　代谢综合征。饮食烦劳，致阴阳两虚，龙火上炎。

2. 论治　温补元阴元阳，封髓降火，解酒毒。

3. 方药解析　处方一桂附理中汤温三阴之阳，封髓丹、大补阴丸滋阴降火，少量肉桂引火归原，加大量附子合用，有潜阳丹、引火汤之意。葛根、葛花解酒毒。处方二为培元固本散，加血竭活血化瘀。

4. 注意　此为保健之方。保健之方从太阴出发为最高境界！虚火加潜阳丹、封髓丹。

二、代谢综合征（三阴阳虚，虚火上炎）

一般资料 雒某，男（图 4-79B）。

病证 此方为 2009 年 5 月 23 日李老为我开的保健处方。鼻红，面油，偏胖，无明显不适。

处方 炙甘草 46g，干姜 23g，红参 15g，生山萸肉 60g，三石各 30g，白术 23g，油桂 10g（后），砂仁 15g（姜汁炒），制黑附子 23g。每旬 7 剂，21 剂。

案析

1. 病因病机　生活失摄，致三阴阳虚，虚火上炎。

2. 论治　温太阴，藏少阴，收厥阴。

3. 方药解析　桂附理中汤温三阴五脏之阳，为救三阴阳气之基础方，故可为保健方之基础；山萸肉、三石收纳阳气，使之不易耗散浮越，故此方适于阳虚气浮者之保健。

4. 注意　仍为保健之方。桂附理中汤为阳虚保健之基础方。

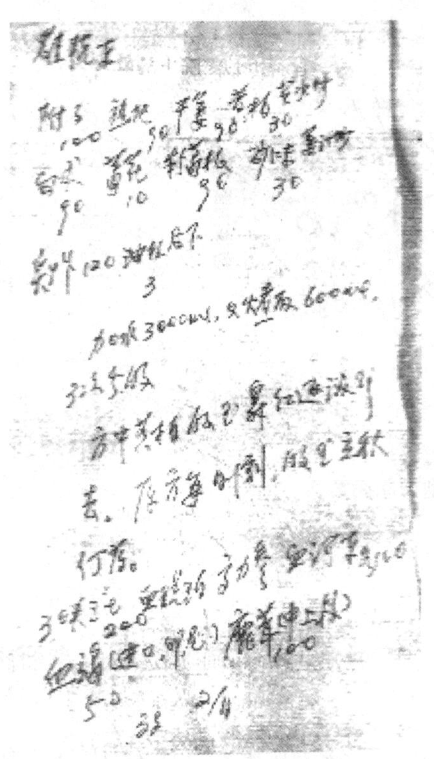

图4-79A　代谢综合征案

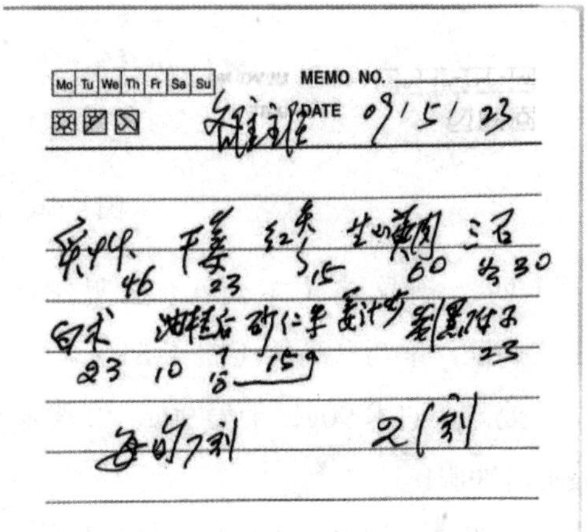

图4-79B　代谢综合征案

三、2型糖尿病（三阴阳虚不潜）

一般资料　杨某，男，45岁。2005年12月28日（图4-80）。

病证　2型糖尿病，全数阴转（即血糖等指标转为正常值），脉沉微。固肾。

处方　北芪120g，生晒参30g（另），龟甲15g（打），砂仁米30g（姜汁炒），炙甘草45g，干姜30g，附子45g，肾四味各30g，三石各30g，生姜45g，大枣12枚，核桃6枚（打）。3剂。

案析

1. 病因病机　三阴阳虚不潜。

2. 论治　温阳潜降固肾。

3. 方药解析　四逆汤、参、芪、肾四味温补三阴阳气，潜阳丹、三石降逆潜镇。

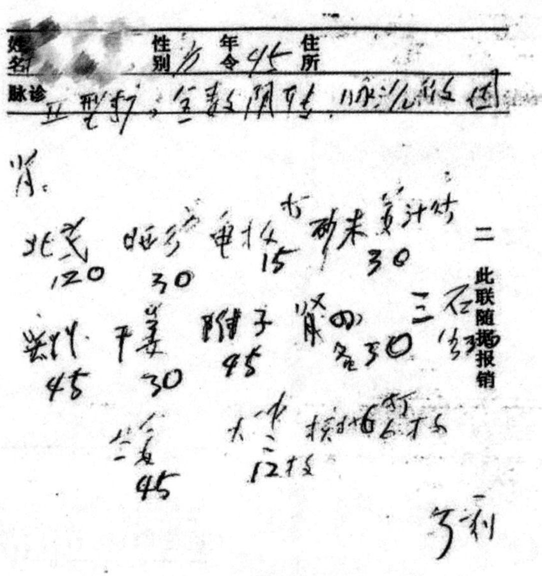

图 4-80　2 型糖尿病案

四、糖尿病（下消）（三阴阳虚，中土不运）

病证　下消，高年（图 4-81）。

处方　白术 90g，干姜 90g，红参须 90g，炙甘草 120g，制附片 45g，紫油桂 6g（研冲服）。

煮服法　加水 1600mL，文火煮取 600mL，日分 3 次服，每月（农历）上旬 10 剂，连服 3 个月。

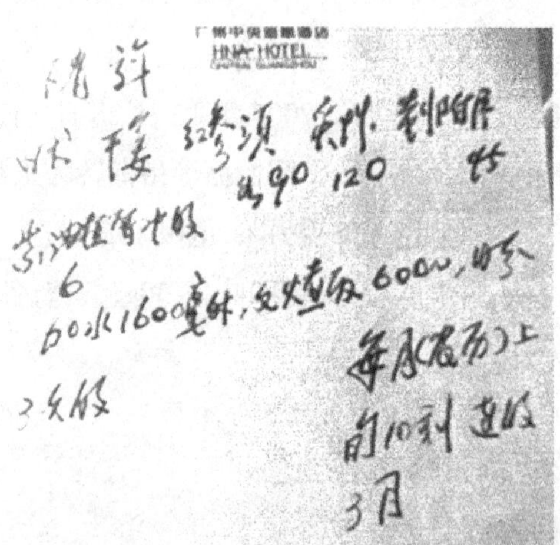

图 4-81　糖尿病案

案析

1. 病因病机　三阴阳虚，以脾阳亏虚、中土不运为主。

2. 论治　温三阴之阳，健运中土。

3. 方药解析　桂附理中汤应看成四逆汤、理中汤、桂枝甘草汤、甘草干姜汤、《辅行诀》小补肝汤之合，可温三阴五脏之阳气，但以李老“三阴统于太阴”理论，当以温运太阴脾阳为主。此方为李老辨治一切代谢病之基础方！

五、糖尿病（少阴阴阳两虚，火不生土，龙火上燔）

一般资料　杨某，女，56岁（图4–82）。

病证　糖尿病20年，血糖11.5mmol/L，夜尿频，膝冷转筋。助太阴保少阴。

处方　党参、白术、干姜各90g，炙甘草120g，生晒参30g，引火汤，油桂3g（米丸吞），制附片100g。5剂。

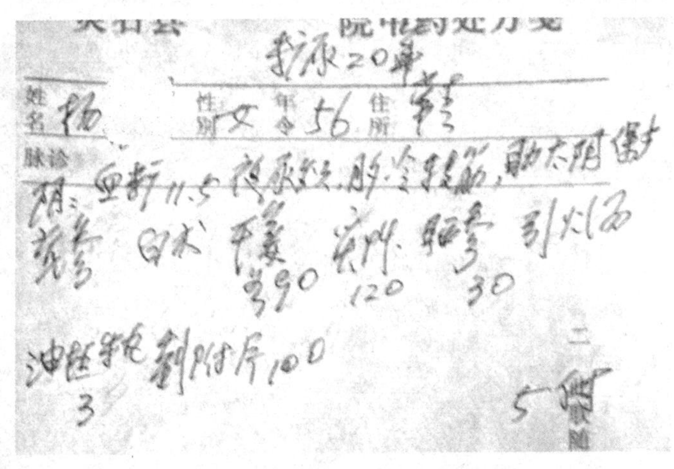

图4–82　糖尿病案

案析

1. 病因病机　少阴阴阳两虚，火不生土，龙火上燔。

2. 论治　滋补三阴之阴阳，健运中土，引火归原。

3. 方药解析　方以四逆汤温少阴，理中汤温太阴中土，引火汤滋补少阴、引火归原。

六、高血压病（三阴阳衰，冲气夹水饮上逆）

一般资料　张某，男，49岁。2005年12月23日（图4–83）。

病证　家族性原发性高血压，近查左心劳损，眩晕，午时头胀欲裂，面赤如醉，脉弦大搏，舌干边尖赤、齿痕。阴寒浊邪窃踞阳位。

处方　制附片45g，吴茱萸30g，细辛45g，川芎90g，白芷30g（后），杭芍45g，白术45g，茯苓45g，泽泻30g，生龙牡各30g，活磁石30g，炙甘草50g，生姜45g，大枣25枚。

煮服法　上方与引火汤间服（油桂3g，米丸吞）。

案析

1. 病因病机　久病迁延，致三阴阳衰，冲气夹水饮上逆。

2. 论治　温三阴之阳，镇逆化饮。

3. 方药解析　全方以真武汤为主线温三阴之阳，镇逆利水，生龙牡、活磁石潜镇固脱，加吴茱萸、细辛破阴寒凝结，川芎、白芷散寒止痛。久病阳损及阴，故间用引火汤，兼顾阴阳两面，滋阴扶阳镇逆，引火归原。

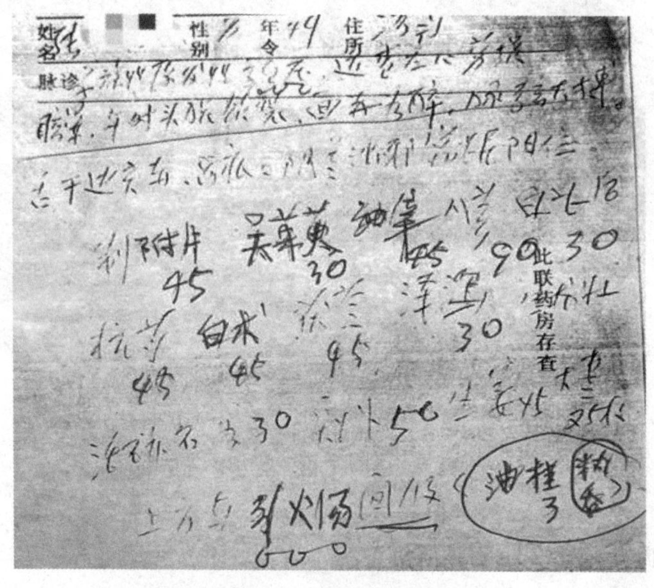

图4-83　高血压病案

4. 注意　附子、吴茱萸量大，细辛有毒，须患者知情同意。

七、高脂血症（太阴中土不运，痰浊瘀血内生）

一般资料　刘某，男，60岁。2006年4月24日（图4-84）。

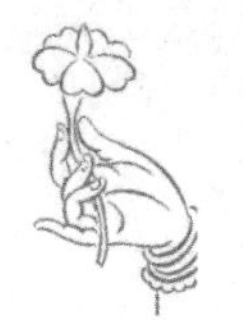

病证 冠心病，高脂血症，久服降脂活血滋阴之类，食少作呕，气怯神倦，脉微细，舌干红无苔。急则治标，当助中运。

处方 生半夏50g，茯苓45g，炙甘草30g，党参、五灵脂各30g，生姜50g，姜汁1盅。3剂。

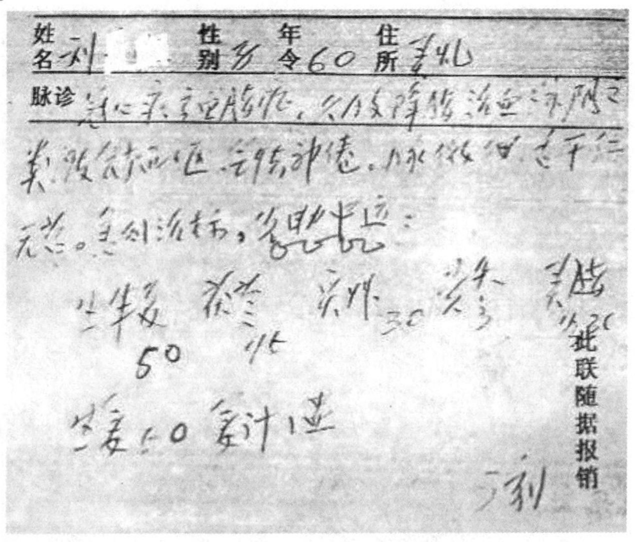

姓名 刘 性别 年令 60 住所

脉诊

此联随据报销

图4-84 高脂血症案

案析

1. 病因病机 脾阳不振，中土不运，痰浊瘀血内生。冠心病、高脂血症为痰瘀阻滞之象。脾土不运，则痰浊内生，气血不行，故生“富贵病”。滋阴之品滋腻，阻碍中焦运化，故食少作呕；久服降脂活血化瘀药，恐耗伤气血，见气怯神倦，脉微细。

2. 论治 急则治标，先助中运。

3. 方药解析 半夏、茯苓、生姜及姜汁燥中土化浊邪；党参与五灵脂合用，益气化瘀。

4. 注意 党参与五灵脂属“十九畏”，须患者知情同意。

八、高脂血症（三阴阳衰，寒湿留滞）

一般资料 张某，男，39岁（图4-85）。

病证 倦怠昏晕，四肢困乏，足下如踏棉絮（高血脂，脂肪肝），脉大不任按，舌胖腐、中裂。

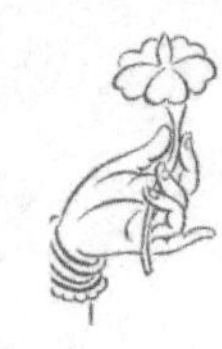

处方 党参、白术、干姜各 90g，炙甘草 120g，晒参 30g（另），五灵脂 30g，茯苓 45g，制附片 45g，油桂 3g（米丸吞），生姜 45g。

煮服法 加水 3 斤半（1750mL），文火煮取 1 斤（500mL），兑入参汁，3 次分服。

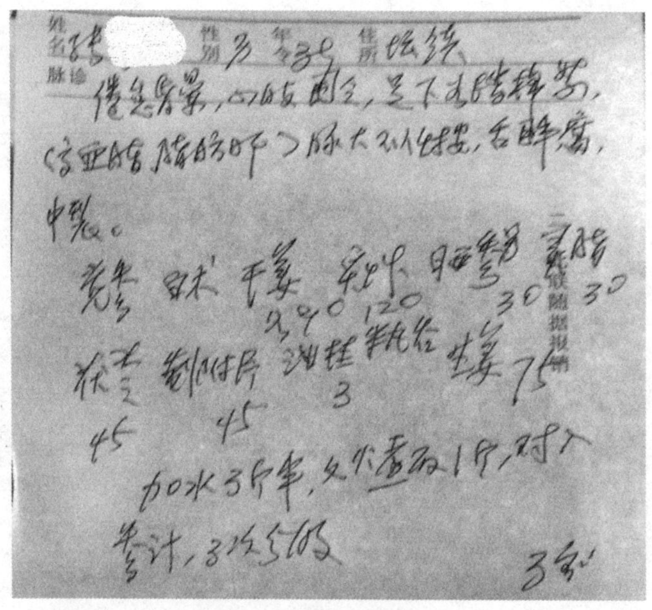

姓名 性别 年龄 住所
脉诊

党参 白术 干姜 炙草 晒参 五灵脂
各90 120 30 30
茯苓 制附片 油桂 米丸吞 生姜
45 45 3 75

加水3斤半，文火煮取1斤，对入参汁，3次分服

图 4-85 高脂血症案

案析

1. 病因病机 生活失摄，致三阴阳衰，寒湿留滞。

2. 论治 温三阴之阳。

3. 方药解析 方以理中汤、甘草干姜汤温手足太阴之阳；四逆汤、桂枝甘草汤温手足少阴之阳；干姜、桂枝为主的小补肝汤温厥阴之阳，三阴五脏之阳旺盛，自有生机。本方不应看作桂附理中汤，而应看作四逆汤、理中汤、桂枝甘草汤、甘草干姜汤、四君子汤、苓桂术甘汤、小补肝汤之合方！

第八节 六经肿瘤医案

李可治疗肿瘤的原则与思路如下。

1. 以阳消阴 一切肿瘤，都是阴寒痰瘀之邪凝聚而成。治疗上，以扶正为主，

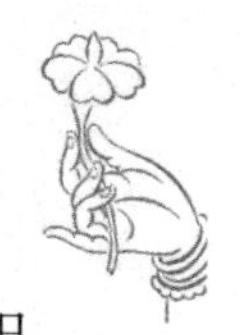

甚至但扶其正，任邪自去。即不用或少用抗肿瘤中药，而是通过扶助人体自身阳气，去消散阴寒痰瘀凝聚之肿瘤，以阳化阴（此处的“阴”指瘀血、水湿、痰浊及一切病理性肿物等）。尤其中晚期肿瘤，予桂附理中汤加减以扶助正气。如肿瘤危急重症、三阴阳衰欲脱，则合用破格救心汤加减，救阳为重，而非直接消肿瘤。如肿瘤晚期，西医予营养支持、对症治疗为主。

2. 用桂附理中汤为底，治疗肿瘤　桂附理中汤扶助五脏阳气，本方包含桂枝甘草汤（其中桂枝或用肉桂）扶心阳或手少阴之阳，理中汤扶脾阳、肺阳或手足太阴之阳，甘草干姜汤扶肺阳或手太阴之阳。四逆汤扶肾阳、脾阳或足少阴、太阴之阳，干姜、肉桂扶肝阳或手足厥阴之阳。五脏、六经之阳气旺盛，自能抗击肿瘤。李老治疗肿瘤时，尤其是中晚期肿瘤，多以桂附理中汤作为基础方，体现了李老注重阳气，以阳消阴，以阳化阴，用阳气战胜肿瘤的思路原则。

3. 在扶阳的基础上注重通阳，常用阳和汤加减　李老治疗肿瘤时，经常用阳和汤合桂附理中汤，体现了李老经方、时方结合的原则，扶阳、助阳与通阳并用。阳和汤中，麻黄即是通阳的作用。

4. 治疗不同部位肿瘤各有特色　如治疗肺部肿瘤，李老经常在小青龙汤基础上加减；治疗消化道肿瘤时，以桂附理中汤作基础方；治疗肾系肿瘤时，以四逆汤扶阳、麻黄附子细辛汤托透伏寒为基础方。

总之，治疗肿瘤时，李老注重在扶阳的基础上，以阳消阴，以阳化阴，破阴寒之凝聚，基础方多以桂附理中汤为主，不同部位有不同的变化。

李老治疗肿瘤经验如下。

1. 用海藻甘草汤（海藻、甘草、止痉散）消坚散结。

2. 人参和五灵脂，肉桂和赤石脂，丁香和郁金，海藻和甘草，川乌、附子和半夏、贝母、瓜蒌等反药、相畏药同用，利用相反相激相荡之性激发药性，更利于消坚散结，但临床应用时，须患者签知情同意书。

3. 有毒中药生半夏、生南星、附子或三生饮之类大量应用，用量远超药典用量，临床应用时须谨慎，须患者签知情同意书。

一、脑膜瘤术后复发（三阴阳衰寒凝）

一般资料　曹某，男，44岁。2007年5月9日（图4-86）。

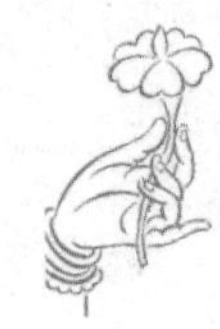

病证　脑膜瘤手术3次复发，术后放疗28次。肿瘤良性，但生长异常迅速，未见恶变征象。美国医学界累积30余年的观察，已知一切肿物，放化疗的疗效是短暂的，后必促使体内“生长因子Ⅱ”迅速增长，后必复发，患者应牢记教训，切勿饮鸩止渴！阴寒痰浊窃踞阳位，仍予温化，邪实正虚，七补三攻，以杜复发！

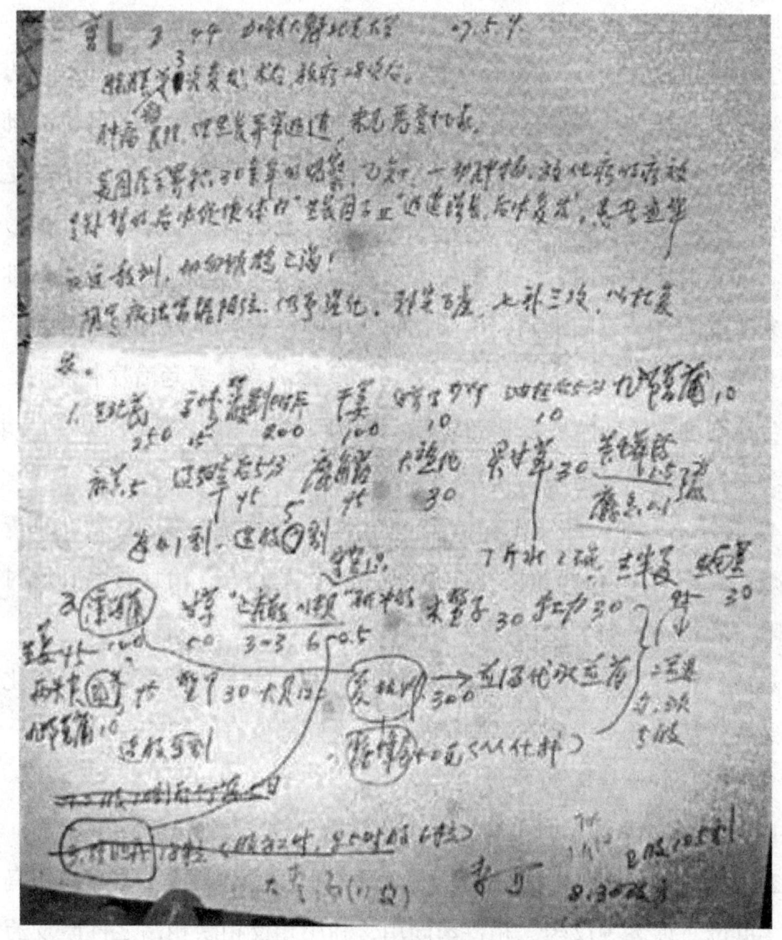

图4-86　脑膜瘤术后复发案

处方一　生北芪250g，高丽参15g（研冲服），制附片200g，干姜100g，白芥子10g（炒研），油桂10g（后5分），九节菖蒲10g，麻黄5g，辽细辛45g（后5分），鹿角霜45g，大熟地30g，炙甘草30g，黄毛茸粉1.5g（冲服），麝香0.1g（冲服）。

煮服法　每日1剂，连服5剂，7斤（3500mL）水煮2碗。

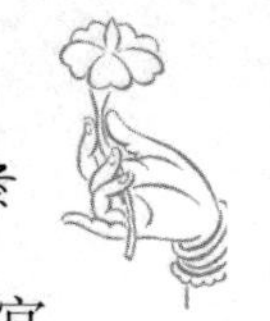

处方二　漂海藻 100g，甘草 50g，止痉散 3 ~ 3，川尖贝 6g（研冲服），守宫 1 只（研冲服），木鳖子 30g，牡蛎 30g，生半夏 45g，生南星 30g，生姜 45g，两头尖 45g，九节菖蒲 10g，鳖甲 30g，大贝 120g，夏枯草 300g，露蜂房 50g。

煮服法　漂海藻、夏枯草煎汤代水，煮余药，二煎混匀，3 次分服。

案析

1. 病因病机　三阴阳衰，阴寒痰瘀凝聚，窃踞清阳之位。

2. 论治　益气温阳，散寒消坚。

3. 方药解析　方一以补为主，以攻为辅，四逆汤加人参、黄芪、鹿茸温阳益气，阳和汤加细辛温阳通阳散结，麝香、石菖蒲开窍散结，引药入脑。

方二以攻为主，消坚散结为法。海藻甘草汤、川贝、大贝、夏枯草、牡蛎、生南星、生半夏、木鳖子、两头尖、守宫、露蜂房、鳖甲消瘤散结。

4. 注意　多药超量，细辛有毒，半夏、附子相反，须患者知情同意。

二、颈部肿瘤（三阴阳衰寒凝）

一般资料　吴某，男，7 岁。2006 年 10 月 19 日（图 4–87）。

病证　8 月曾高热不退一次，9 月 15 日突然发现左颈肿块约大枣大，坚硬如岩，推之不移，无痛或不适。食纳可，消瘦，面色欠华，舌淡而润。从痰治，阴寒凝聚成块，温通化积法。

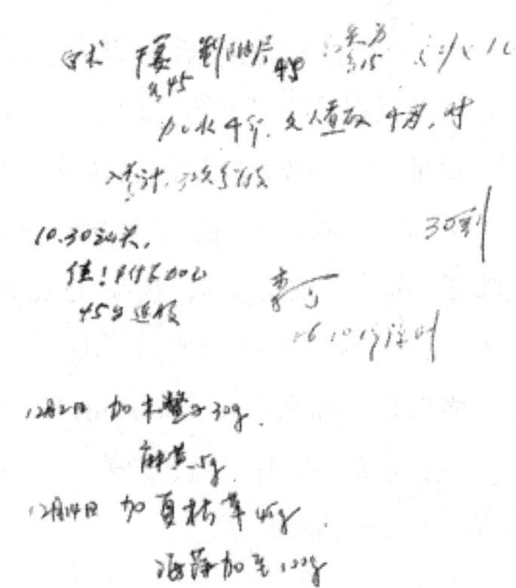

图 4–87　颈部肿瘤案

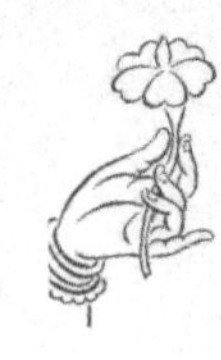

处方 漂海藻30g，甘草30g，清全蝎12只，大蜈蚣12条，熟地黄30g，麻黄5g，白芥子10g（炒研），鹿角霜45g，油桂5g，姜炭5g，白术45g，干姜45g，制附片45g，红参15g（另），炙甘草10g。

煮服法 加水4斤（2000mL），文火煮取4两（200mL），兑入参汁，3次分服。30剂。

10月30日汕头：佳！附子加至45g，连服。

12月2日：加木鳖子30g，麻黄5g。

12月14日：加夏枯草45g，海藻加至100g。

案析

1. 病因病机　三阴阳衰寒凝。外邪解之不当，入于内，太阴虚寒，津液运行不利，寒痰凝滞于局部而成。

2. 论治　温阳散寒，消坚散结。

3. 方药解析　阳和汤温阳消坚散结，海藻甘草汤消坚散结，桂附理中汤温三阴之阳。二诊时患者症状好转，予附子加量，增强温通作用。麻黄祛邪。三诊时加木鳖子加强消坚散结。麻黄加量，加强透邪之力。四诊时海藻、夏枯草加量，增强化痰散结消瘤之力。

4. 注意　附子超量，海藻、甘草相反，须谨慎并患者知情同意。

三、肺癌放化疗后转移（三阴阳虚寒凝）

一般资料 李某，男，67岁。2006年6月25日（图4-88）。

病证 肺癌放化疗后淋巴转移，不饥，喘咳，宿食。胃气已伤，顾本为先。

处方 制附片100g，干姜90g，白术90g，生半夏75g，高丽参15g（研冲服），五味子30g，辽细辛45g，茯苓45g，油桂10g（后），漂海藻30g，炙甘草30g，生姜75g，大贝120g，木鳖子30g。

煮服法 加水6斤（3000mL），文火煮取1斤（500mL），3次分服。3剂。

注：木鳖子，甘、温、微苦，有小毒，为消肿散结祛毒要药，通治一切痈肿、疮毒、瘰疬、痔疮。

案析

1. 病因病机　生活失摄，三阴阳衰寒凝，肿物形成，复因放化疗更损阳气。

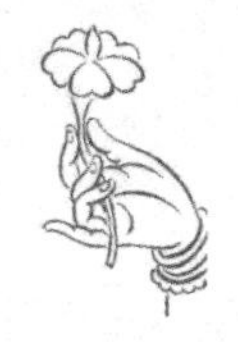

2. 论治　温化三阴，化饮宣肺，定喘止咳。

3. 方药解析　予桂附理中汤扶三阴之阳气，半夏、生姜、细辛、五味子、茯苓温化肺中寒饮，加木鳖子、大贝（即浙贝母）消瘤。海藻和甘草、附子和半夏、浙贝母为“十八反”中的对药，有相反相激的作用，可激发药力，加强散结消瘤之力。

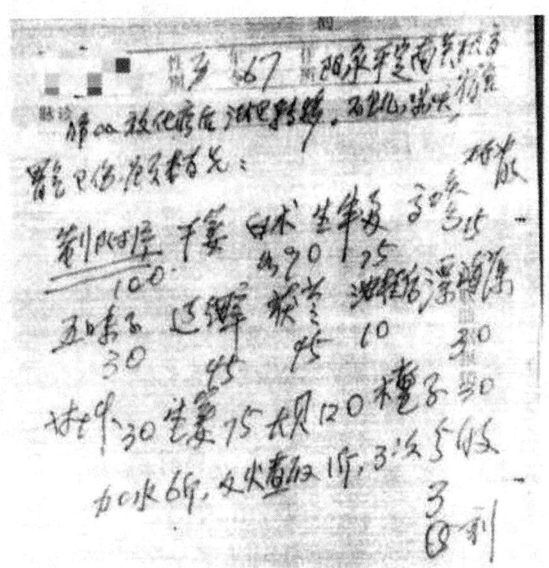

图 4-88　肺癌放化疗后转移案

4. 注意　海藻和甘草、附子和半夏为“十八反”中相反的药，使用时注意复查患者的血常规、肝肾功能及心电图，并须患者知情同意。

四、肺癌微创术后（三阴阳衰寒凝，虚阳浮越）

一般资料　杨某，男，61 岁。2006 年 6 月 29 日（图 4-89）。

病证　可疑肺癌，微创术后，服附子理中汤补土生金，咳减，不喘，口微干，声嘶。

处方　生半夏 45g，干姜 30g，五味子 30g，辽细辛 45g，油桂 10g（后），茯苓 45g，生晒参 30g（另），麻黄 5g，肾四味各 30g，附子 100g，龟甲 10g（打），砂仁米 30g（姜汁炒），炙甘草 120g，生姜 75g，葱白 4 寸。

煮服法　加水 6 斤（3000mL），文火煮至 8 两（400mL），兑入参汁，3 次分服。30 剂。

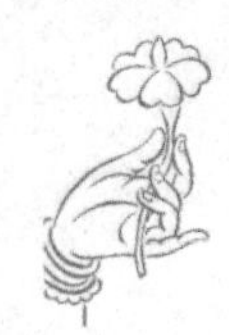

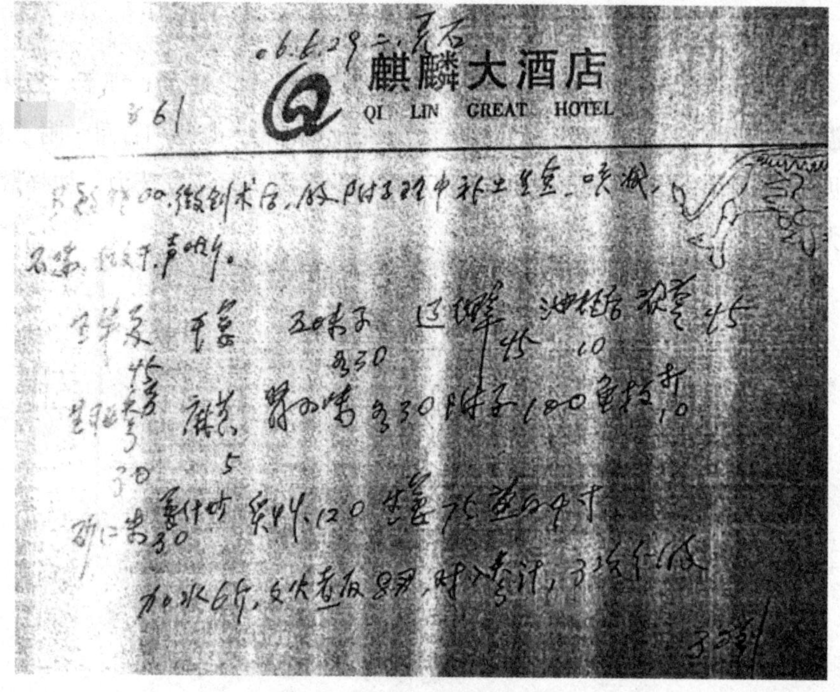

图 4-89　肺癌微创术后案

案析

1. 病因病机　寒饮毒邪久蕴于肺，成癌毒之邪，日久伤三阴阳气，三阴阳衰寒凝，虚阳浮越。

2. 论治　温阳化饮，托透伏寒。

3. 方药解析　小青龙汤加四逆汤温阳化饮，潜阳丹潜镇浮阳，肾四味助四逆汤补益肾气，生姜、葱白助寒邪从太阳而解。

4. 注意　半夏、附子相反，细辛有毒并超量，须患者知情同意。

五、乳癌术后化疗，呕吐食少（阳明寒饮上逆）

一般资料　王某，女，35 岁。2006 年 6 月 9 日（图 4-90）。

病证　右乳癌术后，首次化疗后呕逆不能进食，面色青惨，元气大伤。

处方　生半夏 75g，云苓 45g，炙甘草 30g，生姜 75g，姜汁 20mL（兑入），晒参 45g。

煮服法　两煎混匀，取浓汁 1 斤（500mL），少量多次，每次呷服一二口，呕止，分 3 次服。3 剂。

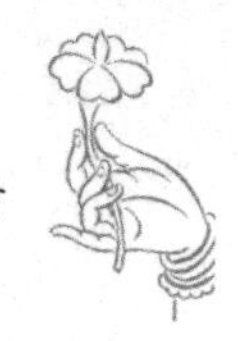

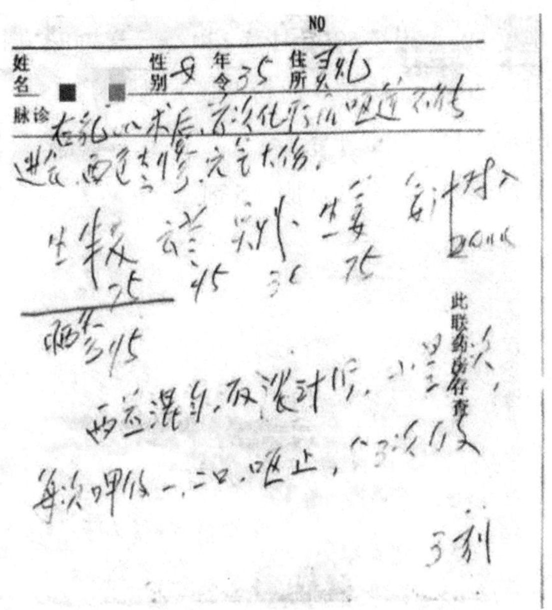
NO
姓名　性别 女　年令 35　住所
脉诊
此联药房存查

图 4-90　乳癌术后化疗案

案析

1. 病因病机　乳癌术后、化疗，元气大伤，寒饮内生，阳明胃气上逆。

2. 论治　大补元气，温阳化饮，降逆和胃。

3. 方药解析　生晒参大补元气；小半夏加茯苓汤和胃降逆止呕；生姜、姜汁同用，加强止呕功效；甘草甘缓留中，使诸药作用于中，而不致发散太过。

4. 注意

（1）生半夏 75g 超量，并为毒性药，须患者知情同意。

（2）本方初始服法为频服呷服，以防药后呕吐。

（3）临证时姜汁不可用生姜代替，否则止呕效果不佳。

六、乳癌化疗后阳气大伤（三阴寒凝）

一般资料　石某，女，28 岁（图 4-91）。

病证　左乳癌，2005 年 1 月发现 6 点部位长一肿块约 2mm 大。2006 年 3 月入北京肿瘤医院，穿刺活检证实为浸润性导管癌。现已增大至 5cm，曾化疗，体质下降，肿瘤增大。又服清热解毒、虫类搜剔之剂，病势日重，不任风寒。食纳可，二便调，唯身疲惫不堪。脉沉滑，舌淡，面色萎黄。太阴寒痰凝阻，法宜温化。

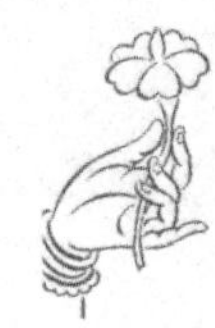

处方　生半夏 50g，茯苓 50g，甘草 120g，干姜 90g，白术 90g，生晒参 90g，漂海藻 30g，大贝 120g，油桂 3g（研粉吞服），制附片 45g，白芥子 10g（炒研），鹿角霜 45g，全蝎 12 只，蜈蚣 1 条。

煮服法　二煎混匀，日分 3 次服。5 剂。

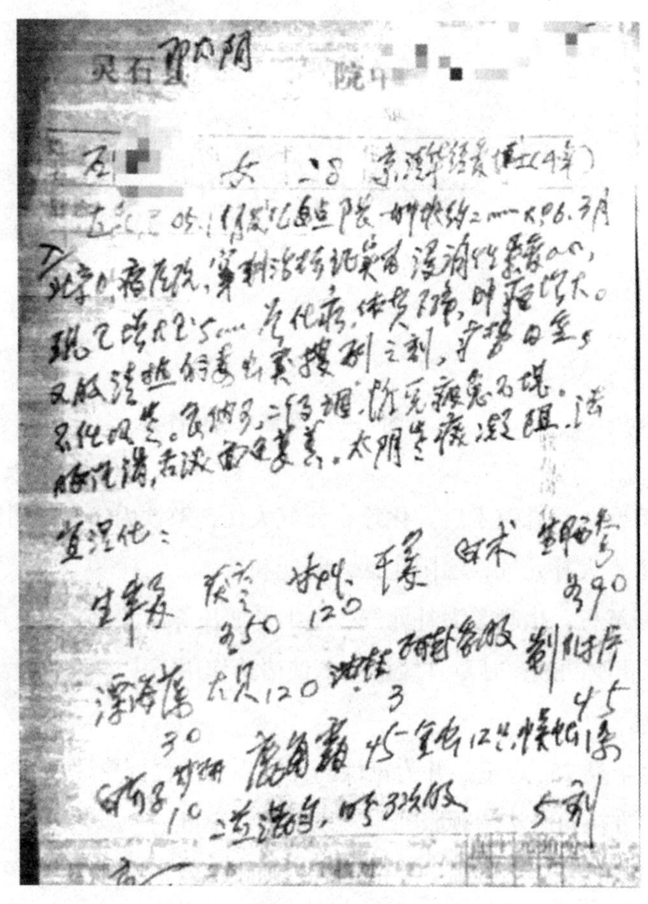

图 4-91　乳癌化疗后阳气大伤案

案析

1. 病因病机　三阴寒凝，生成乳癌。乳腺为阳明、太阴经所过之处，三阴寒痰凝滞于局部，聚而为块，成为癌肿。历经化疗和清热解毒之剂治疗，再伤人体阳气，致癌肿逐渐增大。

2. 论治　扶阳消阴。

3. 方药解析　桂附理中汤温扶三阴之阳；海藻甘草汤消坚散结，其中海藻和甘草互为反药，利用两者相反相激之性，有利于肿瘤之散结；加半夏、茯苓、大贝，助海藻甘草汤消坚散结，其中附子和半夏、浙贝母互为反药，利用两者相反相激之性，有利于肿瘤之散结；白芥子、鹿角霜为取阳和汤之意，温阳化痰。

4. 注意　海藻和甘草，附子和半夏、浙贝母为“十八反”，须谨慎使用，须患者知情同意。

七、食管癌术后中风（太阳少阴两感证）

一般资料　郭某，男，67岁。2006年4月7日（图4-92）。

病证　食管癌术后，中风，脉来沉迟，不能满部，右半身不遂、麻木。

处方　小续命汤法增损。北芪250g，制附片45g，桂枝45g，赤芍45g，炙甘草30g，麻黄10g，辽细辛45g（后），防己15g，黑木耳30g，白芥子10g（炒研），僵蚕10g，防风45g，油桂10g（后），追风散9g（冲），生姜45g，大枣12枚。

煮服法　加水4斤（2000mL），文火煮取1斤2两（600mL），3次分服。5剂。

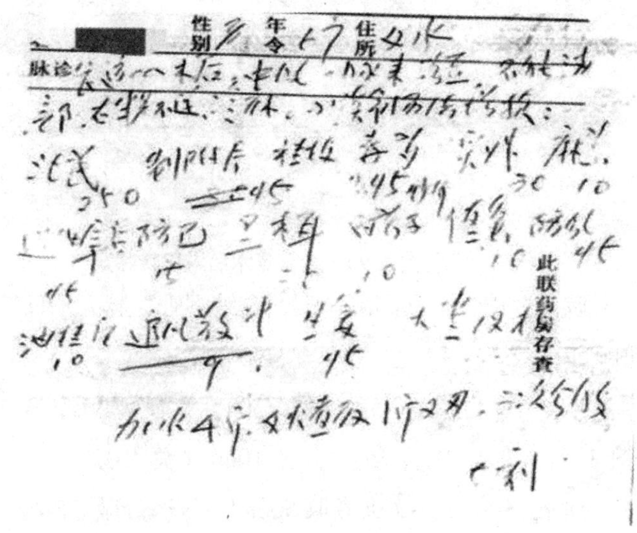
性别 男　年令 67　住所 文水
脉诊
此联药房存查

图4-92　食管癌术后中风案

案析

1. 病因病机　太阳少阴两感证。食管癌术后，损伤元气，正虚风中。

2. 论治　扶阳托透。

3. 方药解析　大量黄芪补益元气，麻黄细辛附子汤祛少阴之寒邪。续命汤法为麻桂合剂的祛邪加扶助正气的组合，方中麻桂合剂加追风散、防风、防己、僵

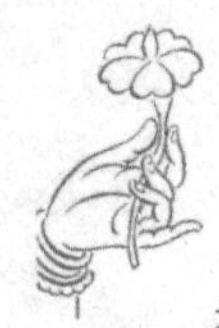

蚕、白芥子为祛风通络之品，加黑木耳为补肾，合而成续命汤法。

4. 注意　细辛超量，须患者知情同意；肾功能不全者，应慎用或禁用大量细辛。

八、食管癌术后淋巴转移（阳明寒饮上逆）

一般资料　郭某，男，67岁。2006年2月10日（图4-93）。

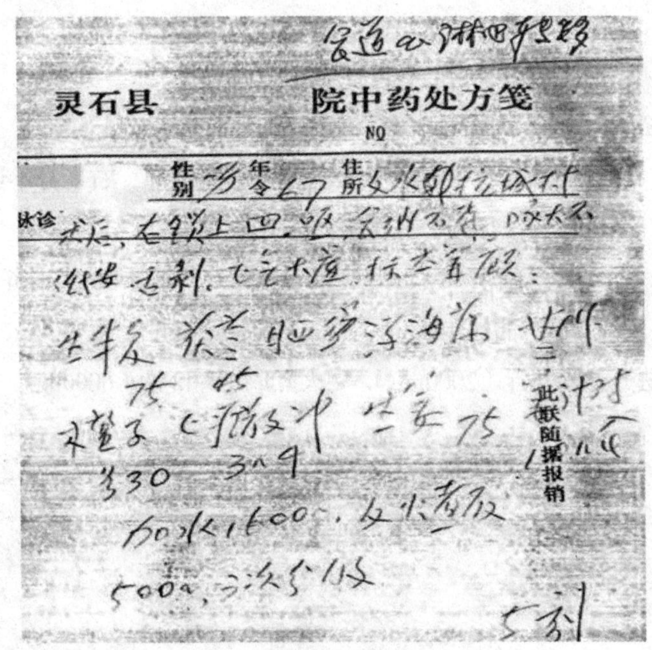

灵石县　　院中药处方笺

NO

性别　年令　住所

脉诊

此联随据报销

图4-93　食管癌术后淋巴转移案

病证　术后，右锁骨上窝凹陷，呕，食纳不香，脉大不任按，舌剥。正气大虚，标本兼顾。

处方　生半夏75g，茯苓45g，晒参30g，漂海藻30g，炙甘草30g，木鳖子30g，止痉散3～4（冲），生姜75g，姜汁10mL（兑入）。

煮服法　加水1600mL，文火煮取500mL，3次分服。5剂。

案析

1. 病因病机　疾病所致，复加手术致元气大伤，阳明寒饮上逆。

2. 论治　大补元气，温阳化饮，和胃降逆。

3. 方药解析　生晒参大补元气；小半夏加茯苓汤和胃降逆；海藻甘草汤中利用海藻、甘草相反相激之性，有助散结；木鳖子消坚散结，防肿瘤复发。

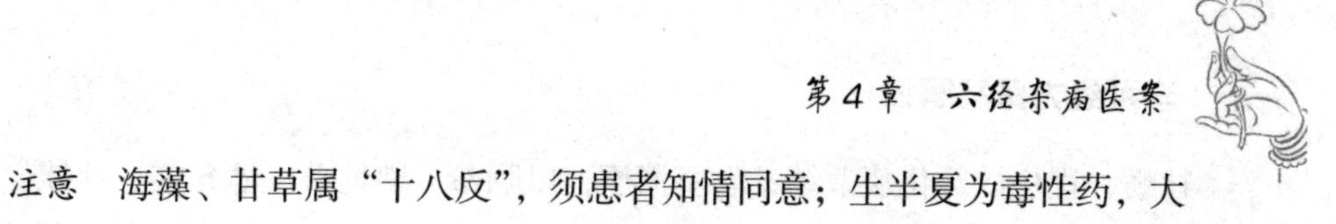

4. 注意　海藻、甘草属“十八反”，须患者知情同意；生半夏为毒性药，大量应用须患者知情同意。

九、食管肿瘤（温阳托透，化痰消瘤）

一般资料　张某（图4–94）。

处方　漂海藻50g，甘草50g，止痉散3～3（冲），木鳖子30g，两头尖45g，大贝120g，生半夏70g，生南星30g，晒参30g（捣），牡蛎45g，玄参45g，白芥子10g（炒研），麻黄5g，熟地黄30g，鹿角霜45g，油桂10g（后），吴茱萸30g，姜炭10g，生姜100g，大枣25枚。

煮服法　二煎混匀，取浓汁150mL，日分3次服。45剂。

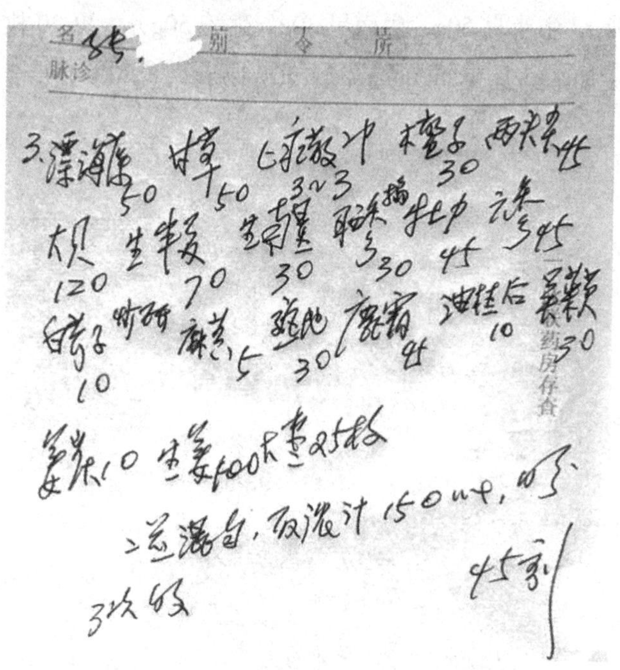

图4–94　食管肿瘤案

案析

1. 病因病机　阳气亏虚，寒凝痰阻。

2. 论治　温阳散寒，化痰消瘤。

3. 方药解析　以董静庵先生海藻甘草汤合清代名医王洪绪阳和汤为底，温阳散寒，化痰散结；漂海藻、木鳖子、两头尖、大贝、生半夏、生南星、白芥子、

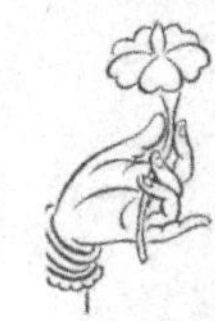

牡蛎、止痉散等化痰散结，软坚消瘤；以晒参、熟地黄、鹿角霜、油桂、姜炭等品温阳扶正。

十、胃癌晚期（胃气衰败）

一般资料 朱某，男，69岁（图4-95）。

病证 原北京307医院诊为胃癌晚期，面色萎黄灰暗，瘦削，肢厥，脉微细，舌淡白花剥。未做放化疗。食入胀、呃、痛，便燥若羊矢、黑（潜血）。畏寒。阳明降令不行，胃气将败，力挽之。

处方 赭石细末120g，白术30g，姜炭30g，晒参30g（捣），五灵脂30g，制附片45g，吴茱萸30g，炙甘草60g，漂海藻50g，大贝120g，两头尖45g，止痉散12～12（入煎），生半夏50g，生南星30g，生姜50g，大枣20枚。

煮服法 加水5斤（2500mL），文火煮取6两（300mL），2小时1次，6次分服。

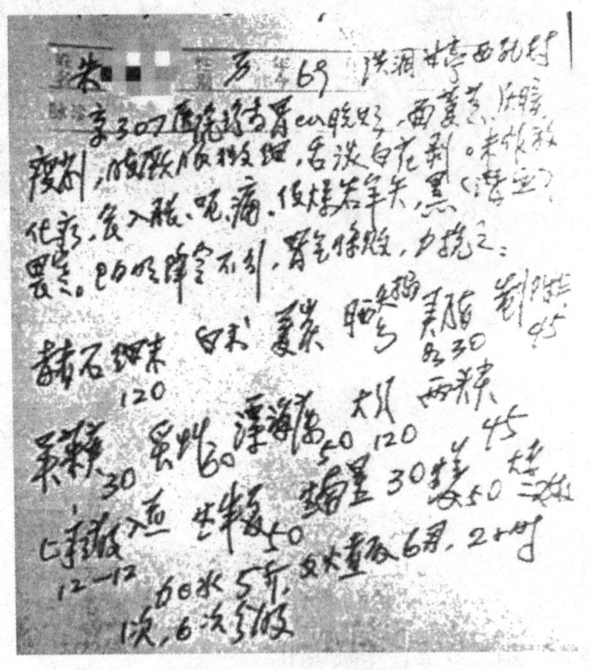

图4-95 胃癌晚期案

案析

1. 病因病机 久病致太阴虚寒，胃气衰败，胃失和降。

2. 论治 温三阴之阳，和胃降逆，消坚散结。

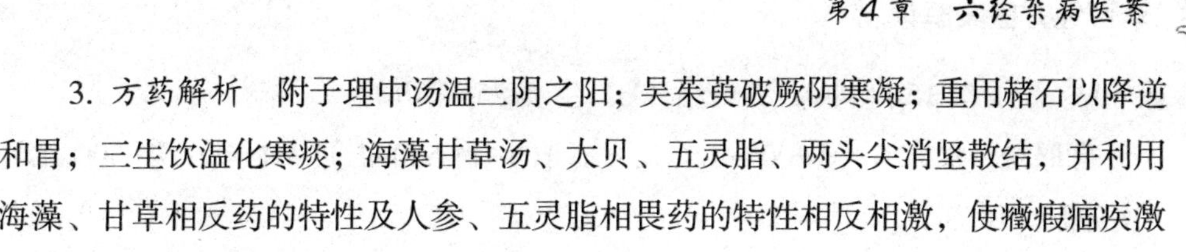

3. 方药解析 附子理中汤温三阴之阳；吴茱萸破厥阴寒凝；重用赭石以降逆和胃；三生饮温化寒痰；海藻甘草汤、大贝、五灵脂、两头尖消坚散结，并利用海藻、甘草相反药的特性及人参、五灵脂相畏药的特性相反相激，使癥瘕痼疾激荡而散，有利于散邪。

4. 注意 方中海藻、甘草同用属“十八反”，人参、五灵脂同用属“十九畏”，应用时须患者知情同意，并注意复查血常规、肝肾功能及心电图。

十一、肝癌（三阴阳虚寒凝）

一般资料 李某，男，60岁。2006年6月23日（图4-96）。

病证 肝癌，服阳和汤解凝内托10剂，瘤体缩小，食纳好，二便调。守方，改变服法。

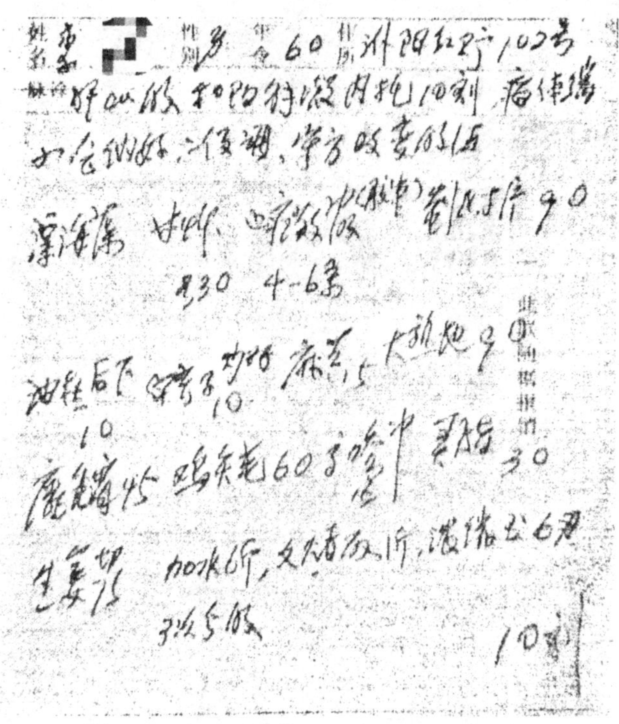

图4-96 肝癌案

处方 漂海藻30g，炙甘草30g，止痉散4～6（胶囊，吞服），制附片90g，油桂10g（后下），白芥子10g（炒研），麻黄5g，大熟地90g，鹿角霜45g，鸡矢藤 60g，高丽参 15g（冲），五灵脂 30g，生姜 75g（切）。

煮服法 加水 6 斤（3000mL），文火煮取 1 斤（500mL），浓缩至 6 两（300mL），3 次分服。10 剂。

案析

1. 病因病机　三阴阳虚寒凝。生活失摄，阳虚寒凝，形成肿物。

2. 论治　温阳散寒，消坚散结。

3. 方药解析　阳和汤在补益元阴元阳基础上散寒化痰消坚，海藻甘草汤、鸡矢藤化痰消坚，海藻和甘草、人参和五灵脂两对相反相畏药相反相激，增强消坚散结的作用。

4. 注意　“十八反”药和“十九畏”药应用时注意定期复查血常规、肝肾功能、心电图。

十二、胰头癌（三阴阳衰寒凝）

一般资料 庞某，女，67 岁（图 4–97）。

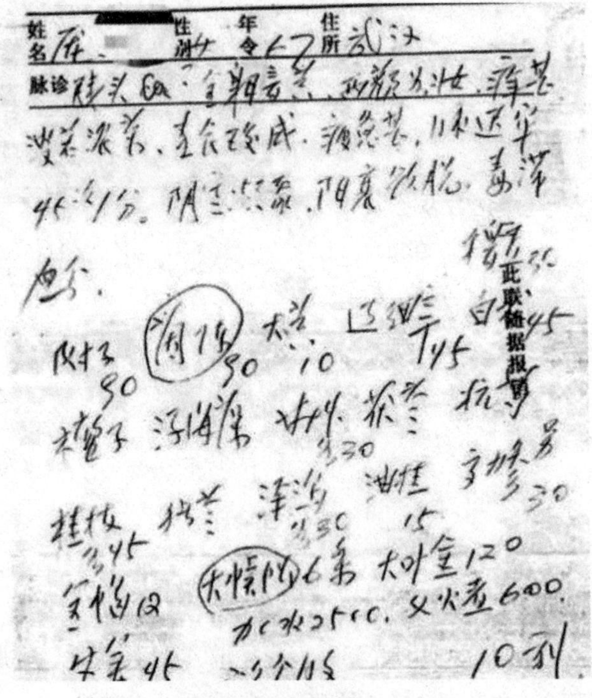

图 4–97　胰头癌案

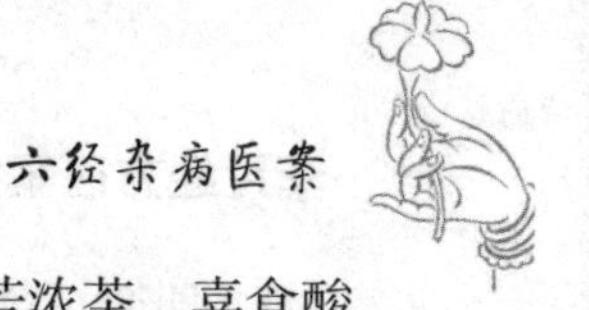

病证　胰头癌（阴黄证），全身暗黄，两颧如妆，痒甚，溲若浓茶，喜食酸咸，疲惫甚，脉迟牢，45次/分。阴寒凝聚，阳衰欲脱，毒滞血分。

处方　附子90g，茵陈90g，大黄10g，辽细辛45g，白术45g，稻芽30g，木鳖子30g，漂海藻30g，甘草30g，茯苓30g，杭芍45g，桂枝45g，猪苓30g，泽泻30g，油桂15g，高丽参30g（另），全蝎12g，大蜈蚣6条，大叶金钱草120g，生姜45g。

煎煮法　加水2500mL，文火煮600mL，3次分服。10剂。

案析

1. 病因病机　少阴阳气虚衰，阴寒痰凝少阳经脉，毒邪留滞血分，致胆汁外溢。

2. 论治　温阳散寒，利湿退黄，消坚散结。

3. 方药解析　真武汤加人参温阳利水，茵陈五苓散加大黄、金钱草退黄利湿，海藻甘草汤加木鳖子消坚散结，大黄附子细辛汤治胁下寒邪凝结从大便而去。

4. 注意　有超量用药、毒性药、相反用药，临证谨慎使用，并须患者知情同意。

十三、胰尾癌（三阴寒凝，少阳湿滞）

一般资料　石某，女，72岁（4–98）。

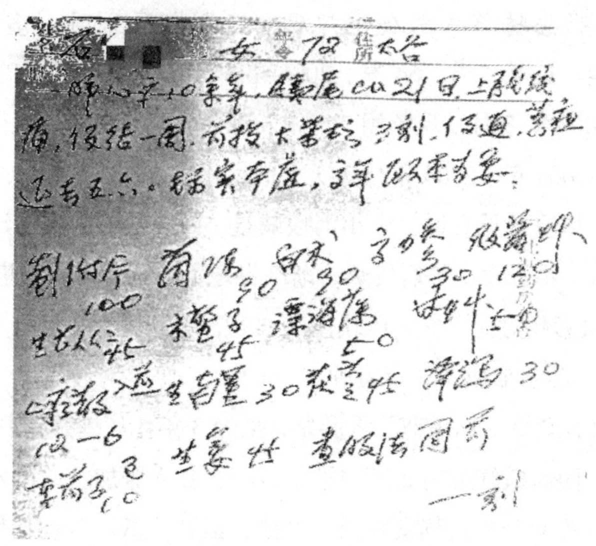

图4–98　胰尾癌案

病证　肺心病10余年，胰尾癌21日。上腹绞痛，便结1周，前投大柴胡汤

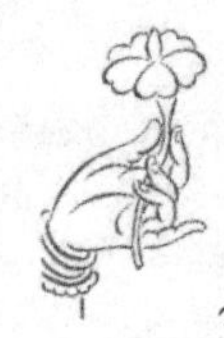

3剂，便通，黄疸退去五六。标实本虚，高年顾本为要。

处方 制附片100g，茵陈90g，白术90g，高丽参30g，败酱草120g，生薏苡仁45g，木鳖子45g，漂海藻50g，甘草50g，止痉散12～6（入煎），生南星30g，茯苓45g，泽泻30g，车前子10g（包），生姜45g。

煮服法 同前，1剂。

案析

1. 病因病机 三阴寒凝，少阳湿滞。肺心病日久，阳气亏虚，寒邪阻滞少阳经脉，胆汁外溢则黄疸，上腹绞痛为寒痰凝滞所致，予大柴胡汤通便则少阳寒痰可暂去，但高年本虚，需顾护正气。

2. 论治 温阳散寒，利湿退黄，化痰通络。

3. 方药解析 茵陈五苓散去桂枝、猪苓加薏苡仁、车前子以利湿退黄，茵陈术附汤以温阳散寒、利湿退黄，合附子薏苡败酱散以温阳化湿排脓，予海藻甘草汤、木鳖子、生南星以化痰散结通络。

4. 注意 方中有超量用药、毒性药、相反用药，临证谨慎使用，并须患者知情同意。

十四、肠癌转移手术及化疗后（三阴阳衰寒凝，虚阳浮越）

一般资料 许某，男，64岁。2006年8月26日（图4-99）。

病证 2003年8月发现肠癌，术中发现已转移至肝，遂进一步手术切除，并做介入治疗，2004年、2005年行2次大剂量化疗，每次半年，并配合抗癌清热解毒散结中药，体重日见衰退，今年消瘦减重 5kg。若除去腹水浮肿，减重更为明显，不止上数。不思食，午后发热，渐渐畏寒，空调冷风均不堪耐受。8月7日、8月23日两次彩超对比，肝内巨块型转移癌，缓缓增大，且见多发胆结石（泥沙状），脾肿大，腹水形成，右肾囊肿。

刻诊，两尺浮大，唇紫暗，舌胖紫，虽经3年化疗摧残，中药苦寒攻伐之剧，却毫无病容，面部嫩红鲜艳如涂油彩。腹胀，食入胀加，一度发生子时后胸憋气喘达4小时。夜寐难，依赖安眠药。气怯，语音低微。久病耗伤，太阴、少阴两本动摇，肾不纳气，元阳浮越堪虑。所幸患者意志坚强，心胸豁达，泰然处之，此正生机所在。为今之计，所患何病已无关紧要，法宜救太阴以保少阴，少佐消

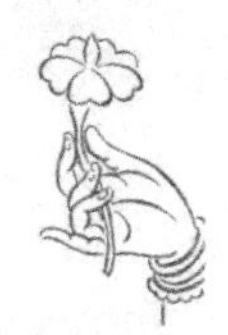

积，七补三攻，扶正为主，若待胃气来复，便有向愈之望。

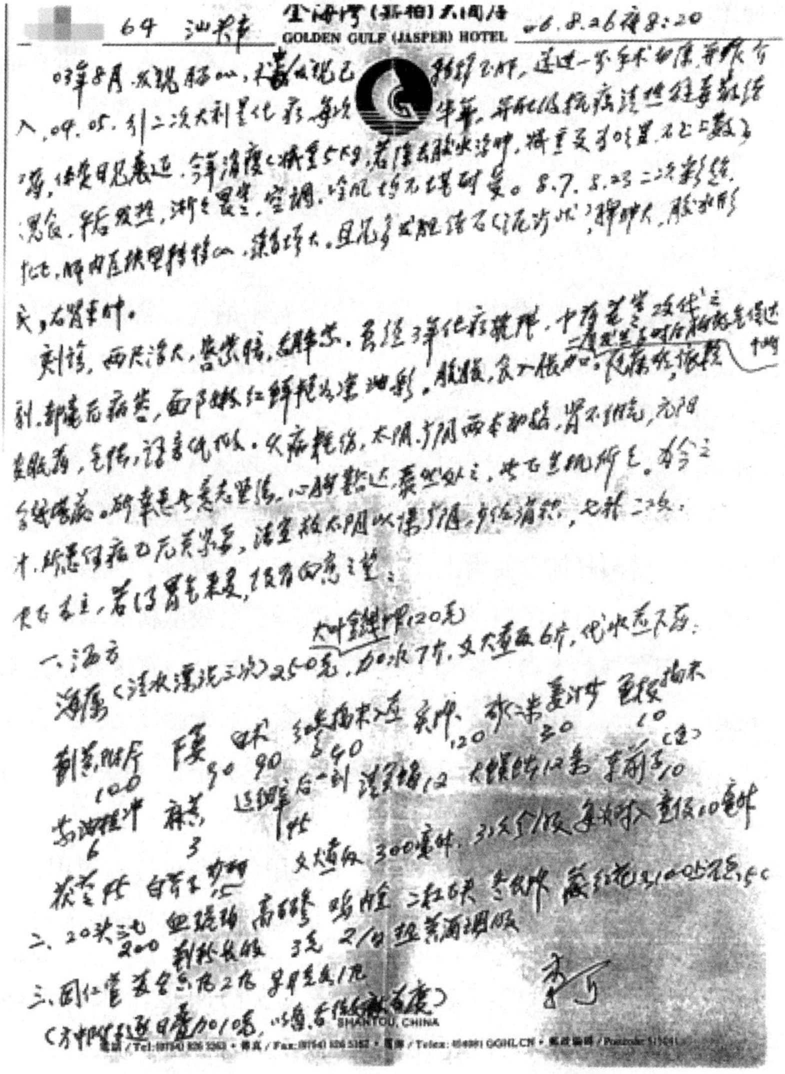

图 4-99 肠癌转移手术及化疗后案

处方

1. 汤方。海藻（清水漂洗 3 次）250g，大叶金钱草 120g。加水 7 斤（3500mL），文火煮取 6 斤（3000mL），代水煎下药：制黄附片 100g，干姜 90g，白术 90g，红参 90g（捣末入煎），炙甘草 120g，砂仁米 30g（姜汁炒），龟甲 10g（捣末），紫油桂 6g（冲），麻黄 3g，辽细辛 45g（后一刻），清全蝎 12g，大蜈蚣 12 条，车前

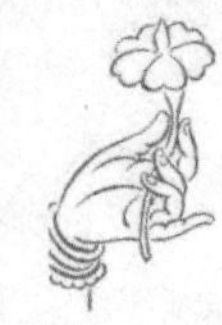

子 10g（包），茯苓 45g，白芥子 15g（炒研）。文火煮取 300mL，3 次分服，每次兑入童便 10mL。

2. 20 头三七 200g，血琥珀、高丽参、鸡内金、二杠正头、冬虫夏草、藏红花各 100g，上沉香 50g。制粉长服，每次 3g，2 次/日，热黄酒调服。

3. 同仁堂苏合香丸 2 丸，早、晚各 1 丸。

（方中附子逐日叠加 10g，以唇舌微麻为度。）

案析

1. 病因病机　三阴阳虚寒凝，虚阳浮越，肾不纳气。癌肿本为寒痰凝滞，加之化疗及清热解毒之品戕伐阳气，致先天之本少阴肾及后天之本太阴脾阳气更虚，寒痰凝滞益重，虚阳上越。

2. 论治　救太阴保少阴，少佐消积，七补三攻，扶正为主。

3. 方药解析　方 1 以扶正为主，消积为辅，重在救太阴阳气，予桂附理中汤复太阴之阳气，潜阳丹加童便潜上浮之虚阳归宅，麻黄附子细辛汤祛少阴沉积之寒邪，海藻甘草汤、白芥子散结，车前子、茯苓、金钱草利水。方 2 扶正为主，重在救少阴元阳之气，人参、鹿茸、冬虫夏草、沉香补益肾之元精元阳，并纳气归肾，琥珀、三七、红花活血通络，鸡内金消食助后天脾之运化且有化石之功。方 3 攻药，以行气为主，苏合香丸由芳香开窍药及温中行气药组成，有健中行气止痛之功。

4. 注意　方中有超量用药、毒性药、相反用药，临证谨慎使用，并须患者知情同意。附子大量运用时可取逐日叠加法，出现唇舌麻木即不可再加，以防中毒。

十五、宫颈癌手术化疗后多发转移（少阴阳虚，寒饮犯肺）

一般资料　刘某，女，57 岁（图 4-100）。

病证　2002 年 1 月宫颈癌术后，化疗 6 次，2007 年 8 月 6 日发现肝、肺、脑广泛转移，胸腔积液。不思食，不渴，咳喘甚、咳则遗尿，入寐难。面色苍白。孩子咨询，余况不明。已露心衰端倪（心动过速）。顾本为要。

处方　制附片 100g，干姜 90g，五味子 30g，辽细辛 45g（后 5 分），生山萸肉 90g，生半夏 50g，麻黄 5g，漂海藻 50g，甘草 50g，止痉散 12～5（入煎），生南星 30g，大贝 120g，两头尖 45g，高丽参 30g，炙甘草 60g，炒麦芽 60g，生姜 50g。

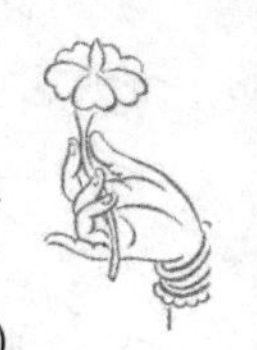

煮服法　加水6斤（3000mL），文火煮2小时，去渣，浓缩至3两（150mL），3次分服。10剂。

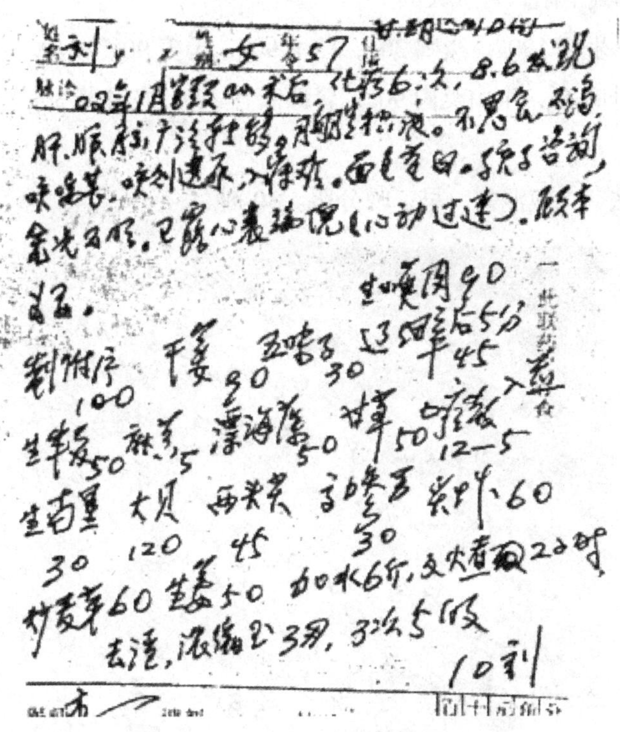

图4-100　宫颈癌手术化疗后多发转移案

案析

1. 病因病机　少阴阳虚，寒饮犯肺。癌肿本为阴寒毒邪凝结，化疗后更伤阳气，致阳气更伤，内生寒饮，蕴结于肺，肺失宣肃，肾气不固。

2. 论治　温阳化饮固肾，化痰通络。

3. 方药解析　四逆汤温少阴元阳，人参大补元气，山萸肉固肾气，干姜、细辛、半夏、五味子温化寒饮，少量麻黄宣肺，炒麦芽助中焦运化，海藻甘草汤、生南星、大贝、两头尖消坚散结。

4. 注意　海藻和甘草、附子和半夏互为反药，须患者知情同意。

十六、宫颈癌放疗后（太阴、少阴阳气亏虚）

一般资料　郑某，女，48岁。2007年9月18日（图4-101）。

病证　2006年冬觉少腹坠胀，阴道渗出淡血水，经查已是宫颈癌Ⅱb期，放

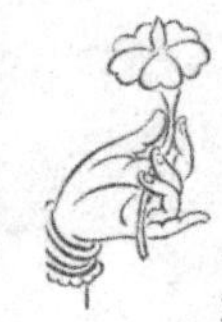

疗 36 次，里急后重下痢，舌胖齿痕中干黄，晨多干呕，气怯难续，动则喘，脉大、按之散。脾气下陷，肾气失固。

处方　生芪 120g，当归 30g，白术 90g，干姜 90g（炮），高丽参 10g（冲），柴胡 6g，升麻 6g，生山萸肉 90g，肾四味各 30g，炙甘草 30g，生半夏 45g，生姜 45g。

煮服法　二煎混匀，早、晚分服。30 剂。

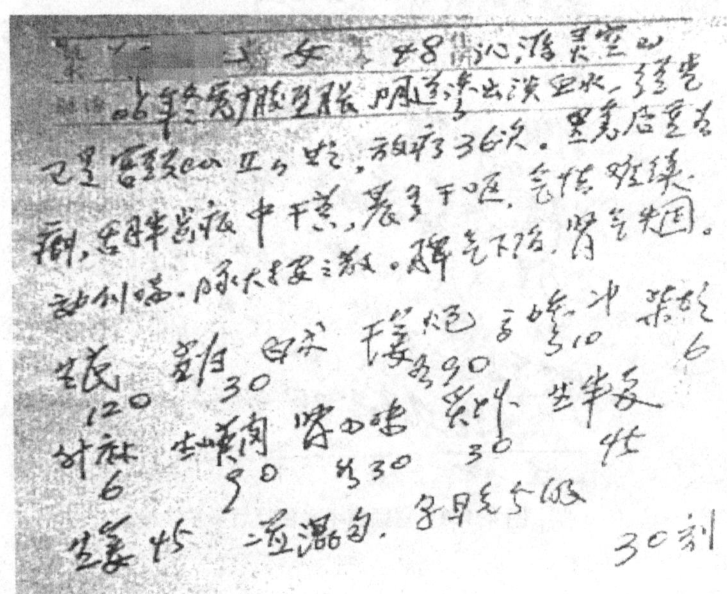

图 4-101　宫颈癌放疗后案

案析

1. 病因病机　太阴、少阴阳气亏虚。肾气失固，则气怯难续、动则喘；脾气下陷，清阳不升，则少腹坠胀，阴道出血水，里急后重下痢。

2. 论治　补脾升阳，固肾纳气。

3. 方药解析　理中丸温太阴之阳，参、芪、当归、升麻、柴胡补中益气、补血升阳，山萸肉固脱纳气，肾四味补益肾元，小半夏汤降逆止呕。

4. 注意　有超量用药、毒性药，须谨慎并患者知情同意。

十七、骨癌（三阴阳虚寒凝）

一般资料　李某，女，58 岁（图 4-102）。

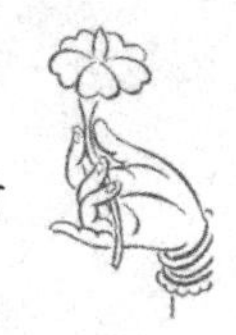

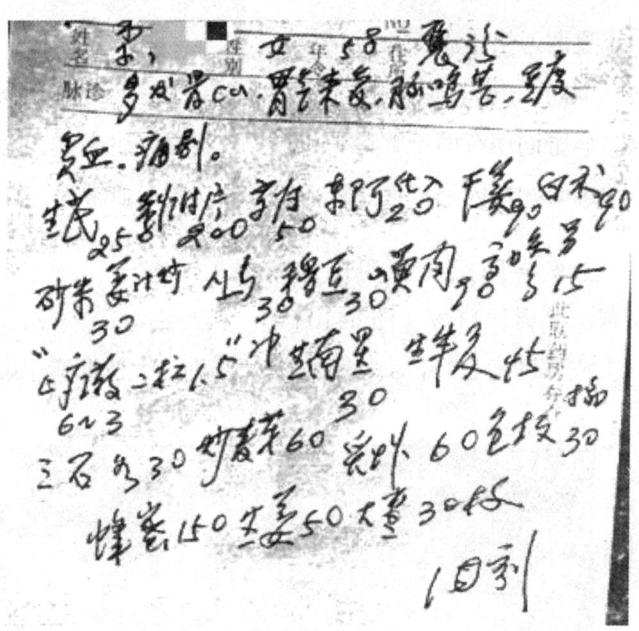

图4-102　骨癌案

病证　多发骨癌，胃气未复，脑鸣甚，重度贫血，痛剧。

处方　生芪250g，制附片200g，当归50g，东阿胶20g（化入），干姜90g，白术90g，砂仁米30g（姜汁炒），川乌30g，穞豆30g，山萸肉90g，高丽参15g（另），止痉散6～3（冲），二杠1.5g（冲），生南星30g，生半夏45g，三石各30g，炒麦芽60g，炙甘草60g，龟甲30g（捣），蜂蜜150mL，生姜50g，大枣30枚。10剂。

案析

1. 病因病机　三阴阳虚寒凝。太阴虚寒，失于运化，胃气未复则贫血，虚寒日久，痰瘀内生，阻于经络，不通则痛。

2. 论治　温阳益气补血，散寒化痰止痛。

3. 方药解析　当归补血汤加阿胶益气补血，加人参、山萸肉、砂仁大补元气，纳气归肾；鹿茸补益肾精之元阳；附子理中汤温化太阴，加川乌散寒止痛，加穞豆、蜂蜜制川乌、附子之毒，砂仁、炒麦芽助中焦运化；生南星、生半夏、川乌合为三生饮，温化寒痰散结之力强，且半夏和川乌、附子相反之性有助于散结，加生姜可制生半夏之毒；生姜、大枣同用调和营卫，可起濡养经络的作用；三石、

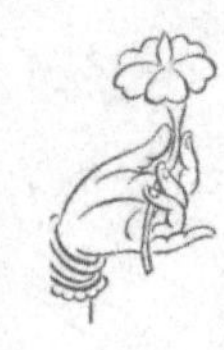

龟甲潜阳；止痉散通络止痛。

4. 注意　附子、川乌同用注意久煎2小时以上，且注意药物的神经、心脏毒性。予稆豆、蜂蜜同用有助于解乌头、附子的毒性。生半夏、附子、川乌为相反之药，注意须患者知情同意，且注意复查肝肾功能、血常规、心电图。

十八、上皮样肿瘤（三阴阳虚寒凝）

一般资料　某男，23岁（图4–103）。

病证　上皮样肿瘤（3年8个月），其父咨询，大体邪盛正虚，阳失散布，阴寒凝结。

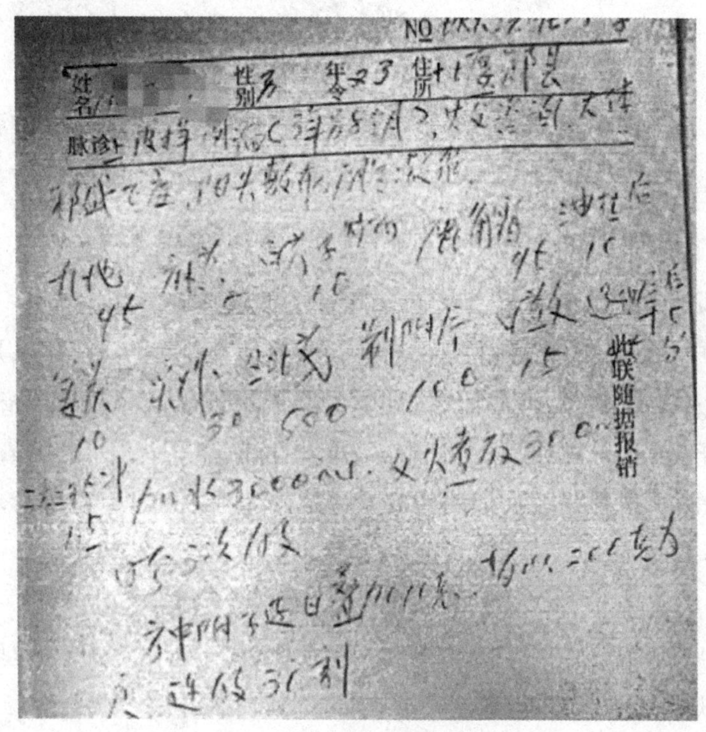

图4–103　上皮样肿瘤案

处方　九（熟）地45g，麻黄5g，白芥子10g（炒研），鹿角霜45g，油桂15g（后），姜炭10g，炙甘草30g，生北芪500g，制附片100g，白蔹15g，辽细辛45g（后5分），二杠粉（即鹿茸）1.5g（冲）。

煮服法　加水3000mL，文火煮至300mL，日分3次服。方中附子逐日叠加10g，暂以200g为度，连服30剂。

案析

1. 病因病机　生活失摄，致三阴阳虚，阴寒凝结。

2. 论治　温阳散寒，消坚散结。

3. 方药解析　阳和汤温阳消坚散结，麻黄附子细辛汤透少阴寒邪于外，黄芪、鹿茸补气壮阳，白蔹消肿散结，与附子互为反药，利用相反相激之性，散顽固之寒痰结块。

4. 注意　方中有相反、超量、毒药应用，须谨慎并患者知情同意。

十九、肿瘤内疽久不收口（三阴阳衰寒凝）

一般资料　某患，2007年7月24日（图4–104）。

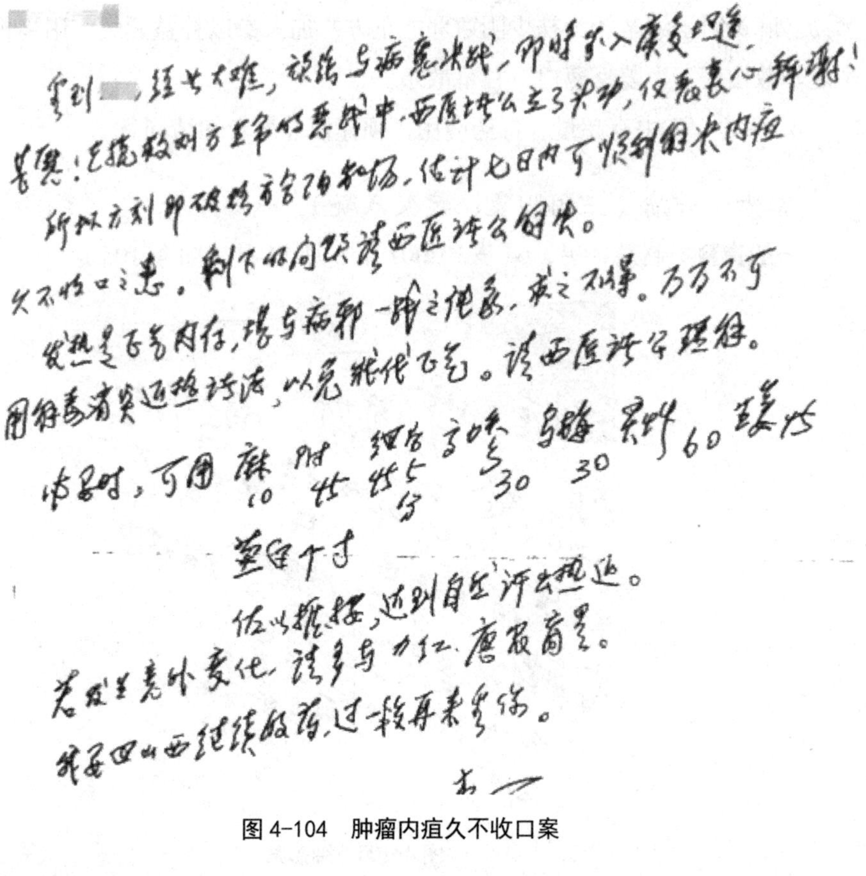

图4–104　肿瘤内疽久不收口案

所拟方剂为破格救心汤合阳和汤，估计7日内可顺利解决内疽久不收口之患。剩下的问题请西医诸公解决。

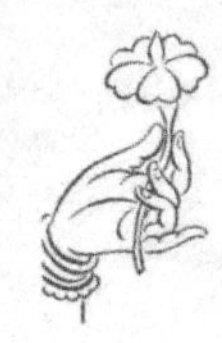

发热是正气内存，堪与病邪一战之佳象，求之不得。万万不可用解毒消炎退热诸法，以免攻伐正气。请西医诸公理解。

必要时，可用：麻黄 10g，附子 45g，细辛 45g（后 5 分），高丽参 30g，乌梅 30g，炙甘草 60g，生姜 45g，葱白 4 寸。

佐以推按，达到自然汗出热退。

案析

1. 病因病机　阳虚寒凝或兼外感发热。久病损伤正气，少阴阳气亏虚，寒邪直中，致发热。

2. 论治　外感，温少阴阳气，辛散寒邪；久不收口，扶阳托透。

3. 方药解析　肿瘤内疽久不收口，破格救心汤、阳和汤之类，有热用麻细梅参汤。麻黄附子细辛汤为祛少阴寒邪之正方，加人参以补益元气，用乌梅防麻、辛之辛散伤正，生姜、葱白、甘草散寒。

4. 注意　方中有超量、毒药应用，须谨慎并患者知情同意。

二十、肿瘤（三阴阳衰，痰聚寒凝）

一般资料　赵某，男，64 岁。2007 年 8 月 14 日（图 4-105）。

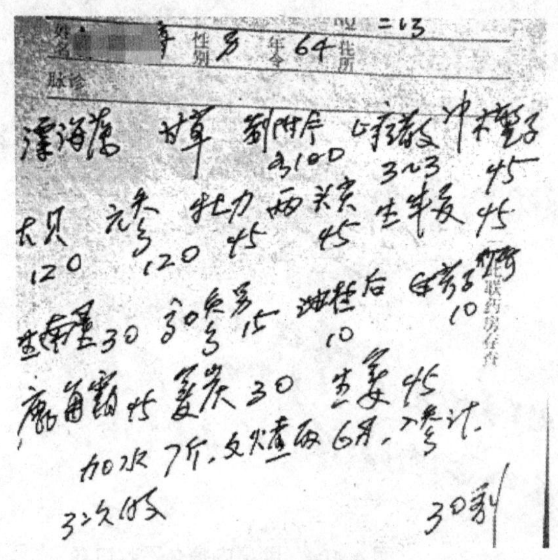

姓名 ■■ 性别 男 年龄 64 住所 213

脉诊

漂海藻 甘草 制附片 止痉散 冲 木鳖子
各100 3~3 45

大贝 元参 牡蛎 两头尖 生半夏 45
120 120 45 45

生南星30 白芥子15 油桂10 后 生晒参 10

鹿角霜45 姜炭30 生姜45

加水7斤，文火煮取6两，入参汁

3次服 30剂

图 4-105　肿瘤案

处方　漂海藻 100g，甘草 100g，制附片 100g，止痉散 3～3（冲），木鳖子

45g，大贝 120g，玄参 120g，牡蛎 45g，两头尖 45g，生半夏 45g，生南星 30g，高丽参 15g（另），油桂 10g（后），白芥子 10g（炒研），鹿角霜 45g，姜炭 30g，生姜 45g。

煮服法　加水 7 斤（3500mL），文火煮至 6 两（300mL），入参汁，分 3 次服。30 剂。

案析

1. 病因病机　三阴阳衰，痰聚寒凝。

2. 论治　扶阳散结消瘤。

3. 方药解析　鹿角霜、附片、油桂、姜炭、高丽参扶阳益气，海藻甘草汤、止痉散、消瘰丸、木鳖子、两头尖、三生饮散结消瘤。全方合海藻甘草汤、止痉散、消瘰丸、三生饮、阳和汤加减化裁而成，以药测证，定为肿瘤之方。

4. 注意　方中多药相反、有毒、生用、超量，须谨慎并患者知情同意。

第九节　六经痹病医案

痹者，闭也。风寒湿痰瘀血气滞，致血脉经络闭阻不通而发病，侵犯关节、肌肉、皮腠，发生麻木、酸楚、沉重、疼痛、游走不定、变形、拘挛等。多因机体阳气虚弱，中土不运，水湿留滞，风寒湿邪外侵而发病。

太阴、少阴阳虚，寒湿水饮留滞，或风寒湿邪外侵，阻滞经络血脉，致阳气不能敷布，不能达于肢末，则生麻木。或血虚不荣四末，致“营气虚则不仁”。风寒湿痰瘀血闭阻营卫、经络、血脉，不通则痛。诸邪留滞关节则肿胀变形，日久则拘挛僵直；正虚湿邪留滞则酸楚、沉重；风邪为诸邪先导，或游走不定。

四逆汤、理中汤温少阴、太阴之阳气；麻黄附子细辛汤扶阳透表，托透伏寒；桂枝汤、当归四逆汤、黄芪桂枝五物汤补气、活血、养血、散寒；当归补血汤大补气血；乌头煎、乌头汤、乌头桂枝汤通经散寒、擅长止痛。临证时以上皆可酌情加减应用。

麻木时多用黄芪桂枝五物汤类方；疼痛时多用乌头类方；伏寒时多用麻黄附子细辛汤托透散寒；多以附子或理中汤、四逆汤为底温阳扶正，阳气旺则邪气衰退。

大剂葛根解肌透邪，专理颈项。活络效灵丹、桃、红、芎、芍、土鳖虫、水

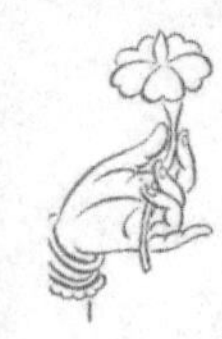

蛭化瘀活血。白芥子擅除皮里膜外之痰，能治顽麻久痹。黑木耳养血祛风，善治麻木。止痉散搜风通络止痛，缓解痉挛，也为常用之品。

总之，六经痹病，总以三阴阳虚为本，风寒湿邪为标；久病则血瘀痰阻，拘挛变形，诸变证蜂起。不危不急，善后调理，可用培元固本散加减久治缓调。

一、麻木（三阴阳虚，寒湿痹阻）

一般资料 乔某，男，29岁。2006年6月25日（图4-106）。

病证 寒湿痹阻手之三阳，治在太阴。

处方 北芪250g，桂枝90g，赤芍45g，炙甘草120g，当归50g，制附片70g，生姜120g，大枣30枚，白芥子10g（炒研），黑木耳30g，干姜45g，麻黄10g，辽细辛45g。

煮服法 加水6斤（3000mL），黄酒1斤（500mL），文火煮取1斤（500mL），3次热服取汗。3剂。

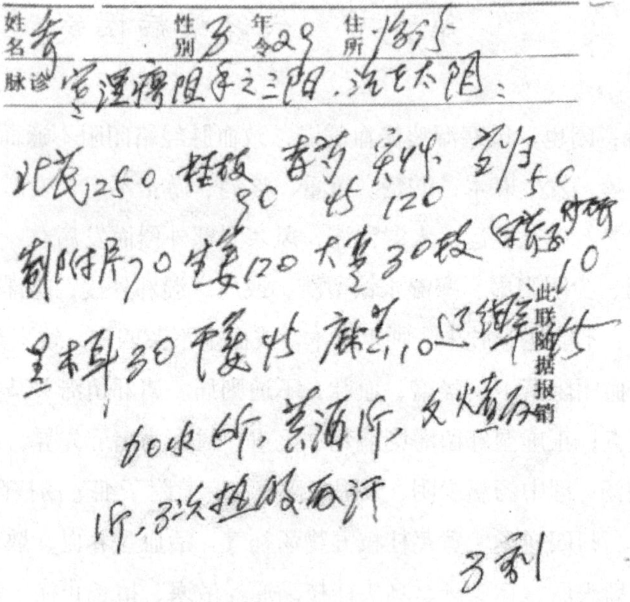

图4-106 麻木案

案析

1. 病因病机 三阴阳虚，风寒湿外感或生活失摄，寒湿内生，致寒湿痹阻手之三阳。

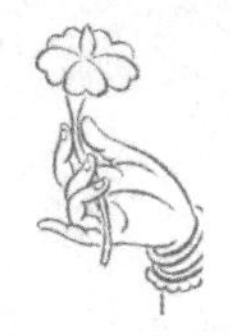

2. 论治　温阳散寒通痹。

3. 方药解析　四逆汤、桂、芪温三阴之阳，大剂桂枝汤、黄芪桂枝五物汤、麻黄附子细辛汤合白芥子、黄酒等温阳托透，散寒除湿通痹。

4. 注意　附子量大，细辛有毒，须患者知情同意。

二、指梢麻木（阳虚血痹）

一般资料　杜某，女，39岁。2007年9月15日（图4-107）。

病证　指梢麻木3年多，产后一度面瘫，脉微细。寒湿内阻，正虚外风袭络。

处方　生北芪500g，当归50g，黑木耳45g，白芥子10g（炒研），麻黄10g，桂枝45g，赤芍45g，炙甘草60g，苍术15g，制附片45g，辽细辛45g（后5分），晒参30g（捣），五灵脂30g，生姜45g，大枣20枚。

煮服法　加水6斤（3000mL），文火煮取9两（450mL），3次分服。10剂。

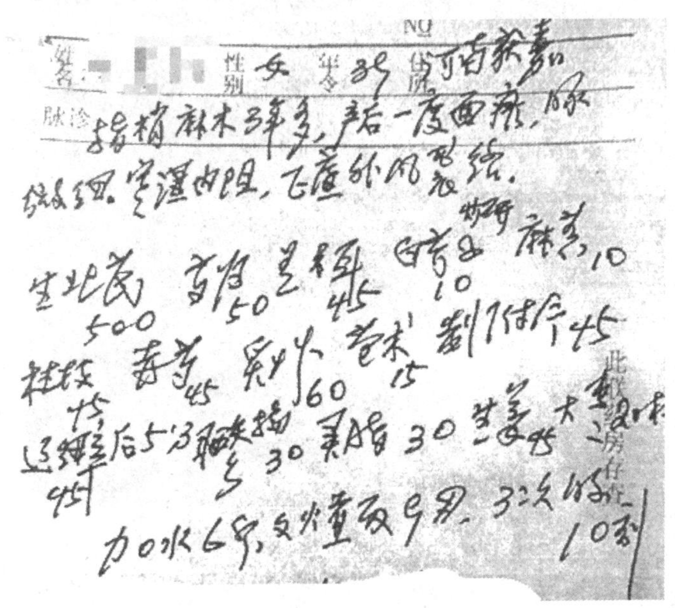

图4-107　指梢麻木案

案析

1. 病因病机　产后气血亏虚，风邪外袭，阳虚血痹。

2. 论治　温阳散寒，补养气血，活血通络。

3. 方药解析　方以麻黄附子细辛汤、黄芪桂枝五物汤、当归四逆汤为底，黄芪加大剂量以加强益气扶正之效，麻黄、附子、细辛扶阳透邪，晒参、五灵脂相畏合用通补兼施，当归补血汤大剂补血，白芥子以除皮里膜外之痰。

三、肢体麻木（少阴元阳不能敷布）

一般资料 申某，女，40岁。2006年6月21日（图4–108）。

病证 目涩，左半面顽麻不仁，脉寸沉，舌淡、尖微赤，少阴元阳不能敷布。

处方 苍术15g，黑木耳30g，北芪120g，附子45g，干姜30g，白芥子（炒研）10g，生晒参30g（另），炙甘草90g，生姜45g，大枣12枚。

煮服法 加水4斤（2000mL），文火煮取1斤（500mL），兑入参汁，3次分服。3剂。

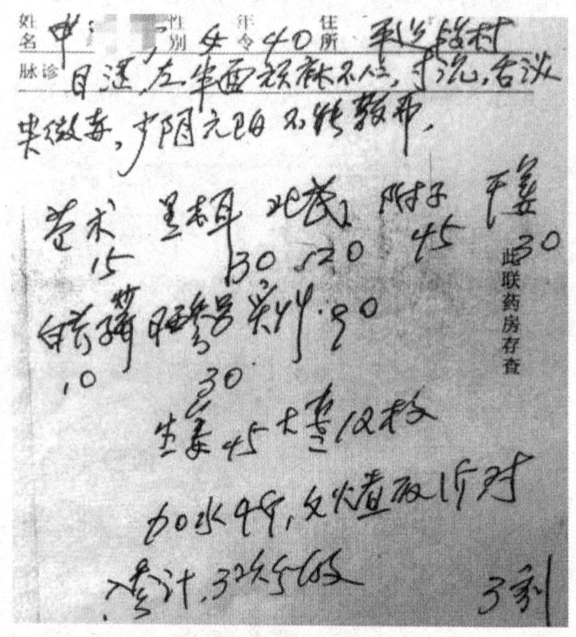
姓名 申　性别 女　年令 40　住所

脉诊 目涩，左半面顽麻不仁，寸沉，舌淡尖微赤，少阴元阳不能敷布。

苍术 15　黑木耳 30　北芪 120　附子 45　干姜 30

白芥子 10　晒参 30　炙草 90

生姜 45　大枣 12 枚

加水 4 斤，文火煮取 1 斤，对入参汁，3 次分服

3 剂

此联药房存查

图4–108　肢体麻木案

案析

1. 病因病机　少阴元阳不能敷布。

2. 论治　温补少阴元阳，除湿逐痰，透邪通络。

3. 方药解析　四逆汤、理中汤合大剂黄芪温阳补气，促阳气敷布；苍术、白芥子等除湿逐痰；黑木耳为李老治疗麻木常用之品，重在养血止麻，正合《内经》“营气虚则不仁”之旨。

四、血痹（气虚不荣四末）

一般资料　段某，女，17岁。2006年6月21日（图4-109）。

病证　气虚不荣四末。

处方　生芪30g，当归15g，白术20g，生晒参10g（另），柴胡6g，升麻6g，炙甘草20g，肾四味各20g，苍术15g，白蔹15g，生姜10片，大枣12枚，核桃4枚（打）。5剂。

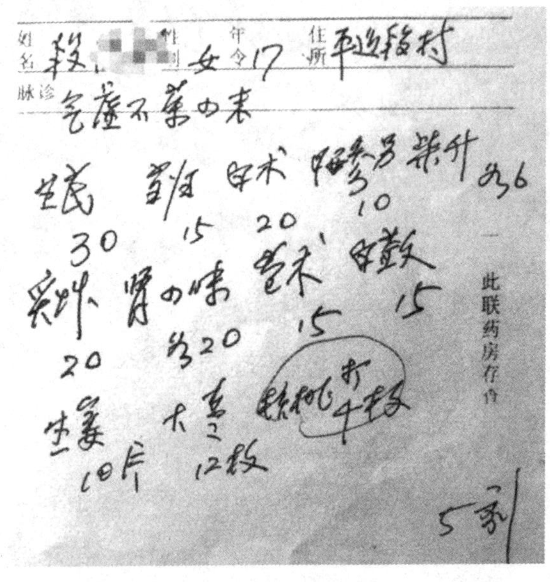

图4-109　血痹案

案析

1. 病因病机　气虚不荣四末。

2. 论治　温补太阴、少阴两本，敷布阳气于四末。

3. 方药解析　补中益气汤合肾四味温补太阴、少阴，温运中土。

五、肢麻（少阴、太阴阳虚，寒湿痹阻）

一般资料　张某，女，48岁。2005年12月23日（图4-110）。

病证　肢麻，面赤如妆，脉沉细，舌淡无苔。大气失运，寒湿中阻。

处方　北芪120g，龟甲10g，附子、细辛各45g，白术、干姜各30g，晒参15g（另），黑木耳30g，白芥子10g（炒研），砂仁米30g（姜汁炒），当归45g，炙甘草60g，淫羊藿120g（羊油炒），生姜45g，大枣12枚。3剂。

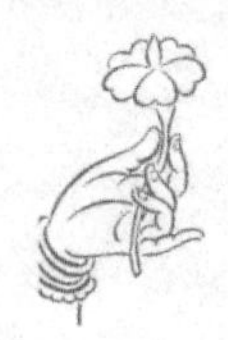

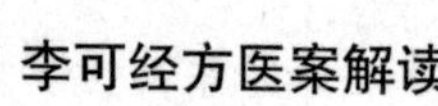

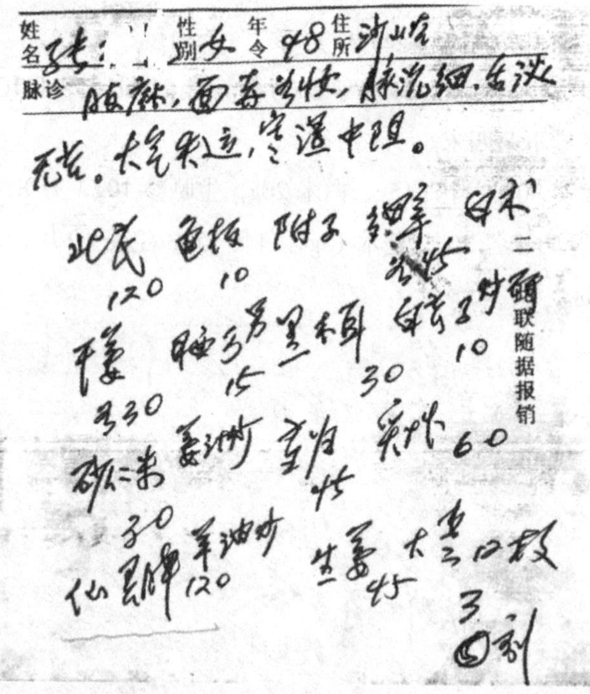

姓名　　性别 女　年令 48　住所

脉诊

二联随据报销

图 4-110　肢麻案

案析

1. 病因病机　少阴、太阴阳虚，寒湿中阻，虚阳上浮。

2. 论治　温补少阴、太阴之阳，散寒除湿，潜镇浮阳。

3. 方药解析　方以四逆汤、理中汤、黄芪、淫羊藿温少阴、太阴之阳，潜阳丹潜镇浮阳，合白芥子、细辛、生姜通阳散寒、除痰养血。

4. 注意　附子、细辛量大、有毒，须谨慎使用，并须患者知情同意。

六、血痹（黄芪桂枝五物汤）

一般资料　某患，2006 年 6 月 26 日（图 4-111）。

处方　桂枝 45g，赤芍 45g，炙甘草 30g，生芪 120g，当归 30g，生姜 45g，大枣 12 枚，白芷 10g（后）。

煮服法　水 3 斤（1500mL），黄酒 1 斤（500mL），文火煮取 1 斤 2 两（600mL），3 次分服。5 剂。

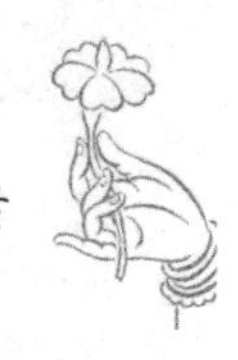

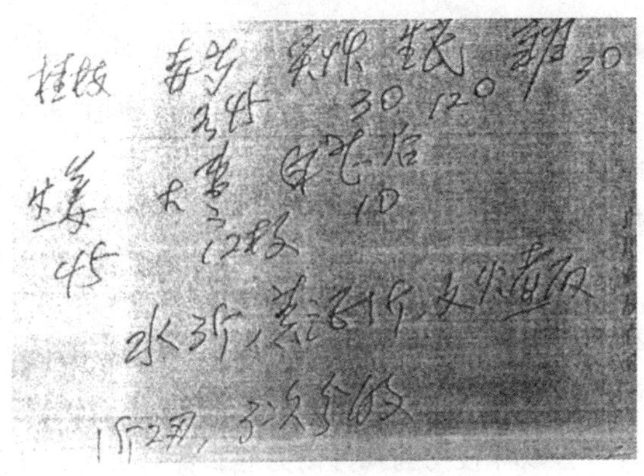

图 4-111　血痹案

案析

1. 病因病机　以方测证，当为阳虚血痹之类证候。

2. 论治　温阳补气，养血通络。

3. 方药解析　方以黄芪桂枝五物汤加味温阳补气，养血通络；加黄酒煎服，有温阳通阳之用。

七、关节肿痛（三阴阳虚，寒湿痹阻）

一般资料　孙某，女，20岁。2005年12月27日（图4-112）。

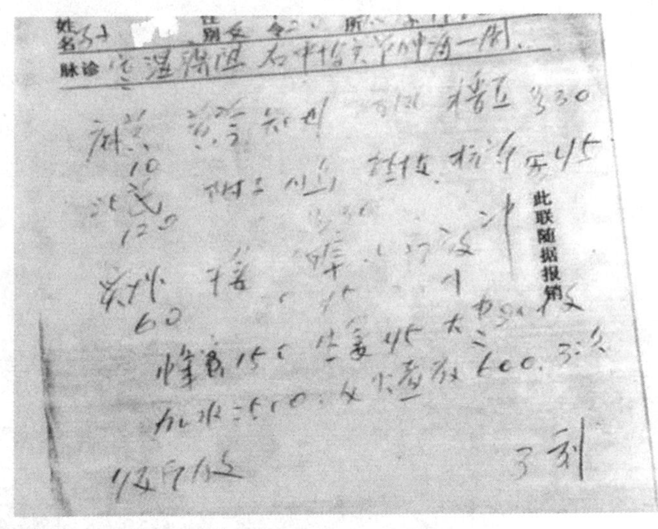

图 4-112　关节肿痛案

病证　寒湿痹阻，右中指关节肿痛1周。

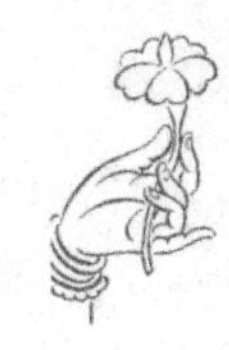

处方 麻黄 10g，黄芩、知母、防风、穞豆各 30g，北芪 120g，附子、川乌各 30g，桂枝、杭芍各 45g，炙甘草 60g，干姜 30g，细辛 45g，止痉散 3～4（冲），蜂蜜 150mL，生姜 45g，大枣 20 枚。

煮服法 加水 2500mL，文火煮取 600mL，3 次饭后分服。3 剂。

案析

1. 病因病机 三阴阳虚，外感寒湿，痹阻化热。

2. 论治 温阳散寒清热，通络止痛。

3. 方药解析 方以桂枝芍药知母汤为底，含乌头汤、乌头桂枝汤、黄芪桂枝五物汤、麻黄附子细辛汤、止痉散温阳散寒除湿，活血搜风通络；予黄芩、知母清热；用蜂蜜、穞豆以制约乌头、附子毒性。

4. 注意 附子、川乌、细辛量大、有毒，须患者知情同意。

八、脊痛（阳虚寒凝）

一般资料 牛某，女，42 岁。2005 年 12 月 17 日（图 4–113）。

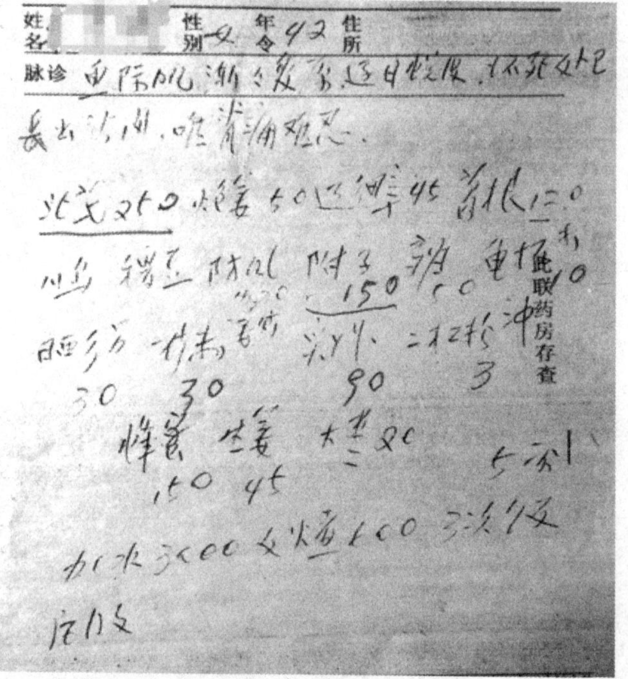

姓名 性别 女 年令 42 住所

脉诊

此联药房存查

图 4–113 脊痛案

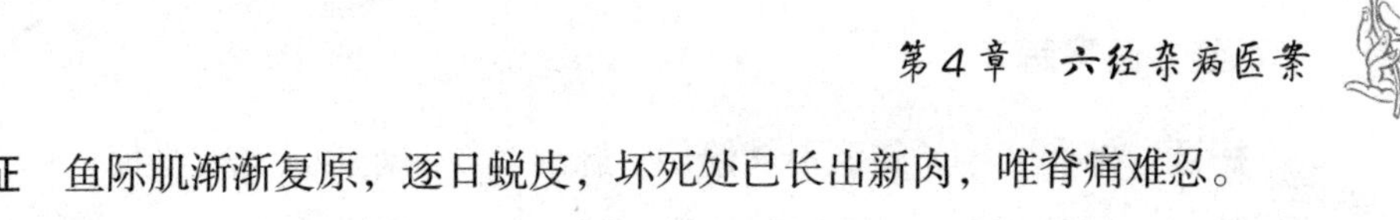

病证 鱼际肌渐渐复原，逐日蜕皮，坏死处已长出新肉，唯脊痛难忍。

处方 北芪250g，炮姜50g，辽细辛45g，葛根120g，川乌、稽豆、防风各30g，附子150g，当归50g，龟甲10g（打），晒参30g（另），砂仁米30g（姜汁炒），炙甘草90g，二杠粉3g（冲），蜂蜜150mL，生姜45g，大枣20枚。

煮服法 加水3000mL，文火煮600mL，分3次饭后服。5剂。

案析

1. 病因病机 阳虚寒凝。

2. 论治 温阳益气，散寒止痛。

3. 方药解析 参、芪、鹿茸、四逆汤、补血汤温阳散寒、益气养血，细辛、防风、葛根透邪散寒，川乌逐寒止痛，稽豆、防风、蜂蜜、炙甘草可解乌、附之毒。

4. 注意 川乌、附子有毒，量大合用，须患者知情同意。

九、腰痛（气滞血瘀）

一般资料 赵某，男，27岁。2006年1月9日（图4-114）。

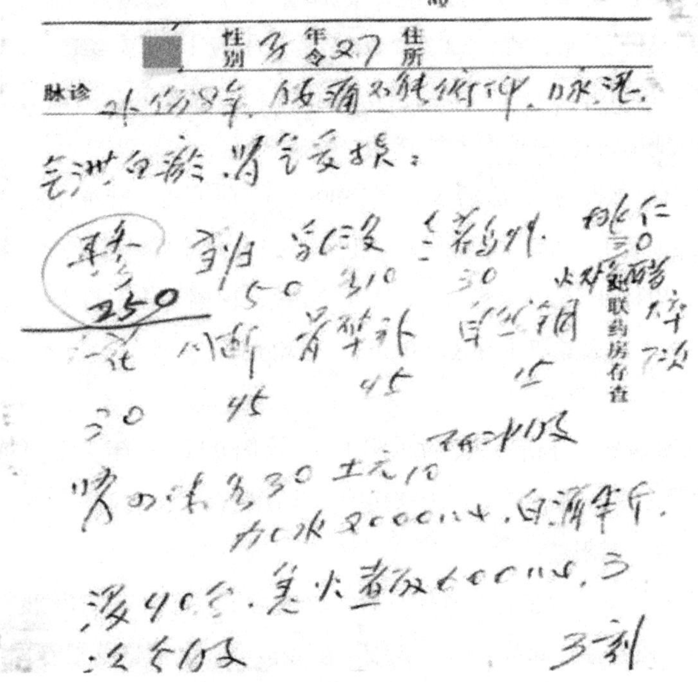

图4-114 腰痛案

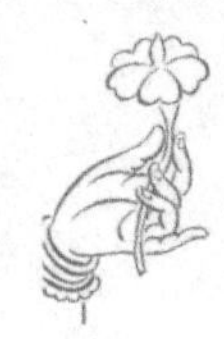

病证 外伤8年，腰痛不能俯仰，脉涩。气滞血瘀，肾气受损。

处方 丹参250g，当归50g，乳没各10g，老鹳草30g，桃仁30g，红花30g，续断45g，骨碎补45g，自然铜45g（火煅醋淬7次），肾四味各30g，土元（土鳖虫）10g（研冲服）。

煮服法 加水2000mL，白酒半斤，浸40分钟，急火煮取600mL，3次分服。3剂。

案析

1. 病因病机 外伤致瘀血阻滞局部，日久伤肾。

2. 论治 补肾活血。

3. 方药解析 活络效灵丹治一切经络瘀滞，加土鳖虫、桃仁、红花加强活血，自然铜善治外伤血瘀，肾四味、川续断、骨碎补补肾。加白酒煎药有助于加强诸药通达活血之性。

4. 注意 活血药量大，注意出血。

十、腰困项僵（少阴阳虚，太阳寒凝）

一般资料 王某，男，32岁。2005年3月17日（图4-115）。

病证 2004年7月1日，闪挫伤腰（4、5、6腰椎间盘膨出），尿闭，按摩月余后渐复。腰困如折，项僵不能转动。骨病从肾。

处方 粉葛根300g煎汤5斤（2500mL），煎下药：麻黄10g，制附片45g，辽细辛45g（后），晒参30g（另），盐巴戟肉30g，肾四味各30g，炙甘草50g，川续断30g，川杜仲15g，生姜45g，大枣20枚，核桃6枚（打）。

煮服法 文火煮取1斤（500mL），3次分服。3剂。

案析

1. 病因病机 外伤病久，致少阴阳虚，太阳寒凝。尿闭为太阳膀胱气化不能；腰为少阴肾之府，腰痛腰困，为寒瘀痹阻少阴肾及太阳膀胱经。

2. 论治 温阳通痹。

3. 方药解析 肾主骨，骨病从肾，故以附子、肾四味、川续断、杜仲、核桃温补肾阳、强筋骨；麻黄、附子、细辛温经散寒；大剂量葛根专理颈项，舒筋解肌，改善项僵症状。

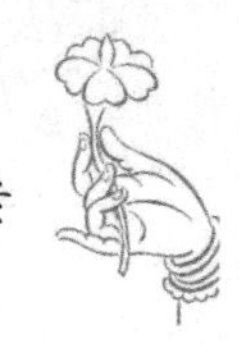

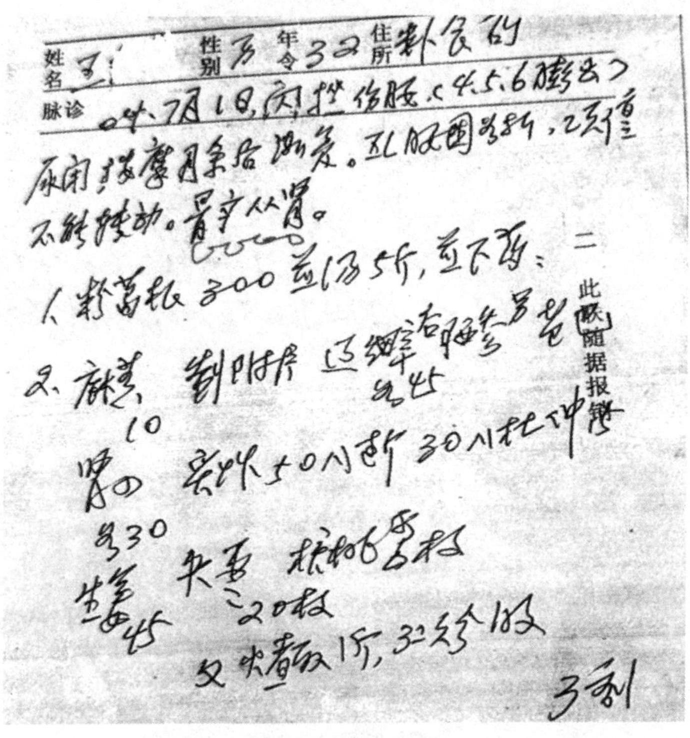

图 4-115　腰困项僵案

十一、类风湿关节炎（阳虚寒凝）

一般资料　郭某，女，46岁（图 4-116）。

病证　类风湿关节炎 30 年以上，出生于西许外安窑一带，流行大骨节病，几乎无一幸免。一度左侧耳鸣。近年心悸，面部肌肉跳动，20岁时即诊为膝踝关节缺血性坏死，小关节大部分变形僵痛。脉沉细微，舌红无苔、质嫩。（胸腰椎增生）法宜标本兼顾。

处方一　北芪 120g，附子、川乌、稆豆、防风、当归各 30g，晒参 15g，桂枝、杭芍各 45g，炙甘草 60g，辽细辛 45g，麻黄 10g，蜂蜜 150mL，生姜 45g，大枣 12 枚。

煮服法　加水 2500mL，文火煮取 600mL，分二服，饭后服。

处方二　30 头三七 100g，血琥珀、晒参、红参各 50g，血河车 1 具，一等鹿茸片 50g，止痉散 50 ~ 60。

煮服法　每次 3g，3 次/日，热黄酒调服。

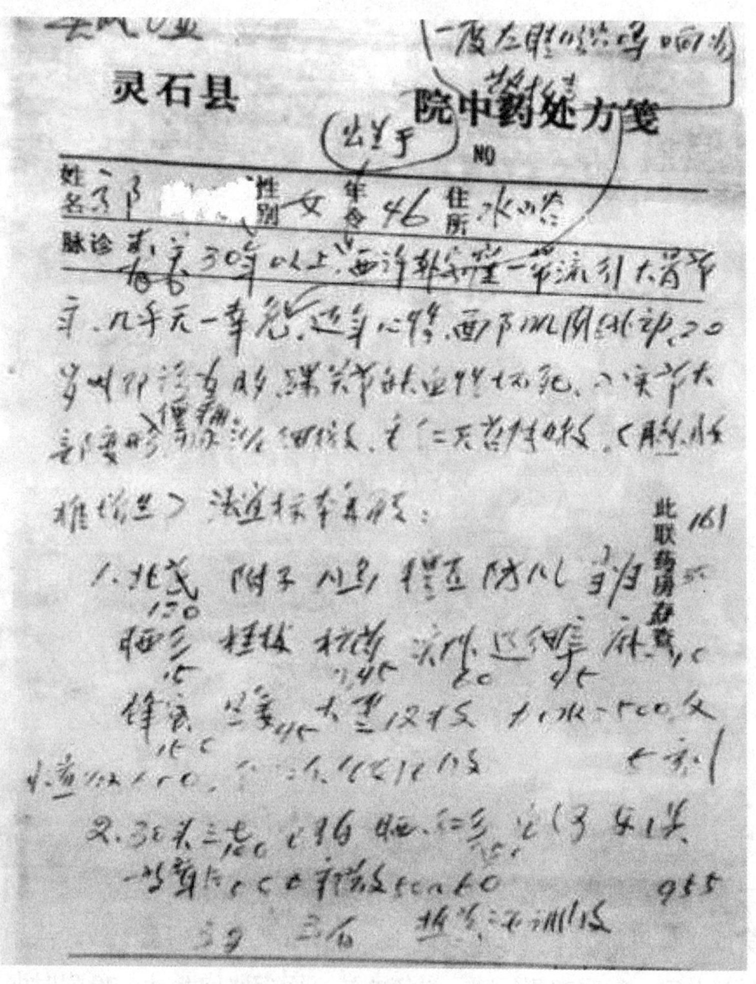
灵石县　　院中药处方笺
NO
姓名　性别 女　年令 46　住所
脉诊
此联药房存查

图 4-116　类风湿关节炎案

案析

1. 病因病机　阳虚寒凝，痹阻脉络。

2. 论治　温阳益气，散寒通络。

3. 方药解析　麻黄附子细辛汤、乌头汤、乌头桂枝汤、黄芪桂枝五物汤、补血汤、止痉散、固本散温阳益气扶正，散寒通络止痛。

4. 注意　附子、乌头、细辛量大、有毒，须谨慎并患者知情同意。

十二、膝关节肿痛（三阴阳虚寒凝，虚阳外越）

一般资料　姚某，女，66 岁。2007 年 9 月 15 日（图 4-117）。

病证　双膝关节肿胀憋痛 5 年。16 年前氯中毒，曾做胸椎手术，背冷如冰，

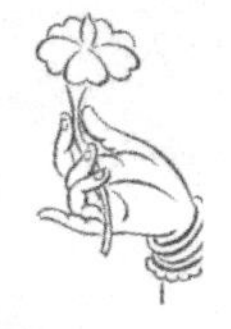

膝、脚心热如火焚，两眉中痛10年。时或轰然自汗。脉弱略浮。

处方　生芪250g，制附片100g，干姜90g，川乌、穞豆、防风各30g，川芎90g，白芷30g（后5分），辽细辛45g（后5分），茯苓45g，白术90g，桂枝45g，炙甘草120g，止痉散6～3（冲），蜂蜜150mL，生姜45g，大枣12枚。

煮服法　加水7斤（3500mL），文火煮2小时，去渣，浓缩至9两（450mL），日3次，饭后服。10剂。

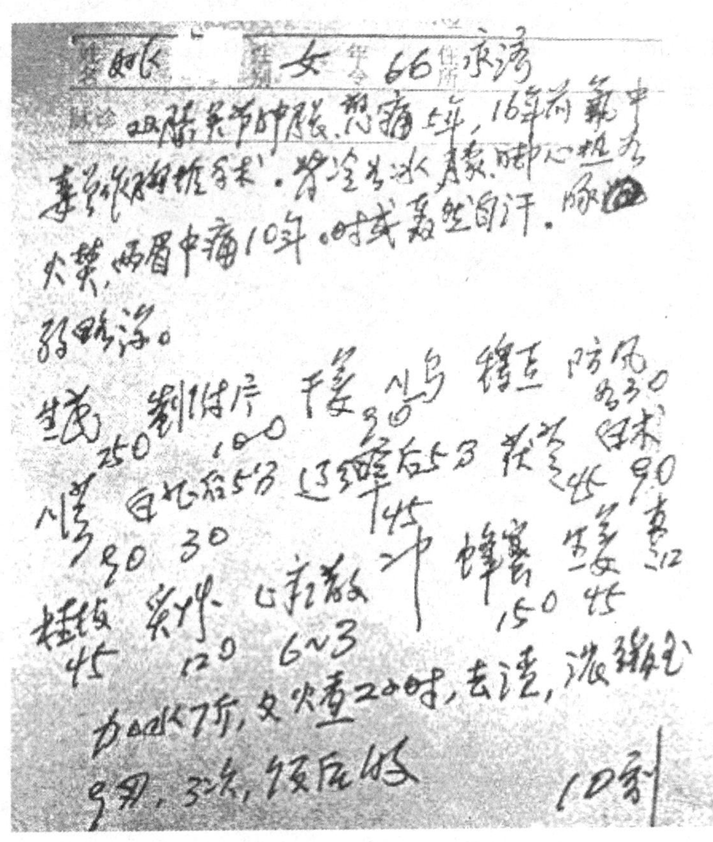

图4-117　膝关节肿痛案

案析

1. 病因病机　起居不慎，久病致三阴阳虚寒凝，格阳于外。

2. 论治　温阳托透，祛风散寒，除湿止痛。

3. 方药解析　方以四逆汤、大剂黄芪温阳益气。乌头、桂枝、细辛、白芷、茯苓、白术、川芎、止痉散等散寒除湿，通络止痛。防格阳可用葱白、童便。

4. 注意　附子、乌头、细辛量大、有毒，须谨慎使用，并须患者知情同意。

十三、寒痹（三阴阳虚寒凝）

一般资料　温某，男，24岁。2005年12月25日（图4-118）。

病证　太阳表邪渐入筋骨，正虚托法。

处方　生芪120g，附子30g，川乌30g，穞豆30g，防风30g，麻黄10g，桂枝45g，杭芍45g，炙甘草60g，干姜30g，细辛45g，当归30g，丹参30g，乳没各10g，止痉散3～4（冲），徐长卿30g，蜂蜜150mL，生姜45g，大枣20枚。

煮服法　加水2500mL，文火煮取600mL，分3次饭后半小时服。3剂。

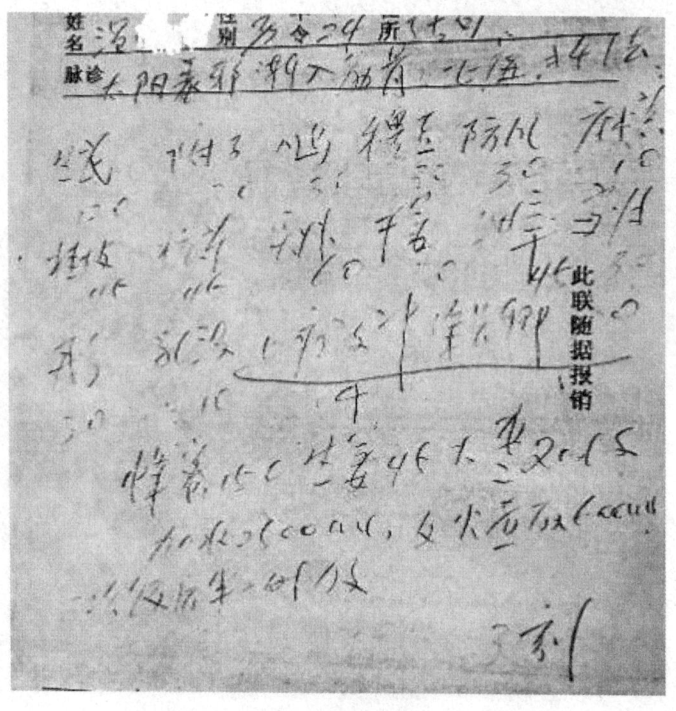

图4-118　寒痹案

案析

1. 病因病机　太阳表邪渐入筋骨，致三阴阳虚寒凝。

2. 论治　温阳托透，散寒通络。

3. 方药解析　四逆汤、芪、桂扶三阴之阳，麻黄附子细辛汤、乌头汤、乌头桂枝汤、黄芪桂枝五汤、活络效灵丹、止痉散合以温阳散寒，搜风通络，活血止痛。

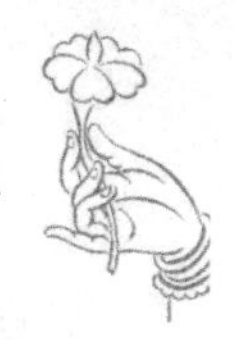

4. 注意　附子、川乌、细辛量大、有毒，须患者知情同意。

十四、风湿骨痛（少阴阳虚，寒凝湿阻）

一般资料　潘某，女，67岁。2006年6月20日（图4-119）。

病证　风湿骨痛4年，脉沉滑，舌淡紫，此属虚损。

处方　北芪120g，当归50g，制附片100g，川乌30g，黑大豆30g，防风30g，辽细辛45g，何首乌30g，炒白蒺藜30g，桂枝45g，杭芍45g，炙甘草120g，清全蝎6g、蜈蚣6条（研粉冲服），鸡矢藤60g，蜂蜜150mL，生姜45g，大枣25枚。

煮服法　加水6斤（3000mL），文火煮取1斤（500mL），分3次饭后半小时服。30剂。

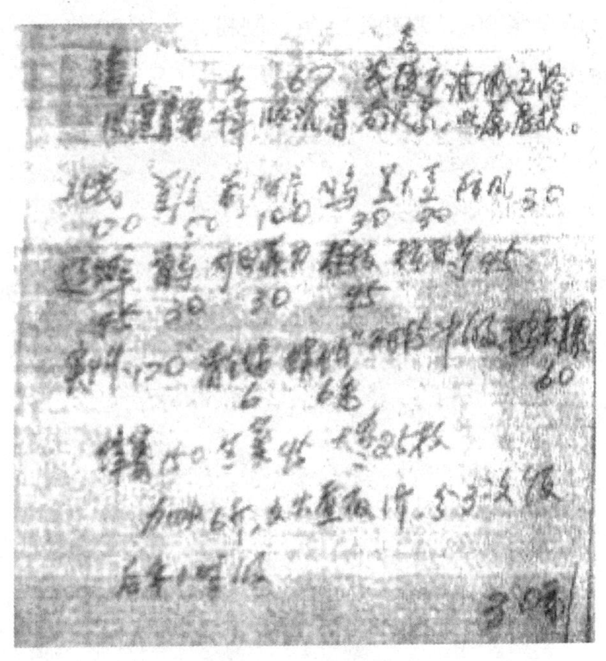

图4-119　风湿骨痛案

案析

1. 病因病机　少阴阳虚，寒凝湿阻。风湿骨痛为寒凝关节，不通则痛；脉沉滑、舌紫暗，为虚为寒。

2. 论治　温阳散寒，祛风除湿。

3. 方药解析　乌头桂枝汤、黄芪桂枝五汤合止痉散化裁，以温阳散寒，祛风除湿，通络止痛。

4. 注意　附子、川乌、细辛量大、有毒，须患者知情同意。

十五、下焦寒湿痹（三阴阳虚，寒湿痹阻）

一般资料　陈某，男，40岁。2006年6月20日（图4-120）。

病证　下焦寒湿痹阻（胖，面白不泽）。

处方一　北芪250g，附子100g，川乌30g，黑大豆30g，防风30g，川牛膝30g，防己15g，当归45g，辽细辛45g，麻黄3g，干姜90g，炙甘草120g，白术90g，油桂10g（后），车前子10g（包），蜂蜜150mL，生姜75g，大枣20枚。

煮服法　加水6斤（3000mL），文火煮取8两（400mL），3次饭后服。30剂。

处方二　清全蝎90g，蜈蚣120条，制粉，分作90包。

服法　每次1包，3次/日，温水调服。

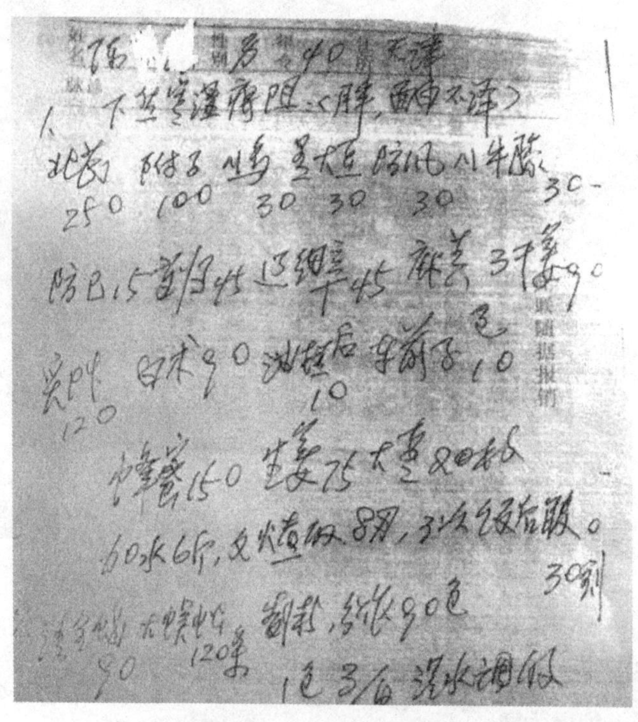

陈　男　40岁　面白不泽
1、下焦寒湿痹阻（胖，面白不泽）
北芪 250　附子 100　川乌 30　黑大豆 30　防风 30　川牛膝 30
防己 15　当归 45　辽细辛 45　麻黄 3　干姜 90
炙甘草 120　白术 90　油桂 10 后　车前子 10 包
蜂蜜 150　生姜 75　大枣 20 枚
加水 6 斤，文火煮取 8 两，3 次饭后服。30 剂
清全蝎 90　大蜈蚣 120 条　制粉，分作 90 包
1 包 3/日　温水调服

图 4-120　下焦寒湿痹案

案析

1. 病因病机　起居感受寒湿，致三阴阳虚，寒湿痹阻。

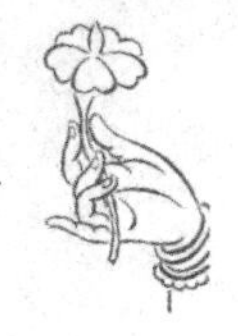

2. 论治　温阳散寒。

3. 方药解析　处方一四逆汤、黄芪、油桂温三阴之阳；麻黄附子细辛汤、乌头、车前子、防己黄芪汤散寒除湿，祛风利水。处方二止痉散搜风通络止痛。

4. 注意　附子、川乌、细辛量大、有毒，须患者知情同意。配伍防风、黑豆、蜂蜜、炙甘草防乌头、附子中毒。

十六、下肢静脉曲张（少阴阳虚血痹）

一般资料　郭某，女，52岁。2006年6月27日（图4-121）。

病证　下肢静脉曲张20年，四肢关节肿痛，胸闷憋痛，面色萎黄晦暗，脉沉细弱，舌胖齿痕。

处方　生芪250g，制附片100g，干姜90g，炙甘草120g，丹参120g，檀香、降香、砂仁各10g，桃仁30g，五灵脂30g，晒参30g（另），桂枝45g。

煮服法　加水6斤（3000mL），文火煮取1斤（500mL），兑入参汁，3次分服。3剂。

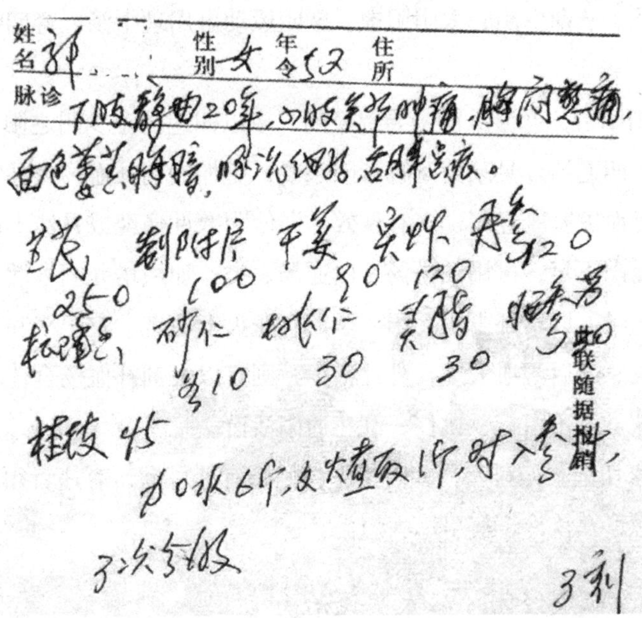

姓名 郭　性别 女　年令 52　住所

脉诊 下肢静曲20年，四肢关节肿痛，胸闷憋痛，面色萎黄晦暗，脉沉细弱，舌胖齿痕。

生芪250　制附片100　干姜90　炙草120　丹参120

檀降香、砂仁各10　桃仁30　灵脂30　晒参另30

桂枝45

加水6斤，文火煮取1斤，兑入参汁，3次分服

3剂

图4-121　下肢静脉曲张案

案析

1. 病因病机　少阴阳虚寒凝，血脉瘀滞。

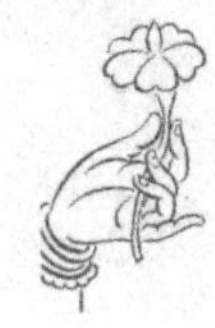

2. 论治　温阳益气，活血通脉。

3. 方药解析　大剂黄芪、生晒参、桂枝、四逆汤温阳益气，合丹参、桃仁、五灵脂、檀香、降香、砂仁行气化瘀通脉。

4. 注意　五灵脂、生晒参属“十九畏”，须患者知情同意。

第十节　六经妇科病医案

六经妇科医案包含了月经病、孕期病、不孕、产后病等疾病。

胞宫为厥阴之藏。月经病内因多为三阴阳虚，外因多为形寒饮冷或经期形寒饮冷而发病。先天发育障碍者少见。不孕多为少阴、太阴阳虚，或厥阴寒凝胞宫子脏，或血瘀或痰阻之类，致冲任失调不能妊娠。妊娠期则气血养胎，正气亏虚，内外诸邪皆易于感受。外感则寒热咳嗽，内伤则腹痛下利。产后则血气大亏，或阳虚阳衰，三阴三阳皆易于受邪。或感冒咳嗽，或腹泻便秘，或疲乏头晕，甚则晕厥昏冒。孕期少阴、太阴阳虚，厥阴风动可用理中汤、肾四味、定风丹之类平和之剂。

三阳阳衰，寒凝厥阴，导致经闭，多以四逆汤温少阴之阳，理中汤温太阴之阳，当归四逆汤合吴茱萸汤解厥阴寒凝，更加大剂补血汤大补气血。以上诸方合用，治疗血虚寒凝经闭，多有佳效。即使阴寒性痛经或月经不调也可加减应用。不孕有元阳不足，可用四逆汤、白通汤之类，加用培元固本散热黄酒调服。可加倍鹿茸用量，以培补少阴元阳。孕期有龙火上燔者，宜于平和之剂，可用小剂封髓丹解决。产后气血大虚，乳汁稀少，则宜以大剂补血汤合桂附理中汤为底，加用山甲珠、王不留行、桃仁、红花通阳活血。

大家切记，妇科产科多有禁忌！妊娠有禁忌歌，有违者须谨慎处理。产后、经期禁忌形寒饮冷、房事、大怒。

一、血虚经闭（从太阴论治）

一般资料　戚某，女，38 岁。2006 年 6 月 17 日（图 4–122）。

病证　舌剥面晦，血虚经闭，运中以促生化。

处方　白术、干姜、党参各 90g，炙甘草 120g，生芪 120g，当归 30g，晒参

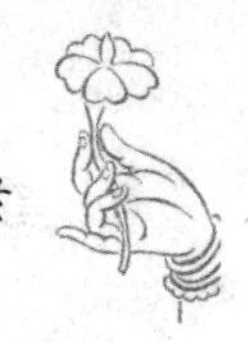

30g（另），坤草（益母草）45g，生姜 45g，大枣 12 枚。3 剂。

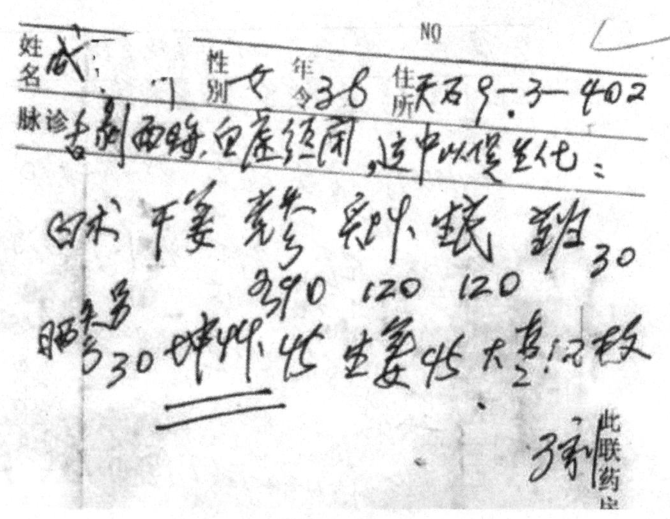

NO

姓名　性别 女　年令 36　住所 9-3-402

脉诊

此联药房

图 4-122　血虚经闭案

案析

1. 病因病机　脾失温运，血亏经闭。舌剥面晦、经闭为血亏之象，脾为气血生化之源，故血虚治在温运太阴。

2. 论治　温运太阴，益气生血。

3. 方药解析　理中汤温运脾土，气血生化有源；当归补血汤大补气血；益母草活血通经。

二、月经过多（三阴阳虚不能摄血）

一般资料　康某，女，36 岁。2006 年 6 月 18 日（图 4–123）。

病证　月经过多，面色欠华，阳虚失统。

处方　制附片 90g，干姜 25g，姜炭 25g，三仙炭各 10g，红参 10g（另），生芪 30g，当归 15g，炙甘草 120g，净萸肉 60g。

煮服法　加水 6 斤（3000mL），文火煮取 1 斤（500mL），3 次分服。经前 3 日起，服至经净，连服 3 个月。

案析

1. 病因病机　三阴阳虚失统，不能摄血，致月经过多。

2. 论治　温阳补气，生血止血。

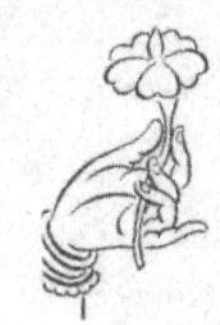

3. 方药解析　四逆汤温脾肾之阳以固本，四炭温阳止血，当归补血汤益气生血。

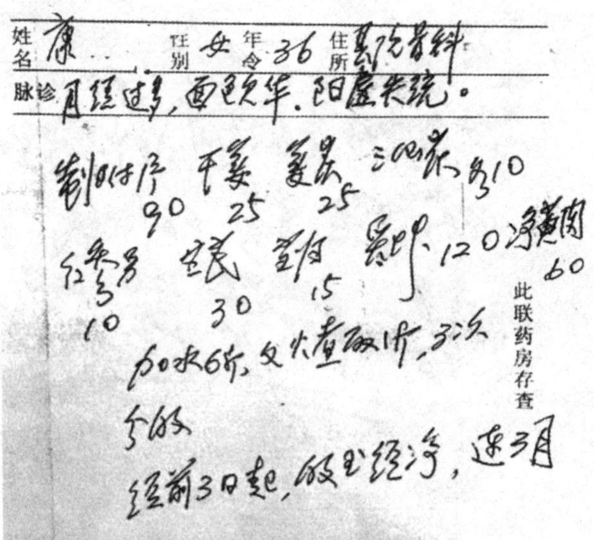

姓名 康　性别 女　年令 36　住所

脉诊 月经过多，面色欠华，阳虚失统。

制附片 90　干姜 25　姜炭 25　三仙炭各 10

红参（另）10　生芪 30　当归 15　炙草 120　净萸肉 60

加水 6 斤，文火煮取 1 斤，3 次分服

经前 3 日起，服至经净，连 3 月

此联药房存查

图 4-123　月经过多案

三、不孕症（少阴元阳亏虚）

一般资料　樊某，女，31 岁。2009 年 8 月 14 日（图 4-124）。

病证　久婚不孕，卵巢萎缩。

处方　“固本”200g，二杠 100g，4 料。

服法　制粉，每次 5g，2 次/日，热黄酒调服。

注：固本，此处培元固本散（高丽参 50g，鹿茸 100g，紫河车 1 具，琥珀 50g，三七 50g），一料共 300g，共服用 4 料。

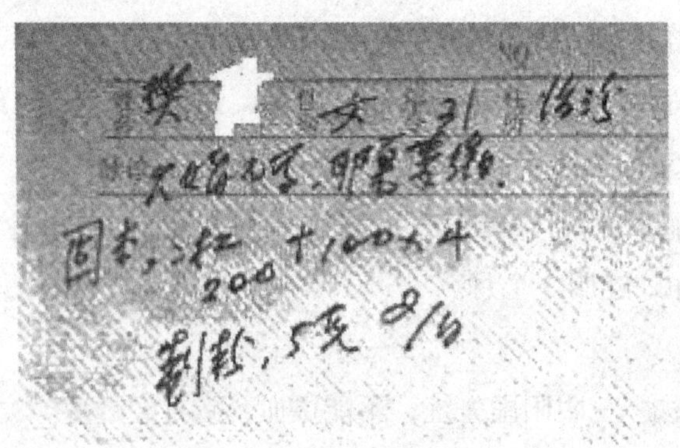

樊　女　31

久婚不孕，卵巢萎缩。

固本，二杠 200 +100 ×4

制散，5克 2/日

图 4-124　不孕症案

案析

1. 病因病机　足少阴肾中元阳亏虚。肾藏精，主生殖。久婚不孕，卵巢萎缩，提示少阴元阳不足。

2. 论治　补少阴肾元。

3. 方药解析　重用血肉有情之品，温补肾中元阳，填补肾精，促生发。

四、孕期晕厥（肾元、气血亏虚，厥阴肝风夹痰饮上逆）

一般资料　某女，23岁。2007年9月17日（图4-125）。

病证　孕3月，突然晕厥。

处方　生芪30g，当归身（酒洗）15g，杭芍（酒炒）15g，柴胡10g，紫苏梗10g，定风丹60g，高丽参15g（冲），肾四味、东阿阿胶（化入）各30g，砂仁10g，炙甘草30g，生半夏45g，生姜45g，大枣12枚，核桃6枚（打）。3剂。

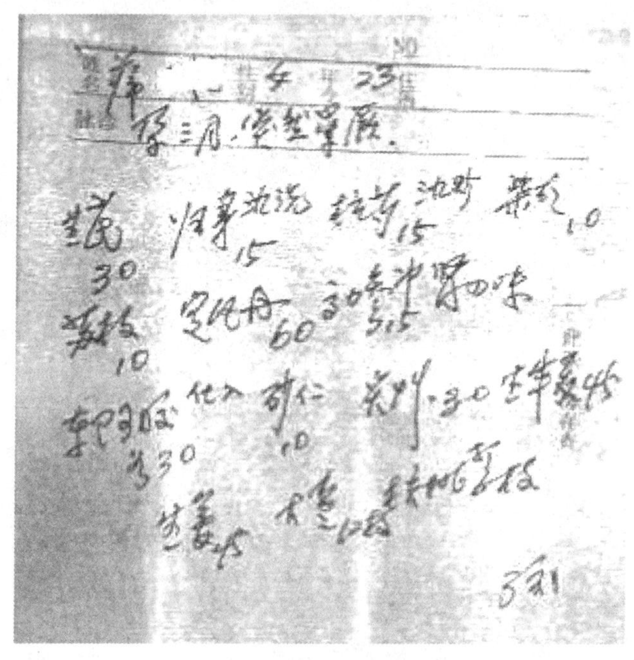

图4-125　孕期晕厥案

案析

1. 病因病机　肾元、气血不足，厥阴肝风夹痰饮上逆，导致晕厥。

2. 论治　温补肾元，益气养血，疏肝降逆化饮。

3. 方药解析　黄芪、当归、杭芍、高丽参、阿胶、肾四味等充养气血，补充肾元；砂仁、生姜、紫苏梗理气安胎；柴胡、半夏疏肝降逆化饮。

4. 注意　用半夏降浊阴上逆，但半夏有妊娠禁忌，要慎用并须患者知情同意。

五、子嗽（小青龙汤虚化）

一般资料　白某，女，33 岁。妊娠期（图 4–126）。

病证　子嗽，痰气交阻，寒袭太阳，舌淡齿痕，少阴元气亦虚。

处方　麻黄 5g，附子 30g，辽细辛 45g（后），晒参 30g（另），生半夏 45g，干姜 30g，五味子 30g，油桂 10g（后），炙甘草 30g，肾四味各 30g，生姜 45g。3 剂。

注：子嗽，即妊娠期咳嗽。

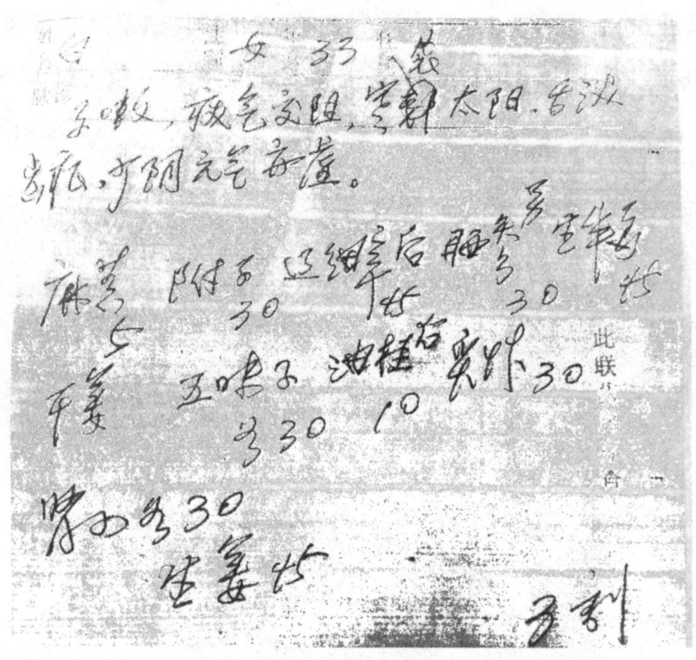
女 33 岁
子嗽，痰气交阻，寒袭太阳，舌淡
齿痕，少阴元气亦虚。
麻黄 5　附子 30　辽细辛后 45　晒参另 30　生半夏 45
干姜　五味子各 30　油桂后 10　炙草 30
肾四味各 30
生姜 45
3 剂

图 4–126　子嗽案

案析

1. 病因病机　少阴阳虚，肺有寒饮，表阳不固，寒袭太阳。

2. 论治　温阳化饮，固表散寒。

3. 方药解析　四逆汤、麻黄附子细辛汤、小青龙汤合用加减以温阳化饮，解表散寒。四逆汤、肾四味以温固少阴元阳。

4. 注意　生半夏、细辛量大、有毒，多有妊娠禁忌，涉及相反，须患者知情同意。

六、产后血气亏虚，三阴阳衰

一般资料　侯某，女，31岁。2007年7月8日（图4-127）。

病证　产后，目、口、舌、齿冷不可忍，脉沉细，舌淡润。

处方　制附片90g，干姜70g，炙甘草180g，生山萸肉60g，晒参30g（捣）。

煮服法　加水6斤（3000mL），文火煮取6两（300mL），子、午初刻各服1次。3剂。

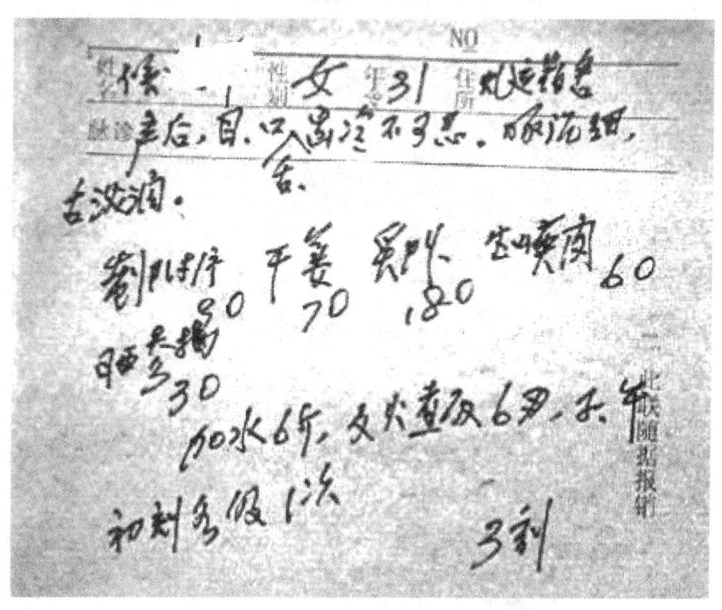
NO
姓名 侯　性别 女　年令 31　住所
脉诊 产后，目、口、舌、齿冷不可忍。脉沉细，舌淡润。
制附片 90　干姜 70　炙草 180　生山萸肉 60
晒参（捣）30
加水6斤，文火煮取6两，子、午初刻各服1次
3剂

图4-127　产后血气亏虚、三阴阳衰案

案析

1. 病因病机　阳气亏虚。产后本气血大伤，目、口、舌、齿等上部官窍冷不可忍，为三阴阳虚不耐寒之象。

2. 论治　温阳固脱。

3. 方药解析　四逆汤温补元阳，加山萸肉、生晒参益气固脱。

七、产后乳少（血气亏虚）

一般资料　李某，女，23岁。2006年6月27日（图4-128）。

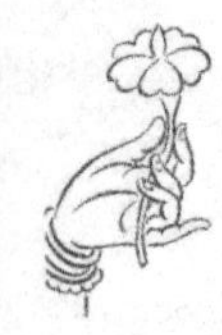

病证 产后 80 日，偶闻异味，乳汁渐少，便溏。

处方 生芪 30g，当归 15g，益母草 45g，川芎 30g，桃红、泽兰叶、姜炭各 10g，晒参 30g（另），炮甲珠粉 12g（另冲），炙甘草 20g，童便 1 杯，黄酒 1 两。

煮服法 二煎混匀，早、晚分服。3 剂。

自备 200g 红糖，绵核桃仁 18 枚，与晒参、炮甲珠粉捣丸，分作 6 丸，早、晚随药嚼服。

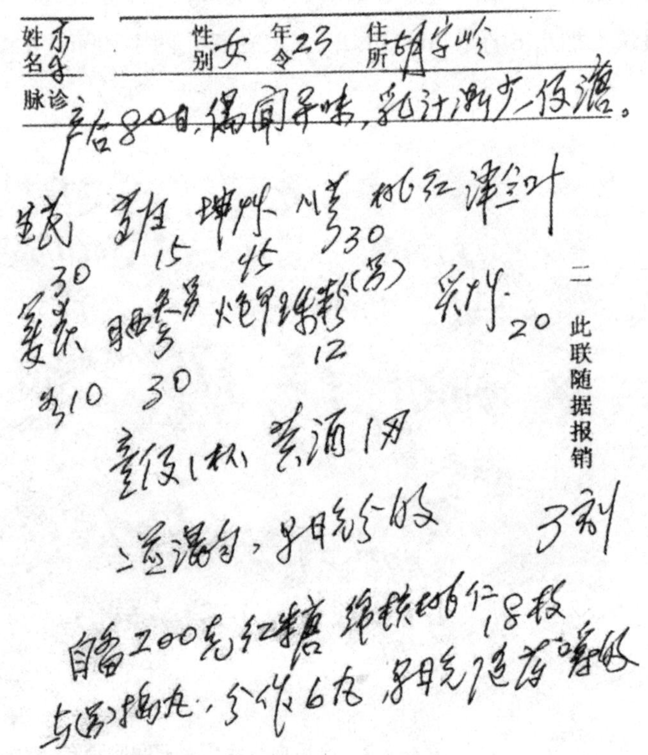

图 4-128 产后乳少案

案析

1. 病因病机 气血亏虚，瘀血阻滞。产后气血大伤，乳汁为气血所化，乳汁渐少为气血大亏之象；同时气血亏虚则血行不畅，凝滞不下。

2. 论治 益气养血，活血通乳。

3. 方药解析 方中选用黄芪、当归、益母草、川芎、生晒参、炮甲珠等温阳益气生血通乳，兼用桃红、泽兰叶、童便等活血温通。黄酒同煎，温通之力益显。

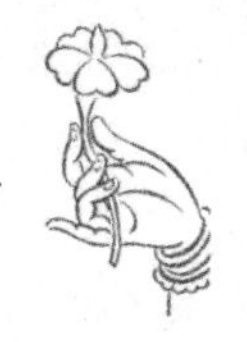

八、产后少阴、太阳表里阳虚

一般资料　茹某，女，25岁。2007年8月14日（图4-129）。

病证　产后阳虚。

处方　制附片45g，干姜30g，桂枝、杭芍各45g，炙甘草60g，高丽参15g（另），三石、肾四味各30g，生姜45g，枣12枚。

煮服法　加水4斤（2000mL），文火煮取3两（150mL），入参汁，3次分服。10剂。

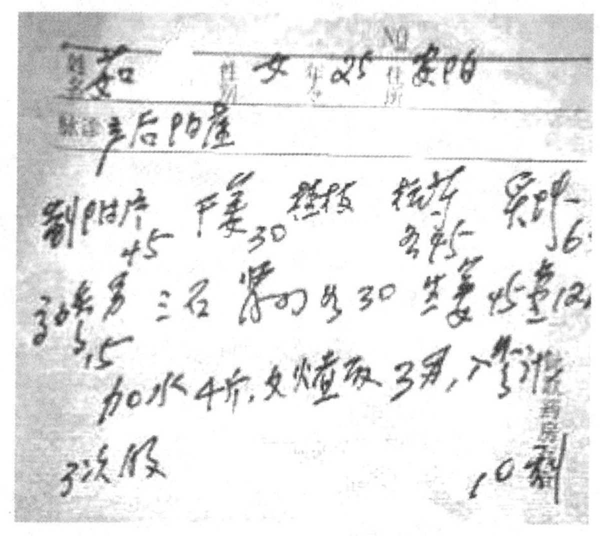

图4-129　产后少阴、太阳表里阳虚案

案析

1. 病因病机　产后少阴、太阳表里阳虚。产后气血大伤，累及阳气。

2. 论治　阳虚甚，以温阳固表防脱为主。

3. 方药解析　方中以肾四味、四逆汤温少阴元阳，以三石潜降防脱，以桂枝汤固表气、和营卫。

九、流产后阴痒、五更泻（三阴阳衰寒凝）

一般资料　阮某，女，31岁。2005年10月18日（图4-130）。

病证　流产后阴痒年余，便溏，五更泻，脉沉弱，舌胖大。

处方　生芪250g，白术、干姜、生晒参（打）、茯苓、蛇床子各45g，吴茱萸30g，制天雄45g（日加5g，90g为度），炙甘草60g，油桂15g（后5分），生姜45g，大枣 25 枚。

煮服法 加水 3000mL，文火煮 2 小时，去渣，浓缩至 300mL，3 次分服。每旬 7 剂，共 21 剂。

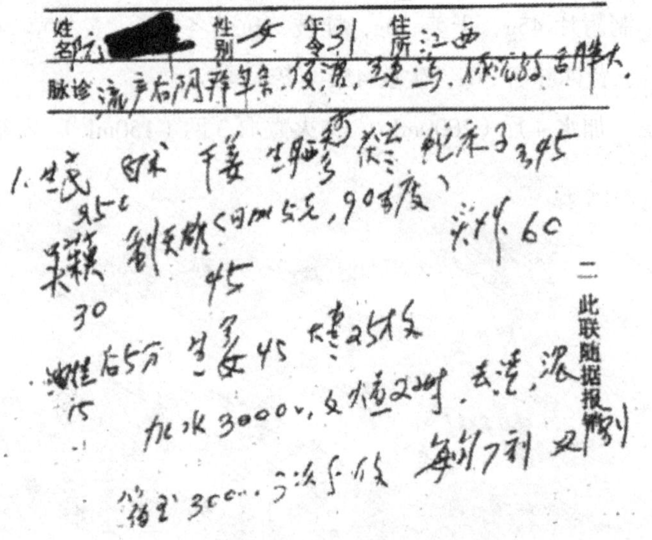

图 4-130 流产后阴痒、五更泻案

案析

1. 病因病机 流产之后血气大伤，三阴阳衰，寒湿内生。三阴阳虚则寒湿下注阴部，故见阴痒。便溏、五更泻，为太阴、少阴阳虚、寒湿内生之象。

2. 论治 温阳益气，健脾燥湿。

3. 方药解析 大量黄芪、桂附理中汤温三阴之阳，吴茱萸汤破三阴寒凝，加茯苓利水湿，蛇床子温阳止痒。

十、人流后不孕（三阴阳衰，寒凝厥阴胞脏）

一般资料 关某，女，35 岁。2007 年 8 月 30 日（图 4-131）。

病证 人流后少腹鼓凸，8 年未孕。

处方 生芪 30g，白术、干姜各 90g，高丽参 15g（研、冲服），五灵脂 30g，吴茱萸 30g，桂枝、赤芍各 45g，炙甘草、通草各 30g，辽细辛 45g（后 5 分），柴胡、升麻各 6g，制附片 45g，二杠 1.5g（冲），生姜 45g，大枣 25 枚。

煮服法 加水 2000mL，文火煮取 450mL，3 次分服。每月经期连服 7 剂，14 剂。

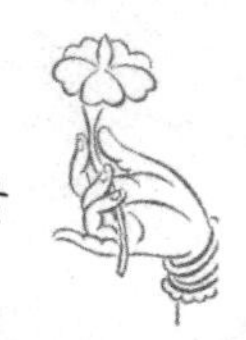

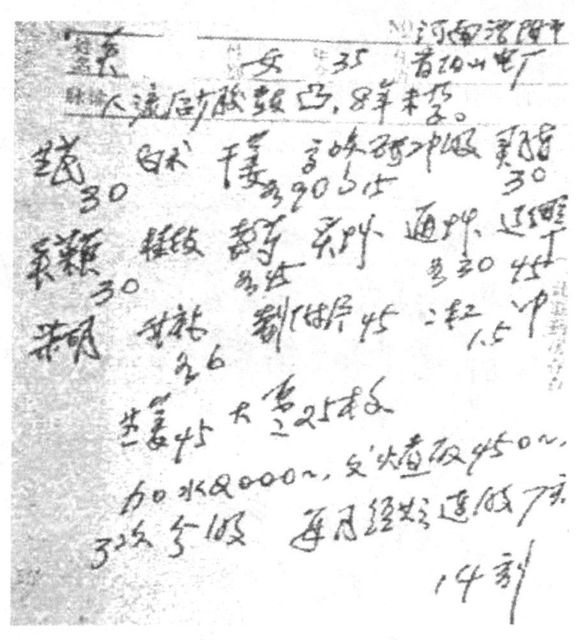

图 4-131　人流后不孕案

案析

1. 病因病机　脾肾阳虚，流产不尽，寒凝瘀血恶阻，见少腹鼓凸，不孕，任带不通。

2. 论治　温补脾肾，温阳通络，活血化瘀。

3. 方药解析　鹿茸、桂附理中汤温三阴之阳，参、芪、升、柴补中升阳；当归四逆汤（虽无当归，但有当归四逆汤之意）加吴茱萸、生姜、五灵脂解散厥阴胞宫寒凝瘀阻。

4. 人参、五灵脂相畏，细辛有毒、超量，须谨慎使用，并须患者知情同意。

十一、人流后感冒（少阴阴阳两虚，龙火上燔）

一般资料　田某，女，35 岁。2006 年 6 月 4 日（图 4-132）。

病证　人流后不断感冒，1 度扁桃体脓肿，咽部红色鲜艳，嗜睡倦怠，治在少阴。

处方　制附片 45g，干姜 30g，炙甘草 90g，引火（米丸吞）。

案析

1. 病因病机　人流后血气亏虚，少阴阴阳两亏，故反复感冒。少阴经脉循喉

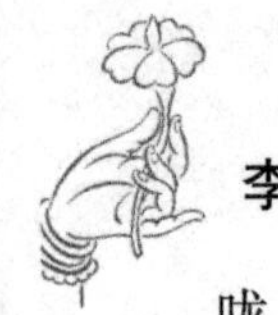

咙，夹舌本，又见少阴阳衰但欲寐，故本案为少阴阴阳两虚，龙火上燔。

2. 论治　温补少阴阴阳，潜阳敛降，引火下行。

3. 方药解析　予四逆汤温补肾阳，引火汤滋补肾阴，引火下行。

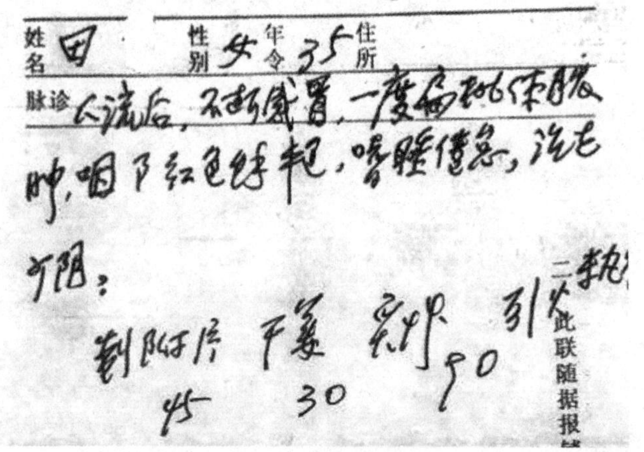

姓名 田　性别 女　年令 35　住所

脉诊 人流后，不断感冒，一度高热伴腹胀，咽部红色结节，嗜睡倦怠，治在少阴：

制附片 45　干姜 30　炙草 [illegible]　引火 90

二执

此联随据报

图 4-132　人流后感冒案

第十一节　六经皮肤病医案

本节收集了李老治疗牛皮癣、顽固湿疹、瘰疬、紫癜等皮科医案处方。

六经之论，太阳主表，因此，皮科当属太阳；但肺合皮毛，心主血脉，心肺宣营卫之气，以营养皮腠。《灵枢·本藏》曰："卫气者，所以温分肉，充皮肤，肥腠理，司开阖者也。"故皮科疾病与营卫关系密切。但太阳与少阴相表里，少阳司腠理，阳明主肌肉，厥阴、太阴又合于三阳，故皮科疾病与六经皆有关。但太阳、皮腠、心肺、营卫最为紧要。

牛皮癣、顽固湿疹、过敏性紫癜、瘰疬、痤疮、青春痘等，多为三阴阳虚，寒湿伏匿三阴，故常以四逆汤、理中汤温少阴、太阴之阳气，麻黄附子细辛汤托透伏寒，或以当归四逆汤从厥阴托透伏寒，外出少阳，再从少阳外出太阳。邪之来路即邪之去路！是故，从厥阴透邪外出者，多用大剂柴胡疏透。外透太阳多用荆芥、蝉蜕，甚者用麻黄。过敏性紫癜多有皮下出血，故常用三仙炭或"四炭"止血，或加童便之类通阳止血。

瘰疬、瘿瘤之类，李老多用海藻甘草汤加减，为甘肃名医董静庵先生治瘰疬之专方。消瘰疬、皮表肿瘤，效果卓著。消瘰疬、瘿瘤、皮表肿物，消瘰丸、木鳖子、白芥子也为常用之品。

乌梢蛇疏风透邪，为皮病之专药，故李老用于多种顽固性皮科疾病。慢性皮科疾病也多血虚风燥，故李老善用定风丹养血疏风。狼毒毒性峻烈，阴寒毒邪伏匿厥阴血分，顽固不解，偶可用之，不可轻用。

另外，胞宫为厥阴之藏，一些皮科疾病，常与产后或经期感受风寒或过食生冷，致阴寒伏匿厥阴，如痤疮、湿疹、经期发作之皮科疾病等。此类皮科疾病，多为厥阴寒凝伏匿，当用当归四逆汤，或加吴茱萸、生姜，或用温经汤之类加减，效佳。

一、牛皮癣（寒邪深伏少阴，肾损尿血）

一般资料　任某，男，48岁。2007年9月20日（图4–133）。

病证　服治牛皮癣西药，急性肾损害。

处方　麻黄10g，附子45g，辽细辛45g（后），姜炭45g，乌梅炭60g，东阿（阿胶）30g（化入），高丽参15g（冲），炙甘草60g，三仙炭各10g，生姜45g，大枣12枚。

煮服法　加水4斤（2000mL），文火煮取9两（450mL），3次分服。3剂。

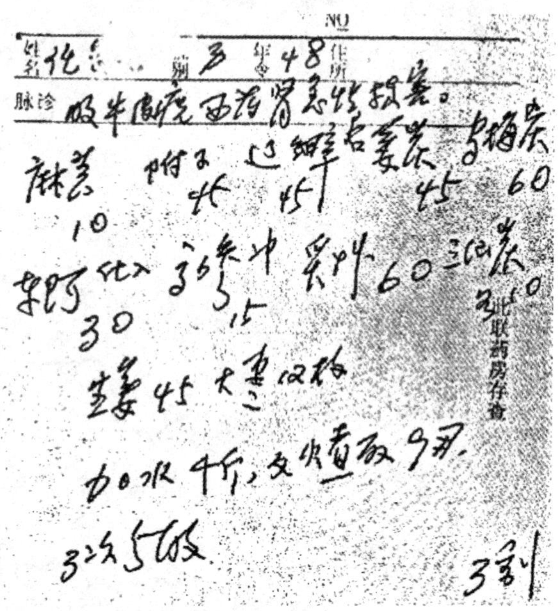

图4–133　牛皮癣案

案析

1. 病因病机　寒邪深伏少阴。此案为牛皮癣，机体伏寒有外发之机，本应乘势外透沉寒之邪，但予治牛皮癣西药，致肾损尿血。

2. 论治　托透少阴伏邪从太阳出表。

3. 方药解析　麻黄、附子、细辛温里托透少阴之邪；生姜、大枣有助于调和营卫，祛邪外出；人参补益元气；乌梅为厥阴经之药，引麻、附、辛入厥阴透发沉寒之邪；三仙炭、乌梅炭、姜炭、阿胶同用，定有止血之意，以药测证，此案当有溺血。

4. 注意　细辛超量、有毒，须患者知情同意。

二、过敏性湿疹（寒湿伏于厥阴血分）

一般资料　黄某，男，40岁。2005年11月26日（图4-134）。

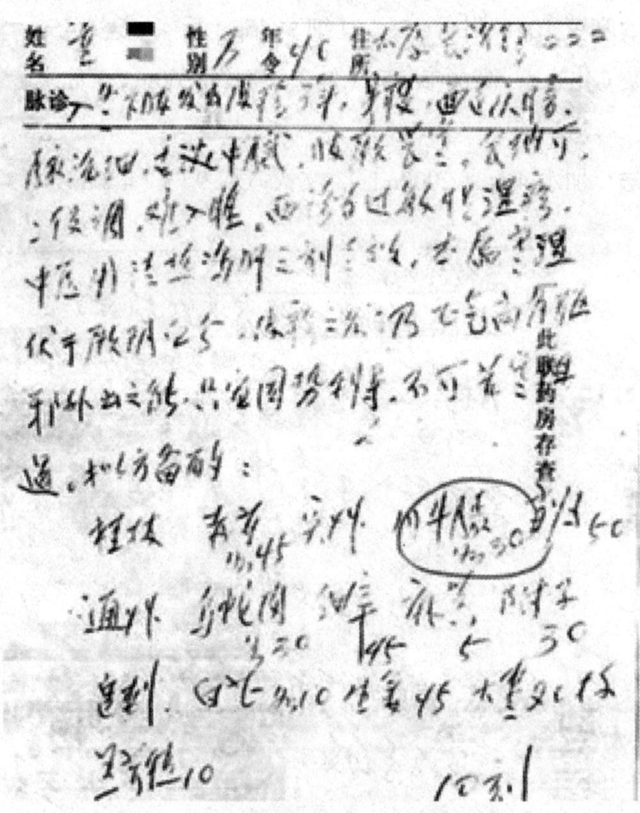

姓名　性别 男　年令 40　住所

脉诊

此联药房存查

桂枝　赤芍45　炙草　川牛膝30　当归60

通草　乌梅肉30　细辛45　麻黄5　附子50

10剂

图 4-134　过敏性湿疹案

病证　入冬下肢发出皮疹3年，暴瘦，面色灰暗，脉沉细，舌淡中腻，肢厥畏寒。食纳可，二便调，难入睡。西医诊为过敏性湿疹，中医用清热泻肝之剂乏效。本属寒湿伏于厥阴血分，皮疹之发乃正气尚存驱邪外出之能，只宜因势利导，不可苦寒阻遏。

处方　桂枝45g，赤芍45g，炙甘草30g，川牛膝30g，当归50g，通草30g，乌梢蛇肉30g，细辛45g，麻黄5g，附子30g，皂角刺10g，白芷10g，生姜45g，大枣20枚，黑芥穗10g。10剂。

案析

1. 病因病机　寒湿伏于厥阴血分。冬则阳气始生，郁滞于厥阴血分的寒湿之气受阳气逼迫，发于外而为皮疹。

2. 论治　温阳散寒，化湿通络。

3. 方药解析　当归四逆汤温肝散寒通络，麻黄附子细辛汤助厥阴之寒湿外透，黑芥穗、皂角刺、白芷引邪透发于外，川牛膝引药下行至下肢，乌梢蛇肉搜风通络，善治皮肤顽疾。

4. 注意　少阴为厥阴之本，故用麻黄附子细辛汤助厥阴之寒湿外透。

三、颈淋巴结核（少阳瘰疬累及厥阴）

一般资料　杨某，女，34岁。2006年3月17日（图4-135）。

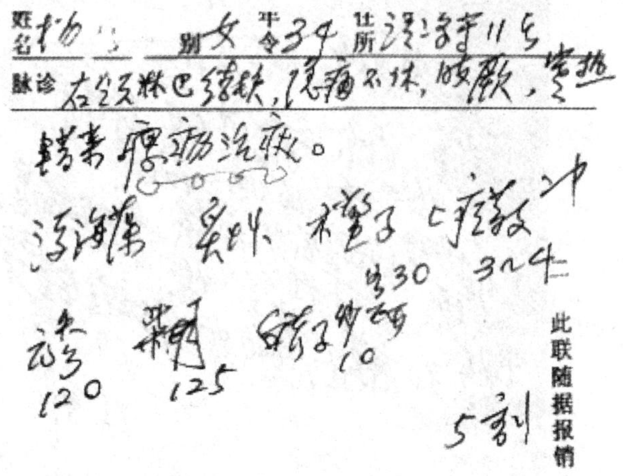
姓名 杨　别 女　年令 34　住所
脉诊 右颈淋巴结核，隐痛不休，肢厥，寒热错杂。瘰疬治痰。
[illegible]
此联随据报销
5剂

图4-135　颈淋巴结核案

病证　右颈淋巴结核，隐痛不休，肢厥，寒热错杂。瘰疬治痰。

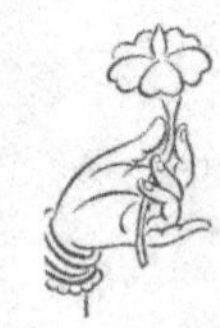

处方 漂海藻 30g，炙甘草 30g，木鳖子 30g，止痉散 3～4（冲），玄参 120g，柴胡 125g，白芥子 10g（炒研）。5 剂。

案析

1. 病因病机 寒热错杂，寒痰凝结于少阳经络皮部，郁热累及厥阴。

2. 论治 化痰散结清热。

3. 方药解析 海藻甘草汤（海藻、甘草、止痉散）化痰散结，木鳖子、白芥子加强化痰之力，柴胡、玄参清厥阴郁热，并枢转少阳、软坚散结。

4. 注意 海藻、甘草相反，须患者知情同意。

四、皮下肿物（三阴阳衰，寒痰凝结）

一般资料 吕某，女，38 岁。2007 年 8 月 19 日（图 4–136）。

病证 当为皮下瘰疬、肿瘤之类。

处方 阳和解凝膏，贴至消失。

漂海藻 45g，甘草 45g，止痉散 6～3（冲），大贝 120g，野蜂房 10g，白芥子 10g（炒研），辽细辛 45g（后 5 分），两头尖 45g，南星 30g，吴茱萸 30g，麻黄 5g，鹿角霜 45g，紫油桂 10g（后 5 分）。45 剂。

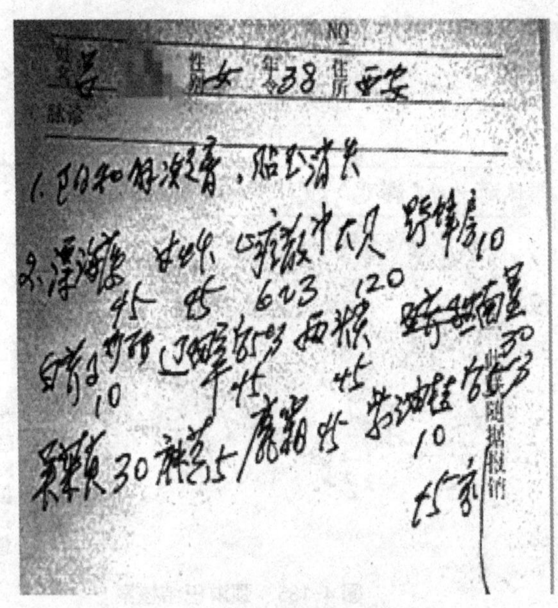

图 4–136 皮下肿物案

案析

1. 病因病机　生活失摄，致三阴阳衰，寒痰凝滞。

2. 论治　温化寒痰。

3. 方药解析　海藻甘草汤化痰散结，大贝、两头尖、南星加强化痰之力，露蜂房祛风止痛，细辛祛少阴寒邪，吴茱萸破其寒凝，阳和汤去熟地黄、姜炭以化痰散结。

4. 注意　海藻、甘草相反，细辛有毒、超量，须谨慎并患者知情同意。

五、面部红疹（厥阴寒毒）

一般资料　赵某，女，28岁。2007年9月17日（图4-137）。

病证　面部红疹，发于经前，4月。厥阴寒毒外发。

处方　生芪45g，当归30g，吴茱萸30g，桂枝45g，赤芍45g，炙甘草60g，通草30g，辽细辛45g（后5分），晒参30g（捣），芥穗炭10g，姜炭10g，制附片45g，麻黄10g，生姜45g，大枣12枚。

煮服法　加水4斤（2000mL），煮取9两（450mL），3次分服。3剂。

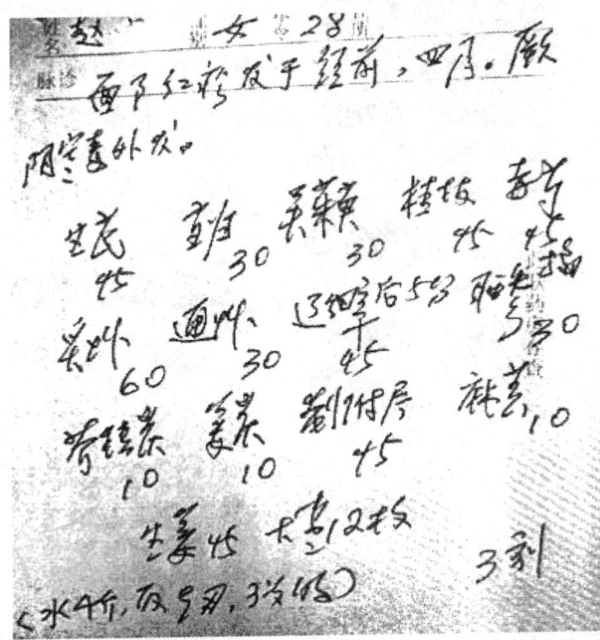
赵　女　28
面部红疹发于经前，四月。厥阴寒毒外发。
生芪45　当归30　吴茱萸30　桂枝45　赤芍45
炙甘草60　通草30　辽细辛后5分45　晒参捣30
芥穗炭10　姜炭10　制附片45　麻黄10
生姜45　大枣12枚
3剂
加水4斤，取9两，3次服

图4-137　面部红疹案

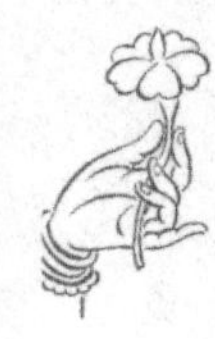

案析

1. 病因病机　胞宫属厥阴之府，经前气血旺盛，厥阴寒毒之邪借势外发而致。

2. 论治　养厥阴肝血，透厥阴伏寒外出。

3. 方药解析　当归补血汤养肝血，当归四逆加吴茱萸生姜汤在养肝血的基础上透发厥阴积久的寒邪于外，麻黄附子细辛汤温阳托透、沟通表里，人参益气扶正，姜炭、芥穗炭入血分温阳透疹。

4. 注意　附子、细辛超量、有毒，须患者知情同意。

六、顽疾皮肤病（三阴阳虚，顽痰风寒深伏）

一般资料　石某，男，24岁。2007年9月19日（图4-138）。

病证　以药测证，当为牛皮癣之类顽疾皮肤病。

处方　生芪500g，制附片45g，定风丹60g，干姜30g，炙甘草90g，狼毒3g，当归身30g，生南星30g，生姜70g。

煮服法　加水4斤（2000mL），文火煮取9两（450mL），3次分服。30剂。

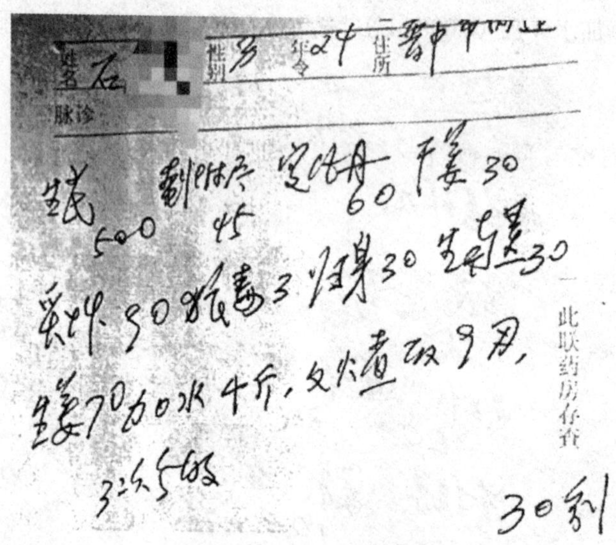

图4-138　顽疾皮肤病案

案析

1. 病因病机　少阴、厥阴阳虚，血分伏寒。

2. 论治　温阳益气补血，祛风除痰解毒。

3. 方药解析　四逆汤、大剂当归补血汤温阳益气补血，定风丹祛风，生南星除痰，狼毒解毒。

4. 注意　注意狼毒毒性。

七、过敏性紫癜（少阴、太阴阳衰失统）

一般资料　邝某，男，65岁。2006年4月7日（图4-139）。

病证　过敏性紫癜，下肢出血点密集，色暗红，但欲寐。高年阳衰失统，脉浮大不任按。治本。

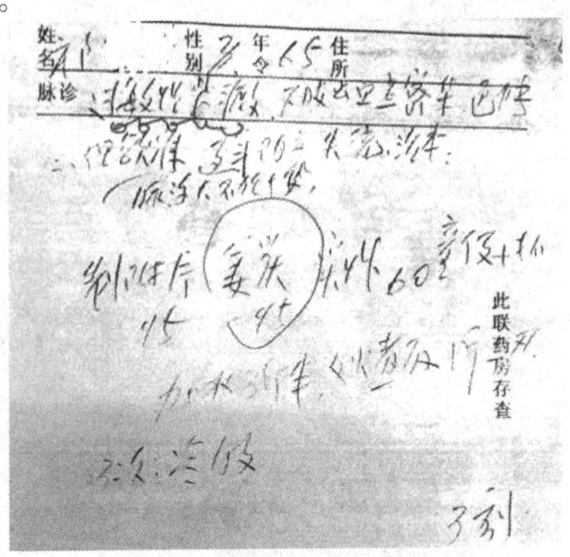

图4-139　过敏性紫癜案

处方　制附片45g，姜炭45g，炙甘草60g，童便1杯。

煮服法　加水3斤半（1750mL），文火煮取1斤2两（600mL），分3次冷服。3剂。

案析

1. 病因病机　少阴阳衰，火不生土，太阴脾不能统血，阳气虚失摄，血溢脉外。

2. 论治　四逆汤温补少阴，以火生土。

3. 方药解析　附片、姜炭、炙甘草温脾土，童便通阳散瘀，姜炭还可收涩止血。

八、带状疱疹（中气、肾气亏虚）

一般资料　杨某，男，24岁。2007年9月17日（图4-140）。

病证　带状疱疹6天，尿滴沥不禁，脱肛久延（于4年前锐物刺伤会阴前列腺引发)。

处方一 生芪 250g，当归 30g，柴胡 6g，升麻 6g，晒参 30g，炙甘草 30g，制附片 45g，油桂 10g（后 5 分），酸石榴皮 30g。10 剂。

处方二 明雄黄 10g（雒注：因剧毒建议改为 1g），蜈蚣 10 条，冰片 1g，研粉混匀，蛋清调涂患处。

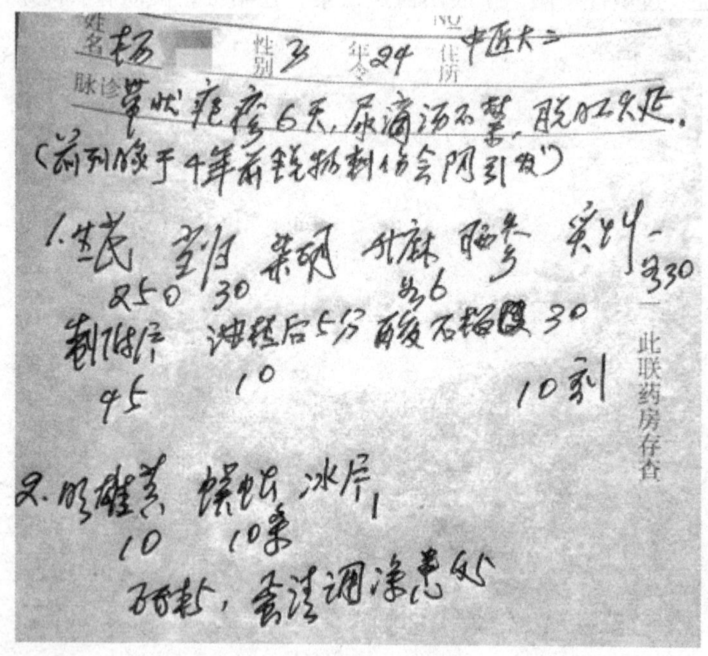
姓名 杨 性别 男 年令 24 住所 中医大三
NO
脉诊 带状疱疹6天，尿滴沥不禁，脱肛久延。
（前列腺于4年前锐物刺伤会阴引发）
1.生芪 250 当归 30 柴胡 升麻 各6 晒参 炙甘草 各30
制附片 45 油桂后5分 10 酸石榴皮 30
10剂
2.明雄黄 10 蜈蚣 10条 冰片 1
研粉，蛋清调涂患处
此联药房存查

图 4-140 带状疱疹案

案析

1. 病因病机 中气、肾气亏虚，清阳不升，二阴不固，则尿滴沥不尽，脱肛久延；两本亏虚，邪气入侵皮肤则发为疱疹。

2. 论治 温补中气、肾气，升清固肾。

3. 方药解析 方一补中益气汤补益中气升清阳，附子、肉桂温少阴固肾气；方二雄黄、蜈蚣杀毒通络止痛。

第 5 章　系列方证通解

第一节　培元固本散系列通解

培元固本散是李可自创的散剂，内含三七、琥珀、高丽参。岳美中老中医常用三七、琥珀、人参散剂治疗冠心病心脉瘀阻。李老可能从岳美中的经验中受到启发。五味固本散（三七 100g，琥珀、高丽参、鹿茸各 50g，紫河车 1 具，此为标准的 1 料五味培元固本散）为培元固本散的基础方，可通治一切虚损不复、不危、不急之证候，或老年养生保健。

高丽参味甘偏温，大补元气，气血阴阳无所不补，五脏六腑无所不入。张仲景《伤寒论》六经病都用人参，太阳的新加汤，少阳小柴胡汤，阳明白虎加人参汤，太阴理中汤，厥阴乌梅丸，少阴四逆加人参汤等。紫河车即胎盘，性柔善补阴血，李老用紫河车 1 具，且年轻女性第一胎的最佳。将胎盘炮制成微黄色打粉。鹿茸被誉为补阳之首，可以振奋阳气，尤其善补少阴心肾阳气，服之精神焕发、性欲亢进。琥珀末活血化瘀，镇静安神，利水通淋。三七是活血化瘀药，性质平和。除活血化瘀外，还有化瘀止血之效。现老年人死亡第一大因素就是心脑血管疾病，比肿瘤危害更大。而且高龄必瘀。三七、琥珀活血化瘀通脉，可以预防和治疗心脑血管病。

五味固本散是一系列培元固本散的基础方，诸药研磨制粉，每天 2～3 次，每次 3～5g，热黄酒调服。小剂缓补，长期服用。可治一切虚损或反复发作、先天不足、衰老退化、免疫缺陷，以及虚中夹瘀、夹痰、夹积诸证。可作为诸般病证的善后之方，需要补虚防病的内外妇儿疾病，均可加减应用。

一、五味培元固本散标准原方

处方　高丽参、血河车、一等茸、血琥珀各 50g，20 头三七 100g（图 5-1）。

服法　每次 3g，每日 2 次，热黄酒调，早、晚分服。

适用　一切虚损或夹瘀积，邪气不盛、不危、不急之证候。

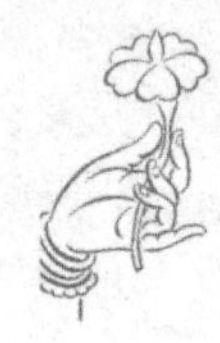

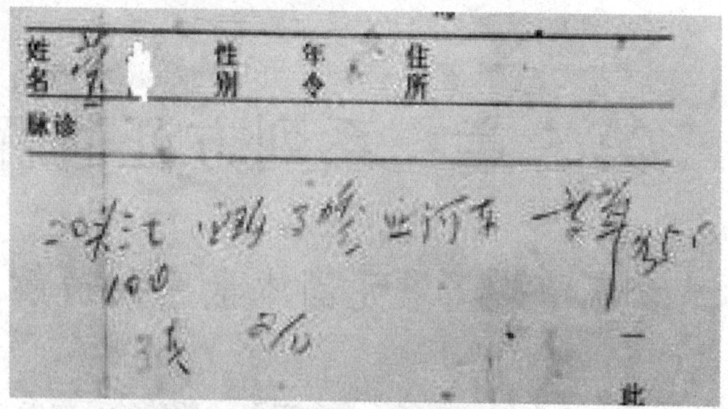

姓名　性别　年令　住所

脉诊

图 5-1　五味培元固本散标准原方

案析

1. 论治　补一身阴阳气血亏损之通剂，适用于内外妇儿，一切虚损，小剂缓补，常服久服，邪气不盛、不危、不急之证候。上方为五味培元固本散一料标准剂量与服用方法，多作为基础底方。可以加味，但底方一般不宜更改。

2. 方药解析　本方为五味培元固本散原方，治一切久损或反复发作之各种虚损证候，先天不足，衰老退化，免疫缺陷，以及虚中夹瘀、夹痰、夹积等证。以紫河车、鹿茸、高丽参温肾阳、补精血、益元气，辅以血琥珀、三七温通破积，又有活血、化瘀、止血、通淋、镇静等作用，为扶正活血、培元固本之通剂。

二、振阳固本散（兴阳方）

一般资料　赵某，男，27 岁。2007 年 8 月 30 日（图 5-2）。

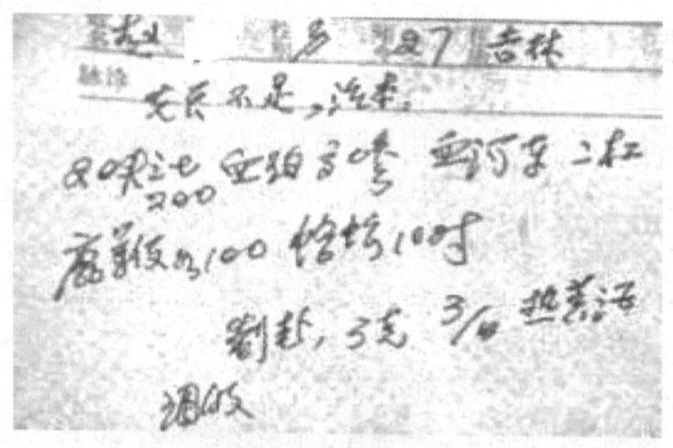

脉诊

图 5-2　振阳固本散

处方　20 头三七 200g，血琥珀、高丽参、血河车、二杠、鹿鞭各 100g，蛤蚧 10 对。

服法　制粉，每次 3g，3 次/日，热黄酒调服。

适用　阳痿、早泄等男科诸般阳气不振之类证候。

案析

方药解析　五味固本散加鹿鞭补肾兴阳、蛤蚧固涩肾精或纳气平喘。

三、甲珠固本散

处方　30 头三七 100g，血琥珀、高丽参、五灵脂各 50g，血河车 1 具，二杠 60g，炮甲珠、鱼鳔、藏红花、油桂各 50g（图 5–3）。

服法　制粉，每次 3g，3 次/日，热黄酒调服。

适用　一切虚损瘀积、久病络痹之证候，如慢性胃肠溃疡、冠心病、肺纤维化等皆可加减运用。

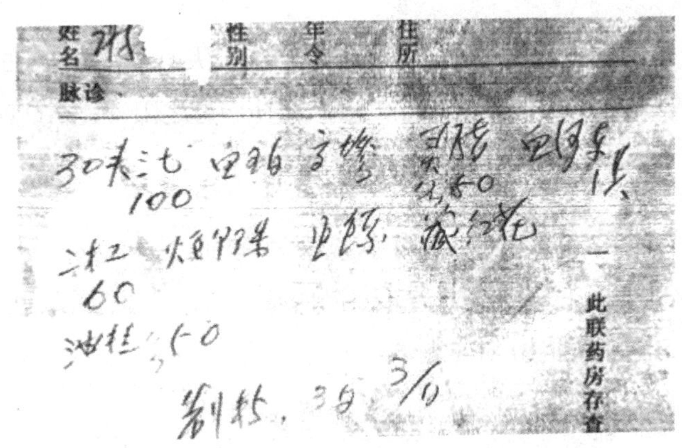
姓名　性别　年令　住所

脉诊

100

60

此联药房存查

图 5–3　甲珠固本散

案析

方药解析　五味培元固本散加炮甲珠、藏红花、鱼鳔等破坚、活血、化瘀、修复。

四、四逆固本散（五味固本散合四逆汤）

处方一　20 头三七 200g，血琥珀、高丽参、血河车、藏红花、二杠各 100g，川尖贝、上沉香、冬虫夏草各 50g，蛤蚧 10 对（图 5–4）。

服法　制粉，每次 3g，3 次/日，热黄酒调服。

处方二　春夏养阳，小剂四逆汤加红参。服至立秋。

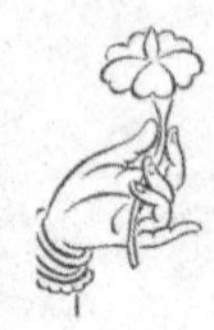

适用　一切慢性阳气虚损为主证候，或肺肾两虚、肾不纳气之虚喘证候。

图 5-4　四逆固本散

案析

方药解析　处方一以培元固本散加蛤蚧、川尖贝、沉香、冬虫夏草补益肺肾，纳气平喘。处方二以小剂四逆汤加红参，温补一身之阳气。小剂四逆汤可以保健、强身、防病、固本，但要注意阴虚火旺之类证候不宜。

五、参蛤固本散（五味固本散合参蛤散）

处方　20 头三七 200g，血琥珀、高丽参、二杠、血河车、川贝、冬虫夏草各 100g，血沉 50g，蛤蚧 10 对（图 5-5）。

适用　肺肾两虚，气喘欲脱，肾不纳气证候。

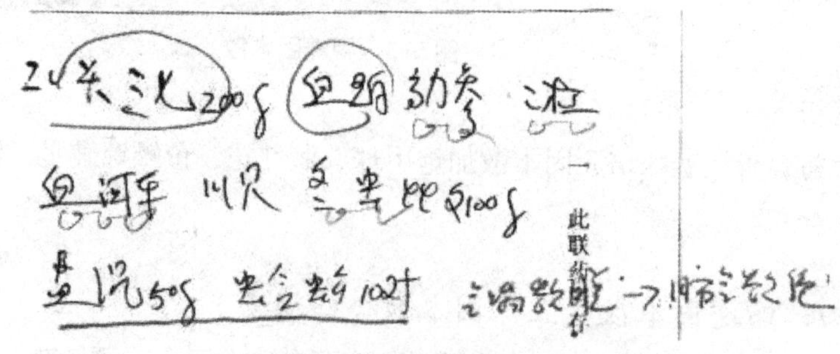

图 5-5　参蛤固本散

案析

1. 病因病机　气喘欲脱，肺气欲绝。

2. 论治　培元固本，纳气平喘。

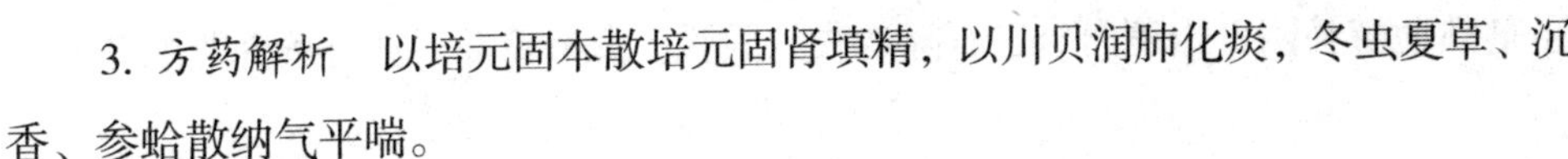

3. 方药解析　以培元固本散培元固肾填精，以川贝润肺化痰，冬虫夏草、沉香、参蛤散纳气平喘。

六、附子固本散

一般资料　高某，男，35岁。2007年7月9日（图5-6）。

处方　20头三七200g，血琥珀、高丽参、血河车、二杠、制附片各100g。

服法　制粉，每次3g，2次/日，热黄酒调服。

适用　一切慢性虚损以少阴阳虚为主的证候。

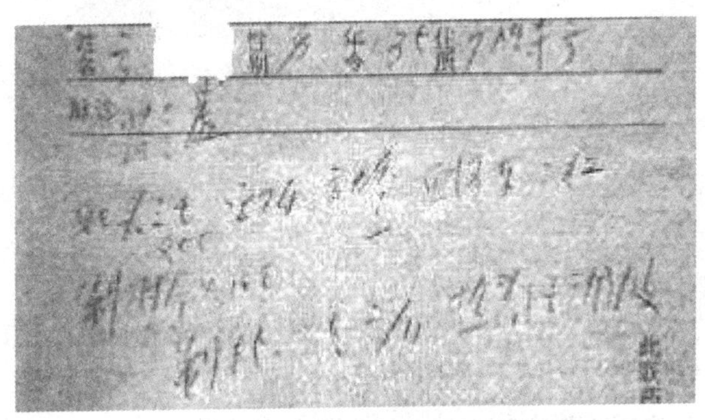

图5-6　附子固本散

案析

方药解析　培元固本散加附子温补少阴之阳。

七、藏红花固本散

一般资料　肖某，女，46岁。2007年7月8日（图5-7）。

处方一　五味培元固本散300g，藏红花100g，制附片100g。

服法　制粉，每次3g，3次/日，热黄酒调下。

处方二　炙甘草120g，干姜75g，晒参30g（另），五灵脂30g，熟地黄90g，生山萸肉60g，三石、九节菖蒲各30g，制附片90g，苏合香丸1丸。5剂。

案析

1. 病因病机　虚实夹杂。素体亏虚，肾精不足，少阴阳虚寒凝。

2. 论治　温肾阳，填肾精，兼以温通。

3. 方药解析　处方一以五味固本散为底培元固本，加藏红花活血、制附片以温阳；处方二阴阳并补、活血宣窍、固脱敛气，有破格之意。以四逆汤温阳散寒，重剂熟地黄补阴，山萸肉、三石降逆收敛固脱，九节菖蒲、苏合香丸化浊开窍。

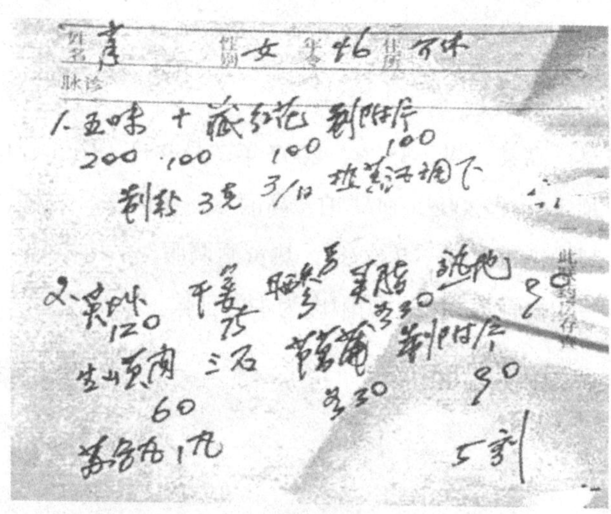
姓名 性别 女 年令 46 住所
脉诊
1. 五味 + 藏红花 制附片
200 100 100 100
制粉 3克 3/日 热黄酒调下

2. 熟地 120 …… 75 …… 各30 …… 90
生山萸肉 三石 节菖蒲 制附片
60 各30 90
苏合香丸1丸 5剂

图 5-7 藏红花固本散

八、止痉固本散

一般资料 李某（图 5–8）。

处方 五味固本散 200+100×4（即人参、紫河车、鹿茸、琥珀各 50 克，三七 100 克，4 料），止痉散 60～60（全蝎 60g，蜈蚣 60 条），紫油桂 50g。

服法 制粉，每次 3g，3 次/日，热黄酒调服。

适用 一切虚损夹血瘀络阻或血痹、内外诸般风邪证候。

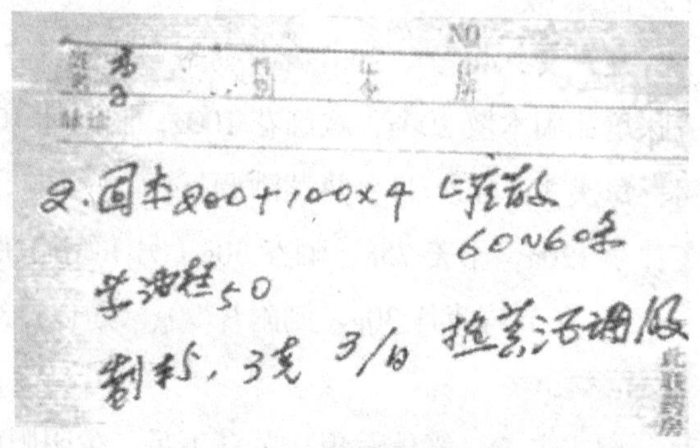
NO
姓名 性别 年令 住所
脉诊
2. 固本 200+100×4 止痉散
60～60条
紫油桂 50
制粉，3克 3/日 热黄酒调服

图 5–8 止痉固本散

案析

方药解析 培元固本散加止痉散搜风通络，油桂激发阳气。

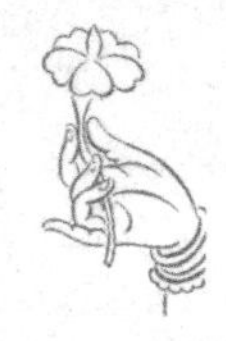

九、止痉参蛤固本散

处方　五味固本散+止痉散 50～60，进口沉香、冬虫夏草各 50g，川尖贝 100g，鸡内金 50g，蛤蚧 10 对（图 5-9）。

服法　每次 3g，3 次/日，平遥黄酒调服。

适用　一切虚损、血瘀络痹、肾不纳气之虚喘。

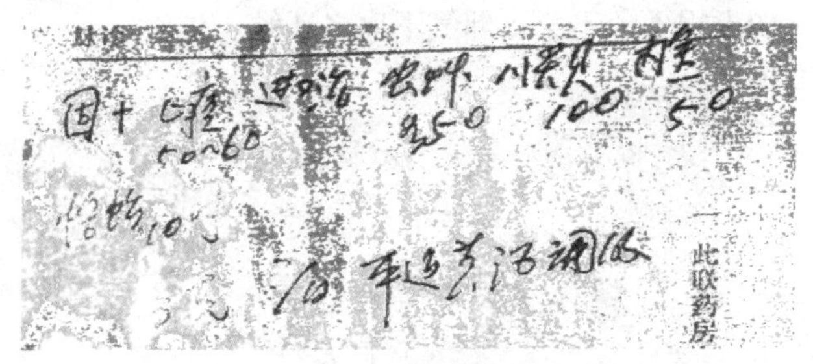

脉诊

固＋止痉 50～60　进口沉香 冬虫 川贝 内金 各50 100 50

蛤蚧 10对

3克 平遥黄酒调服

此联药房

图 5-9　止痉参蛤固本散

案析

方药解析　以五味固元散为底，加蛤蚧、沉香、冬虫夏草纳气平喘，川尖贝润肺化痰，鸡内金化瘀散积，止痉散搜风通络。

十、桂附固本散

一般资料　张某，男，33 岁。2007 年 8 月 18 日（图 5-10）。

处方　固本 1 料，油桂 60g，制附片 100g，蛤蚧 10 对。

服法　制粉，每次 3g，3 次/日，热黄酒调服。

适用　一切阳虚不振虚损证候。

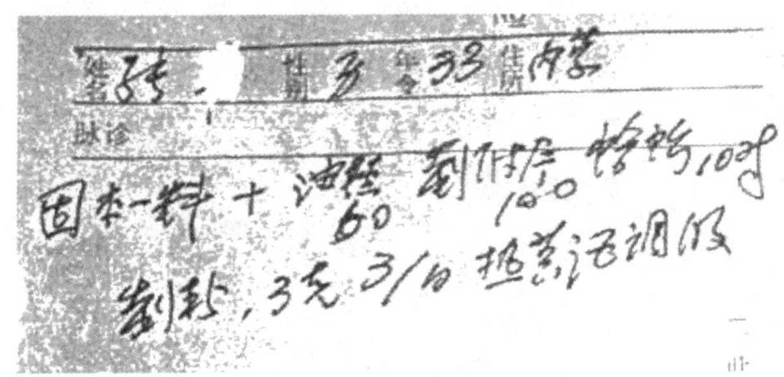

姓名 张　性别 男　年令 33　住所 内蒙

脉诊

固本一料＋油桂 60　制附片 100　蛤蚧 10对

制粉，3克 3/日 热黄酒调服

图 5-10　桂附固本散

案析

方药解析　培元固本散加桂、附振奋阳气，蛤蚧纳气平喘。

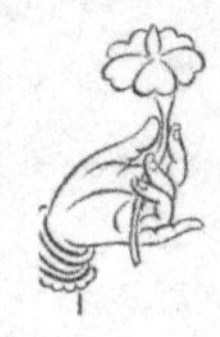

十一、黄芪固本散

一般资料 平某，女，12岁。2007年8月19日（图5-11）。

病证 生后4个月，做脊柱裂手术2次，迄今二便失禁。

处方一 每日用生北芪250g煮浓汁300mL，分3次冲服固本散3g。

处方二 培元固本散1料，加蜈蚣100条。每次3g，每日3次。

适用 一切虚损不危不急、邪气不盛之证候。

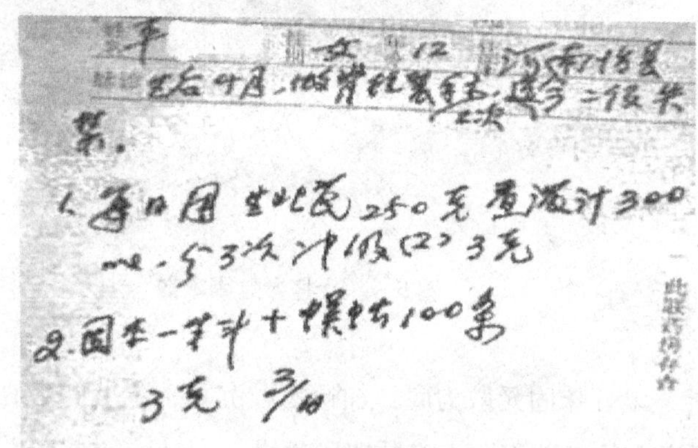

平 女 12

生后4月，做脊柱裂手术2次，迄今二便失禁。

1. 每日用生北芪250克煮浓汁300ml，分3次冲服固本3克

2. 固本一料＋蜈蚣100条

3克 3/日

图5-11 黄芪固本散

案析

方药解析 大剂黄芪煮浓汤补气升阳，助培元固本散之功用。

十二、培元固本散禁忌1

一般资料 黄某，男，35岁（图5-12）。

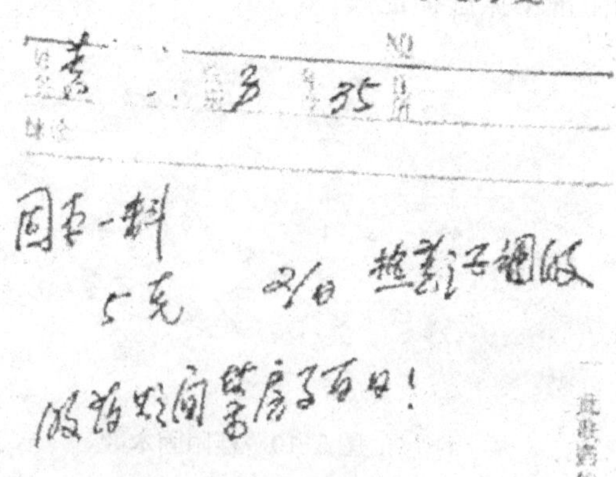

黄 男 35

固本一料

5克 2/日 热黄酒调服

服药期间禁房事百日！

图5-12 培元固本散禁忌1

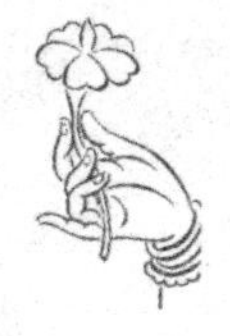

处方 培元固本散1料，每次5g，2次/日，热黄酒调服。

禁忌 服药期间禁房事百日。诸固本散服用期间均宜仿此禁忌！

十三、培元固本散禁忌2

一般资料 孙某，男，72岁。2006年8月30日（图5-13）。

病证 阴阳两亏，龙火不藏，理中运四傍。

处方 固本+藏红花、川尖贝、进口沉香、油桂、炙甘草各50g，蛤蚧10对。

服法 制粉，每次3g，3次/日，温水调服（常服）。

禁忌 忌食生冷，勿触寒凉。

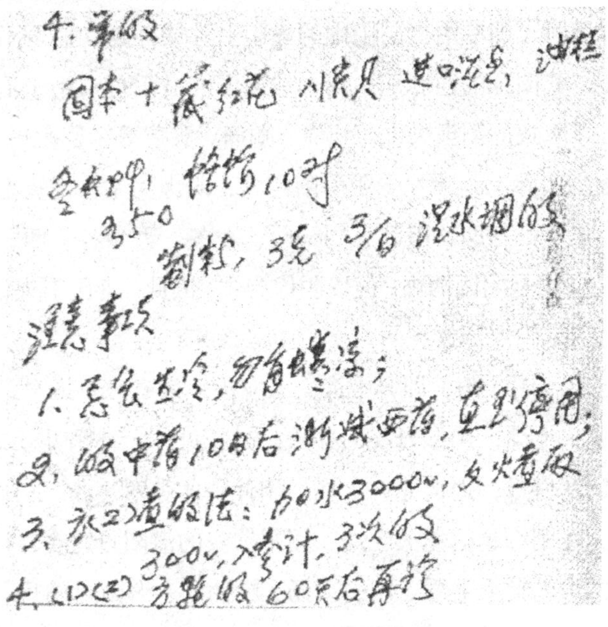

4. 常服
固本+藏红花 川尖贝 进口沉香，油桂
炙甘草， 蛤蚧10对
各50
制粉，3克 3/日 温水调服
注意事项
1. 忌食生冷，勿触寒凉；
2. 服中药10日后渐减西药，直到停用；
3. 本(2)煎服法：加水3000ml，文火煎取
300ml，入童汁，3次服
4. (1)(2)方能服60天后再诊

图5-13 培元固本散禁忌2

案析 诸固本散服用期间均宜仿此禁忌！

第二节 引火汤系列通解

引火汤最早见于清代医家陈士铎所著《辨证奇闻》，书中云："斯少阴肾火，下无可藏之地，直奔而上炎于咽喉也。治法宜大补肾水，而加入补火之味，以引

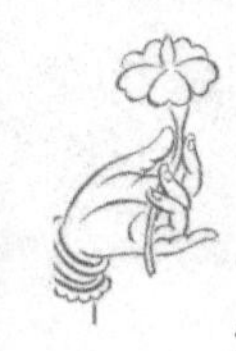

火归藏。”原方为熟地黄三两，麦冬一两，巴戟天一两，茯苓五钱，五味子二钱。方以熟地黄大补肾水，麦冬补金生水，巴戟天补阳以引火归藏，茯苓利水以开通中焦，五味子收敛浮阳。李老加入天冬补金生水，肉桂粉3g冲服，更助其引火归藏之效。本方适用于少阴阴阳两虚，阴分亏虚为主，水浅不养龙，虚阳上浮证候。水浅即阴血不足，元阳浮越上扰，熏灼咽喉，导致咽喉肿痛，可用引火汤治疗。若能举一隅而以三隅反，则可广泛应用于多种阴分亏虚为主的虚火证候。

李老将阳虚阴盛致虚阳上浮之火叫“水盛龙游”，意思就是阴寒旺盛，逼迫虚阳外越。学院派认为阴虚才会火旺，阳衰出现格阳证、戴阳证时才会出现虚阳外越。但是李老认为平常人在阴阳两虚或单纯阳气虚时也会出现虚阳上浮或外越。郑钦安的名方潜阳丹即专治少阴阳虚的虚阳上浮或外越，完全不同于《伤寒论》中治疗格阳证、戴阳证的通脉四逆汤和白通汤。潜阳丹常用于治疗阴寒太盛逼迫浮阳外越或上浮所致的阳虚失眠、牙痛、咽痛、头痛等少阴阳虚，龙火上燔证候。

李氏引火汤实际上是治疗少阴阴阳两虚，阴虚为主，虚火上炎的方药。从用药比例上看，熟地黄三两，巴戟天用一两，麦冬、天冬各一两，补阴药是补阳药的3～5倍，说明虽是阴阳两虚，但以阴虚为主。因此，李氏引火汤可用于治疗“水浅不养龙”之阴虚阳浮证候。

注：龙火，少阴元阳，即肾中命火。龙火上燔有以下四种情况。

1. 阴虚龙火上燔，用朱丹溪的办法，封髓丹、大补阴丸、知柏地黄丸之类。

2. 阳衰阴寒盛极，逼迫龙火上燔，用仲景通脉四逆汤、白通汤之类。

3. 阳虚，虚阳浮越的龙火上燔，用郑钦安的潜阳丹之类。

4. 阴阳两虚的龙火上燔，用引火汤、二仙汤、潜阳封髓丹、破格救心汤、温氏奔豚汤之类。

一、少阴龙火上燔，引火归原（大引火汤）

一般资料 安某，女，32岁。2006年6月12日（图5-14）。

病证 先天不足，劳倦内伤，咽、耳时觉干痛，极易感冒，夏恶热冬畏寒，舌淡有齿痕，脉细弱。

处方一 熟地黄90g，盐巴戟肉、二冬（小米炒黄，去米）、云苓、五味子各30g，油桂3g（研粉，米丸吞服），红参30g（另）。

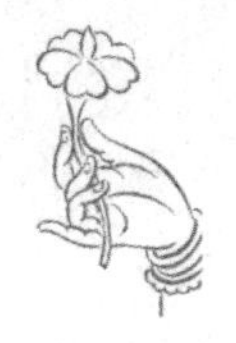

服法　两煎混匀，子、午两时初刻各服1次，5剂。

处方二　30头三七、血琥珀、高丽参、血河车各100g，茸尖50g。

服法　制粉，每次3g，2次/日，平遥黄酒调服（温服）。

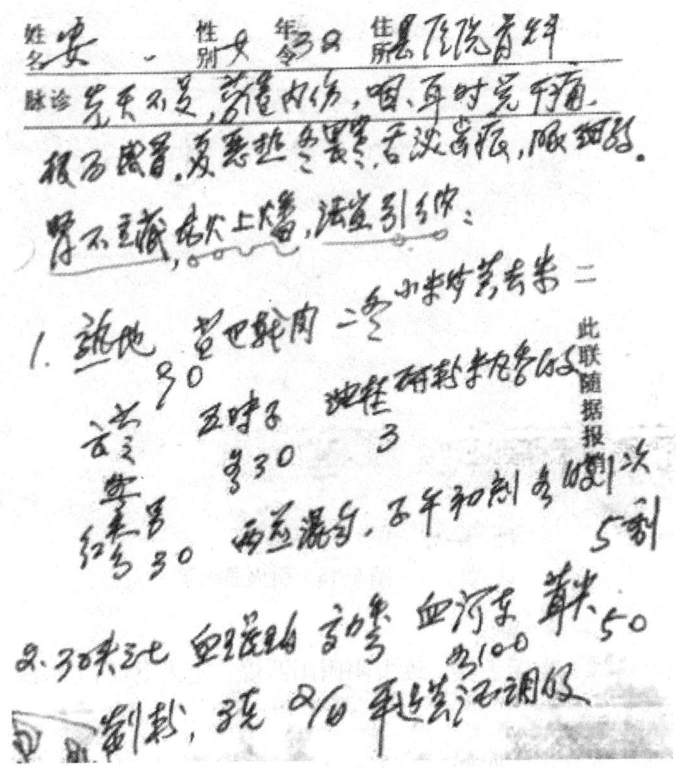

图5-14　大引火汤案

案析

1. 病因病机　先天不足，劳倦内伤，致少阴阴阳两亏，肾不主藏，龙火上燔，即“水浅不养龙”。

2. 论治　补益少阴阴阳，引火归原。

3. 方药解析　处方一引火汤中，大剂量熟地黄、二冬大滋肾水，巴戟天、红参补阳，从而阴阳双补；茯苓健脾利湿，开中路；五味子收敛虚火；小量油桂米丸吞服引火归原。处方二为培元固本散小量久服，用血肉有情之品缓补肾元。

二、少阴阴阳两虚，龙火上燔证（引火潜阳）

一般资料　端某，2006年4月24日（图5-15）。

处方 引火汤。砂仁米 30g，龟甲 10g（打），制附片 100g，炙甘草 70g，肉桂粉 3g（米丸吞），杭芍 70g，辽细辛 45g。

服法 加水 5 斤（2500mL），文火煮取 1 斤（500mL），3 次分服。3 剂。

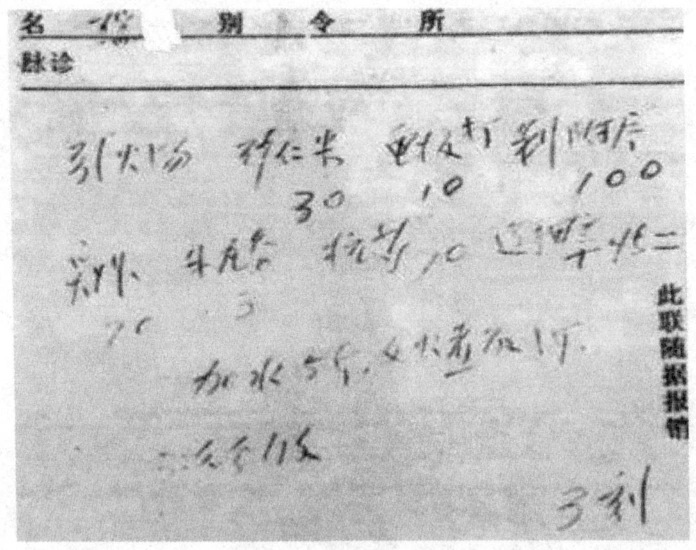

图 5-15 引火潜阳案

案析

1. 病因病机 生活失摄，致少阴阴阳两虚，龙火上燔，“水浅不养龙”与“水盛龙游”两具。

2. 论治 大补少阴阴阳，引火潜阳。

3. 方药解析 引火汤滋补少阴阴阳，合潜阳丹引火潜阳。

4. 注意 细辛、附片超量、有毒，须患者知情同意。“水浅不养龙”乃李老习用术语，即元阴亏虚致坎中阳气浮越。“水盛龙游”乃李老习用术语，即元阳虚衰、阴寒太盛，逼迫坎中阳气浮越。

三、少阴阴阳两亏致龙火不藏

一般资料 孙某，男，72 岁。2006 年 8 月 30 日（图 5-16）。

病证 三阴沉寒痼冷，龙火不藏，理中运四傍。

处方

1. 九制熟地黄 90g，盐巴戟肉、天冬、麦冬（小米炒黄，去米）、茯苓、五味子各 30g，油桂 3g（米丸吞）。每旬服 3 剂。

2. 炙甘草 120g，干姜、白术各 30g，高丽参 30g（另），生山萸肉 90g，三石各 30g，制附片 100g，油桂 10g（后）。每旬 7 剂。

3. 若遇感冒风寒或发热，服下方 1～3 剂。麻黄 10g，制附片 45g，辽细辛 45g（后 5 分），高丽参 30g，生姜 45g，葱白 4 寸。

4. 常服：固本+藏红花、川尖贝、进口沉香、油桂、炙甘草各 50g，蛤蚧 10 对。制粉，每次 3g，3 次/日，温水调服。

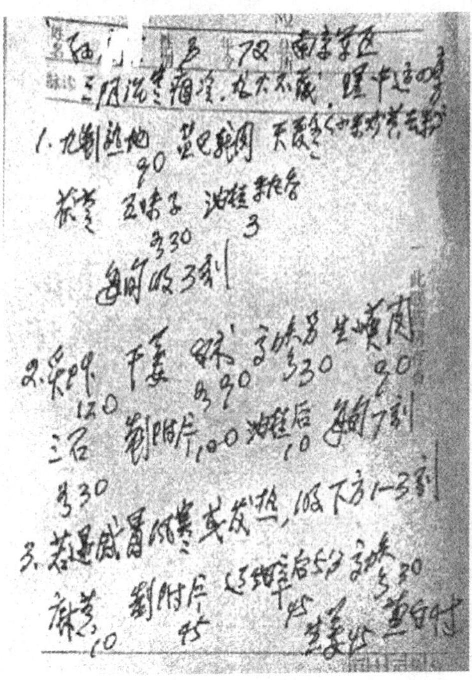

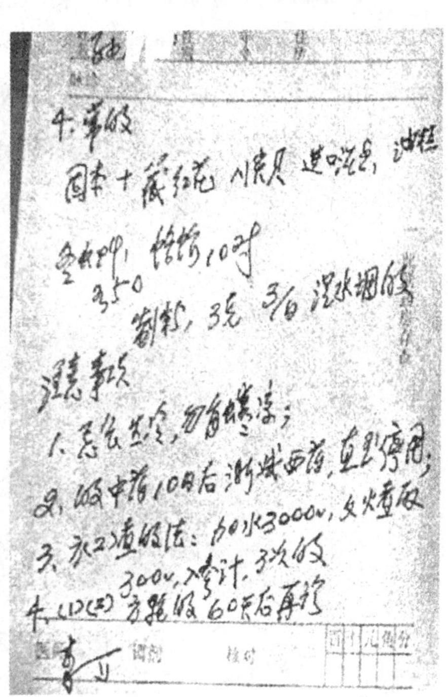

图 5-16　少阴阴阳两亏致龙火不藏案

注意

1. 忌食生冷，勿触寒凉。

2. 服中药 10 日后，渐减西药，直至停用。

3. 方 2 煮服法：加水 3000mL，文火煮取 300mL，入参汁，分 3 次服。

4. 方 1、方 2 轮服，60 天后再诊。

案析

1. 病因病机　三阴沉寒痼冷，阴阳两亏，龙火不藏。

2. 论治　阴阳双补，敛虚火，温运中土。

3. 方药解析　方1标准大剂引火汤引火归原、潜藏龙火；方2桂附理中汤温运脾土，补三阴之阳气，大剂山萸肉、三石固脱防变；方3应对少阴外感发热，以麻、附、细、葱、姜温阳解表，高丽参固护正气；方4五味固本散加味小剂常服，以血肉有情之品扶正补虚，缓图之意。病情复杂，分步缓图，环环相扣，大家之意境值得探究。

四、腮腺肿瘤溃破不畅案

处方　引火（大），麻附细（仲景量），木鳖子、鳖甲、白芷各30g，大贝120g，炮甲珠10g，北芪250g，水煎服。外敷阳和解凝膏（图5-17）。

注：阳和解凝膏，外敷溃坚引流膏药。引火（大），即李可“引火汤”。

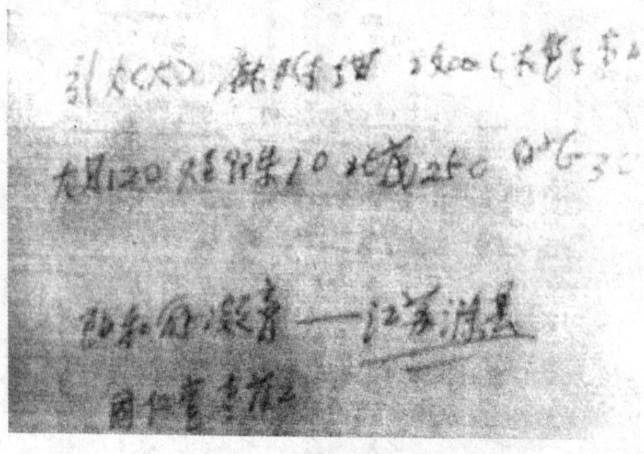

图5-17　腮腺肿瘤溃破不畅案

案析

1. 病因病机　生活失摄，少阴阴阳两亏，阴寒凝聚成为肿瘤。

2. 论治　引火托透，攻癌消坚。

3. 方药解析　引火汤合大量黄芪、麻黄、附子、细辛，引火归原与扶阳托透并用。炮甲珠、木鳖子、鳖甲、白芷、大贝攻癌溃坚，外用阳和解凝膏溃坚引流。

4. 注意　注意用药超量与毒性。

五、滋阴救阳、引火归原方

处方　大熟地90g，砂仁米30g（姜汁炒），盐巴戟肉30g，天冬、麦冬（小米炒）各 30g，茯苓 45g，五味子 30g，紫油桂（米丸吞）3g，干姜 30g，制附片 45g，鹿茸粉 3g（冲服），高丽参 20g（捣末入煎）（图 5–18）。

服法 加水 2500mL，文火煮取 300mL，3 次分服。15 剂。

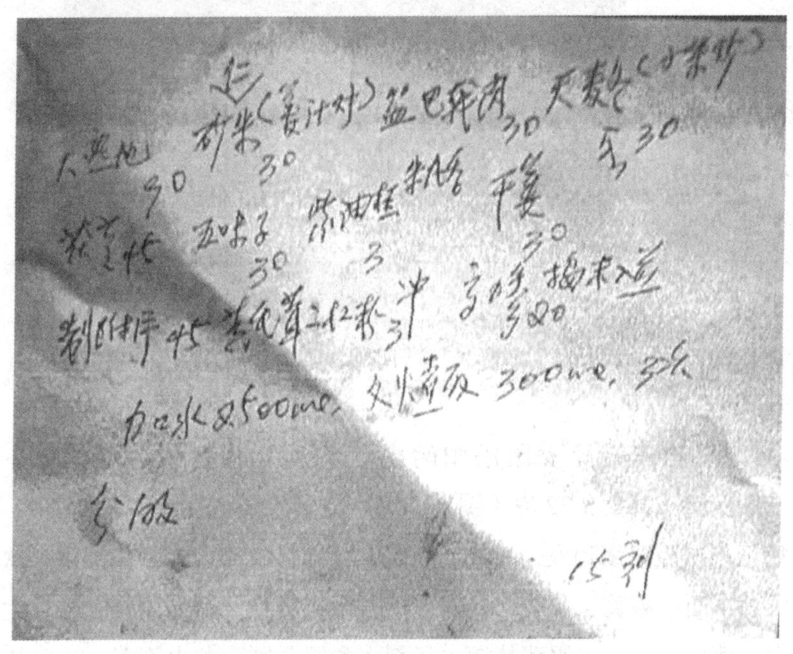

图 5–18 滋阴救阳、引火归原方

案析

1. 病因病机 少阴阴阳两亏，虚阳浮越。

2. 论治 温阳滋阴与引火潜阳并用。

3. 方药解析 熟地黄、二冬滋补肾阴，四逆汤、鹿茸、高丽参温补肾阳，茯苓、砂仁开中焦，肉桂、五味子引火收敛浮阳。

六、引火汤加味治痈脓未溃案

处方 引火（米丸）3g，皂角刺 30g，白芷 30g（后 5 分），炮甲珠 10g，蒲公英 45g。3 剂（图 5–19）。

案析

1. 病因病机 生活失摄，致阴阳两亏，龙火内燔，痈脓未溃。

2. 论治 引火归原，清热解毒，消坚排脓。

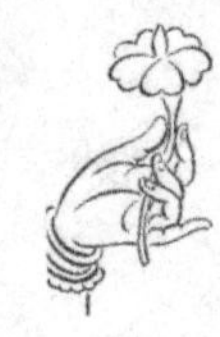

3. 方药解析　引火汤滋补少阴阴阳，加肉桂引火归原，蒲公英清热解毒，炮甲珠、皂角刺、白芷溃坚排脓。

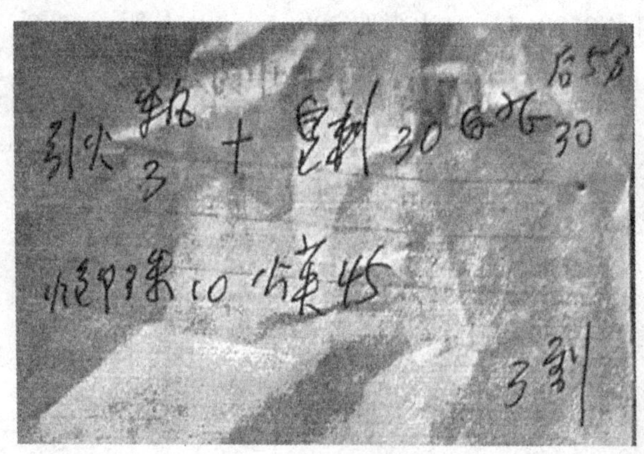

图 5-19　痈脓未溃案

七、口腔溃疡（少阴阴阳两虚，龙火上燔）

一般资料　某女，32 岁（图 5-20）。

病证　口腔溃疡频发，每周 2～3 次，历时 10 年，近 2 年加重，饮食灼痛难忍，厌食，面色萎黄、灰暗，畏寒。感冒缠绵难愈。劳倦内伤，嗜食生冷。工作压力大，痤疮频出。曾服清热泻火汤剂，愈服愈剧。龙火不藏，法宜从治。

处方一　引火 3g（米丸吞），炮姜 30g，砂仁米 30g（姜汁炒），制附片 90g，高丽参 15g（研冲服），漂海藻 50g，甘草 50g，夏枯草 45g。10 剂。

服法　加水 5 斤（2500mL），文火煮取 9 两（450mL），3 次分服。煮 2 小时以上。

处方二　生南星、吴茱萸、紫油桂、大黄各 30g，捣为粉末，每晚取 40g，醋煮糊状，贴服双足心，次晨揭去。连用 3 日。

案析

1. 病因病机　少阴阴阳两虚，龙火上燔。反复口腔溃疡，病程缠绵，为少阴阴阳两虚，龙火上燔，上灼口唇；厌食、面黄提示脾土不运，土不伏火。

2. 论治　温补少阴阴阳，引火归原。

3. 方药解析　处方一以引火汤合封髓丹以温补少阴阴阳，引火归原。处方二以温阳化浊之品外敷涌泉穴，以协助引火下行。

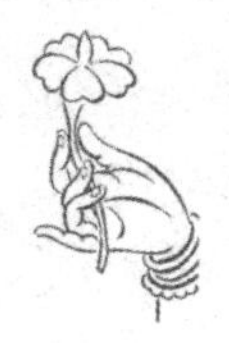

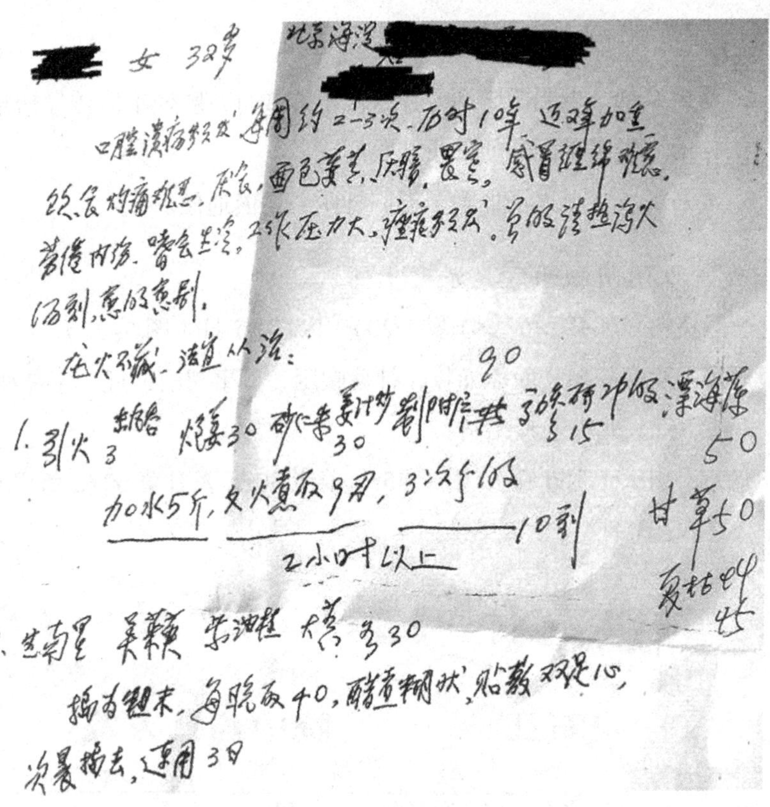

女 32岁 北京海淀

口腔溃疡频发，每周约二三次，历时10年，近3年加重，饮食灼痛难忍，尿黄，面色萎黄，唇暗，畏寒。感冒缠绵难愈。劳倦内伤，嗜食生冷，工作压力大，痤疮频发。曾服清热泻火汤剂，愈服愈剧。

龙火不藏，法宜从治：

1. 引火汤 炮姜30 砂仁米姜汁炒30 附子 肉桂3 漂海藻50 甘草50 夏枯草45

加水5斤，文火煮取9两，3次分服 10剂 2小时以上

2. 生南星 吴茱萸 肉桂 各30

捣为细末，每晚取40，醋调糊状，贴敷双足心，次晨揭去，连用3日

图5-20　口腔溃疡案

八、便秘（引火汤增水行舟案）

一般资料　某女，39岁。2006年6月8日（图5-21）。

病证　便燥8年，服“肠轻松”之类无效。阳不生阴，水浅不能载舟。

处方　附子45g，引火汤（米丸吞）。水煎服。3剂。

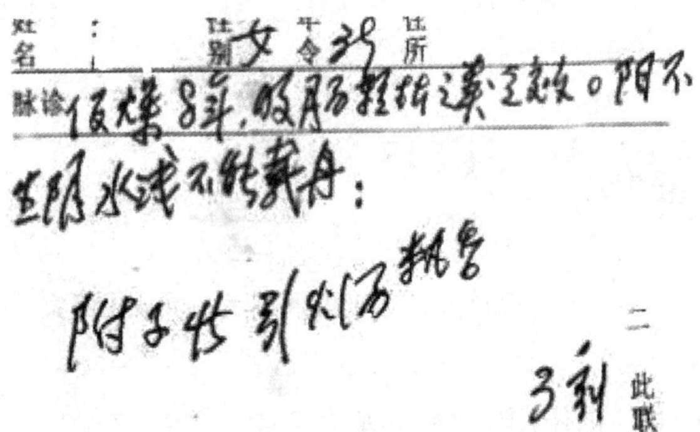

姓名：　性别 女　年令 39　住所

脉诊 便燥8年，服肠轻松之类无效。阳不生阴，水浅不能载舟：

附子45 引火汤

3剂

图5-21　便秘案

案析

1. 病因病机　少阴阴阳两亏，水浅不能载舟，肠燥不能传导糟粕。

2. 论治　温阳滋阴通便，重在少阴。

3. 方药解析　引火汤加附子温阳补阴，增液通便。

九、少阴阴阳两亏，龙火上燔

一般资料　郭某，女，41岁。2006年4月7日（图5–22）。

病证　双膝隐痛，面赤如妆，神疲腰困，月事超前，近3年鼻衄2次，脉细数，舌淡嫩红。龙火上奔无制。

处方　引火（米丸吞），附子45g，姜炭30g，炙甘草60g，龟甲6g（打），童便一杯兑入。3剂。

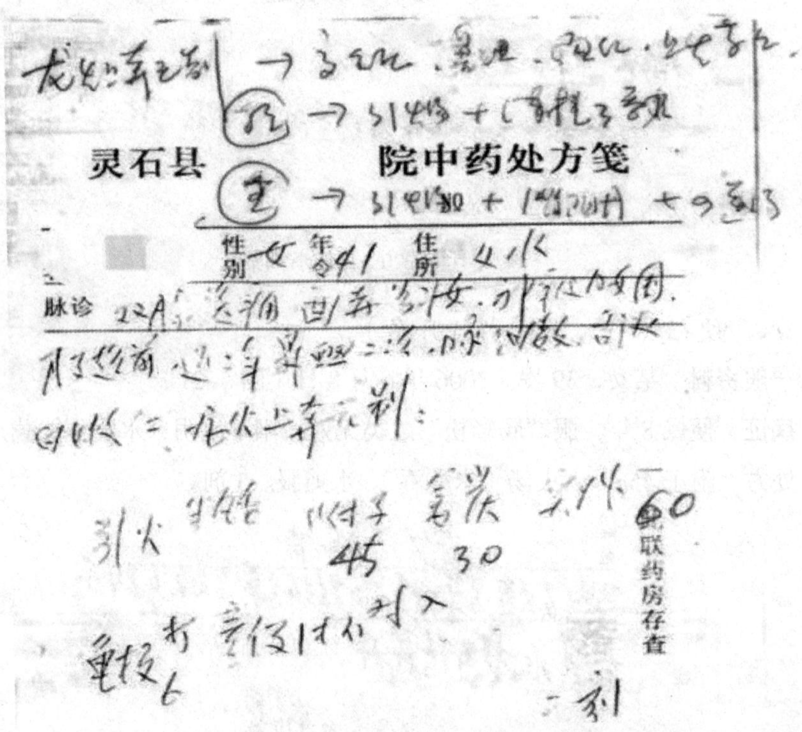

灵石县　　院中药处方笺

性别 女　年令 41　住所

脉诊

附子 45　姜炭 30　60

龟板 6

联药房存查

图5–22　少阴阴阳两亏、龙火上燔案

案析

1. 病因病机　少阴阴阳两亏，龙火上燔。

2. 论治　滋补阴阳，引火潜阳。

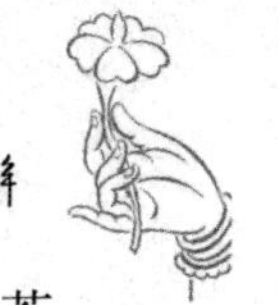

3. 方药解析 引火汤中大量熟地黄、二冬加附子、巴戟天以滋阴补阳，茯苓利湿以开通中焦，龟甲、五味子、小剂肉桂粉（米丸吞）引火归原、潜镇浮阳。

4. 注意 姜炭治疗虚寒性出血。

第三节 小青龙汤系列通解

小青龙汤原系仲景为太阳寒饮立方，但凡一切阴寒痰饮在肺，皆可运用，不论有无外感均可。其兼少阴阳虚者，可加附子，李老谓之“小青龙汤证虚化”。无外感，可减麻、桂、芍之类；有阳脱之象者，需加三石、山萸肉等固脱之品，并减麻黄或用小量麻黄。有时加用白果止喘，有治喘之效，无拔阳之虞，并加人参另煎兑入；有肾不纳气者，加蛤蚧、沉香、核桃仁；病缓者，可加肾四味；心衰水肿者，可加茯苓、车前子利水之品；痰多可加半夏、瓜蒌；热化者加用石膏。李老认为寒饮犯肺多兼阳虚，故小青龙汤证多有虚化，小青龙汤加附子应理解为加四逆汤回阳温阳，加麻黄附子细辛汤温阳托透，交通表里阳气。“青龙救肺”，实为不可多得之良方。一切慢性阻塞性肺病、肺炎、呼衰等，有寒饮喘咳之证候，皆可加减运用。

一、小青龙汤虚化（寒饮内伏三阴）

一般资料 田某，女，75岁。2005年12月23日（图5-23）。

病证 高年喘咳，肾不纳气，元阳不藏，寒伏三阴。

处方 麻黄5g，附子、细辛各45g，米壳（罂粟壳）10g，生半夏50g，云苓45g，干姜、五味子各30g，生晒参15g，炙甘草65g，肾四味各30g，生姜45g，大枣12枚，核桃6枚（打）。3剂。

案析

1. 病因病机 少阴阳虚，又有表寒水饮。小青龙汤虚化，寒饮内伏三阴。

2. 论治 温阳化饮。

3. 方药解析 小青龙汤、四逆汤温阳化饮，肾四味固肾纳气，麻黄附子细辛汤扶阳托透。

4. 注意 方中有“十八反”、多药超量，须患者知情同意。

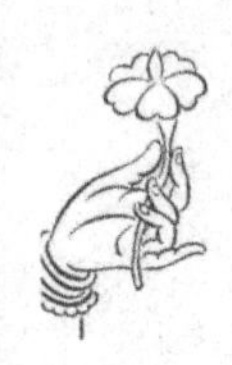

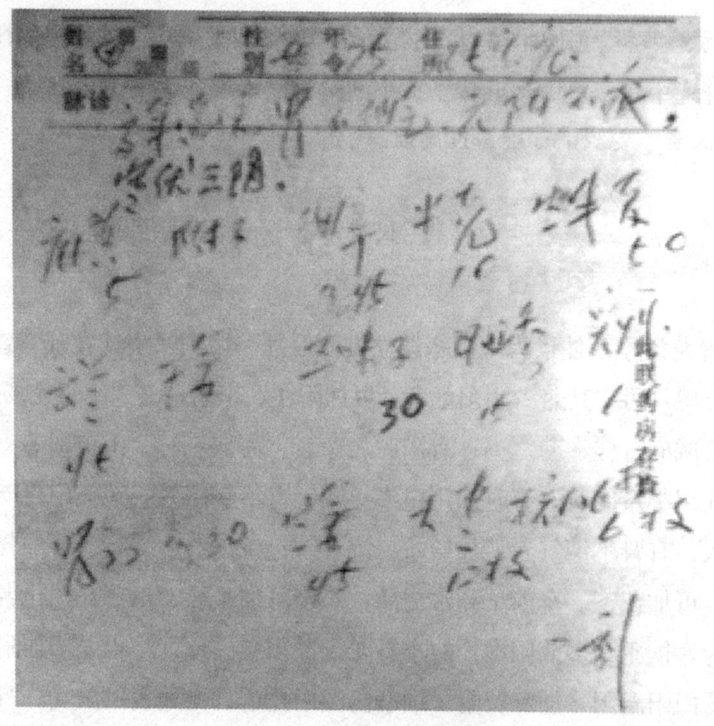

图 5-23　寒饮内伏三阴案

二、小青龙汤虚化（少阴阳衰，寒饮壅肺）

一般资料　曹某，男，26 岁。2006 年 12 月 18 日（图 5-24）。

病证　小青龙汤证，初病在肺，病久及肾，治标 3 年，元气大伤。

处方　制黄附片 100g，干姜 90g（捣），生半夏 45g，五味子 30g，辽细辛 45g，麻黄 3g，高丽参 15g（打粉冲服），炙紫菀 15g，炙款冬花 15g，壳白果 20g（打），炙甘草 120g，枸杞子 30g，菟丝子 30g，仙灵脾（淫羊藿）30g，盐补骨脂 30g，生姜 75g，大枣 12 枚。

煮服法　加水 3000mL，文火煮取 600mL，3 次分服。

案析

1. 病因病机　少阴阳衰，寒饮壅肺。久病误治，由肺及肾，阳衰寒饮致病。

2. 论治　回少阴阳气，温化寒饮，止咳平喘。

3. 方药解析　小青龙汤温肺化饮，四逆汤、肾四味温补少阴，麻黄附子细辛汤托透伏寒，紫菀、款冬花、白果等平喘止咳。

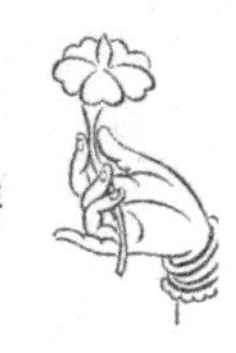

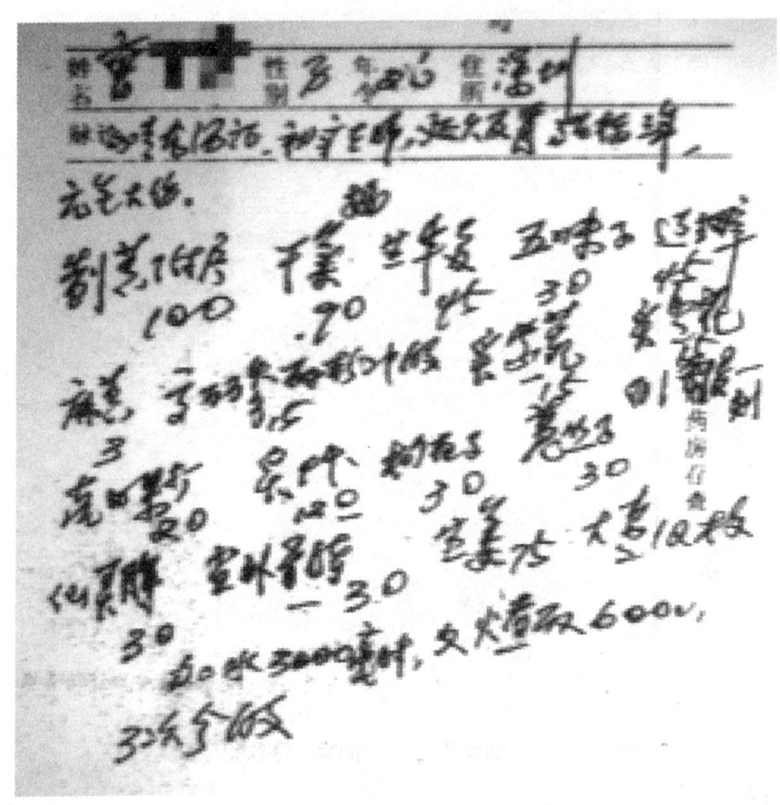

图 5-24　少阴阳衰、寒饮壅肺案

4. 注意　方中有“十八反”、多药超量，须患者知情同意。

三、小青龙汤虚化（太少同病，寒饮犯肺）

一般资料　吴某，男，35 岁。2006 年 6 月 21 日（图 5-25）。

病证　太少同病，寒饮犯肺。

处方一　麻黄 10g，制附片 100g，辽细辛 45g，高丽参 12g（研冲服），生半夏 75g，干姜 30g，五味子 30g，炙甘草 120g，生姜 75g（切），枸杞子 30g，菟丝子 30g（白酒浸），淫羊藿 30g，盐补骨脂 30g，葱白 4 寸。

煮服法　加水 6 斤（3000mL），文火煮取 600 毫升，3 次分服。5 剂。

处方二　20 头三七 200g，血琥珀、高丽参、血河车、二杠各 100g，尖贝、血沉香、冬虫夏草各 50g，蛤蚧 10 对。

煮服法　每次 3g，2 次/日。

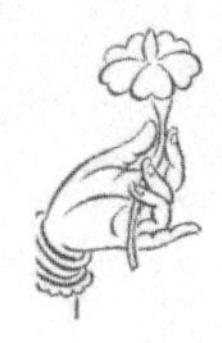

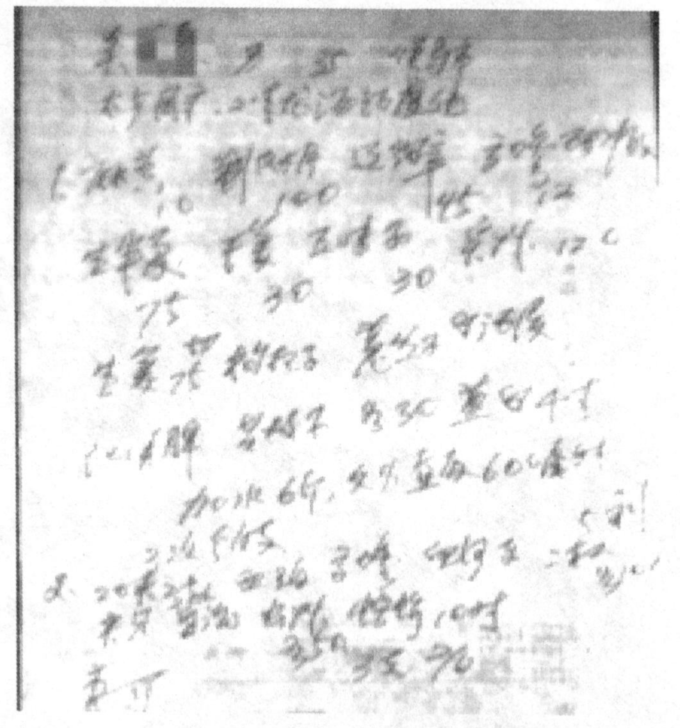

图 5-25　太少同病、寒饮犯肺案

案析

1. 病因病机　本底阳虚，太少同病，寒饮犯肺。

2. 论治　填精纳气，温阳散寒化饮。

3. 方药解析　处方一为小青龙汤虚化，就是小青龙证候兼少阴阳虚证候，治疗以小青龙汤散寒化饮，麻黄附子细辛汤扶阳托透伏寒，加四逆汤温少阴之阳气。所谓“虚化”就是少阴阳虚，阳气在根本上不足。阳气虚衰就要用到扶阳的根本药物——附子、四逆汤。小青龙汤加麻黄附子细辛汤、肾四味等扶阳散寒，高丽参、五味子有固脱之意。处方二为加味培元固本散，选用血肉有情之品，以培元固本、补肾纳气。培元固本散为李老一切保健、养生、理虚、康复，内外妇儿诸般虚损皆用之剂。

4. 注意　方中有“十八反”、多药超量，须患者知情同意。

四、小青龙汤虚化（少阴阳虚，寒饮伏肺）

一般资料　肖某，2006 年 6 月 24 日（图 5-26）。

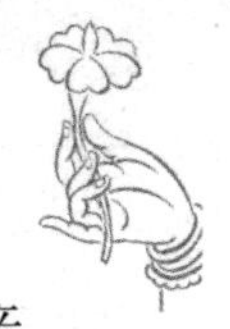

处方　麻黄10g，制附片200g，生半夏50g，干姜70g，五味子30g，辽细辛45g，生晒参30g（另），炙紫冬各15g，壳白果20g（打），炙甘草120g，生姜70g切，葱白4寸。

煮服法　加水6斤（3000mL），文火煮取1斤（500mL），兑入参汁，3次热服。3剂。

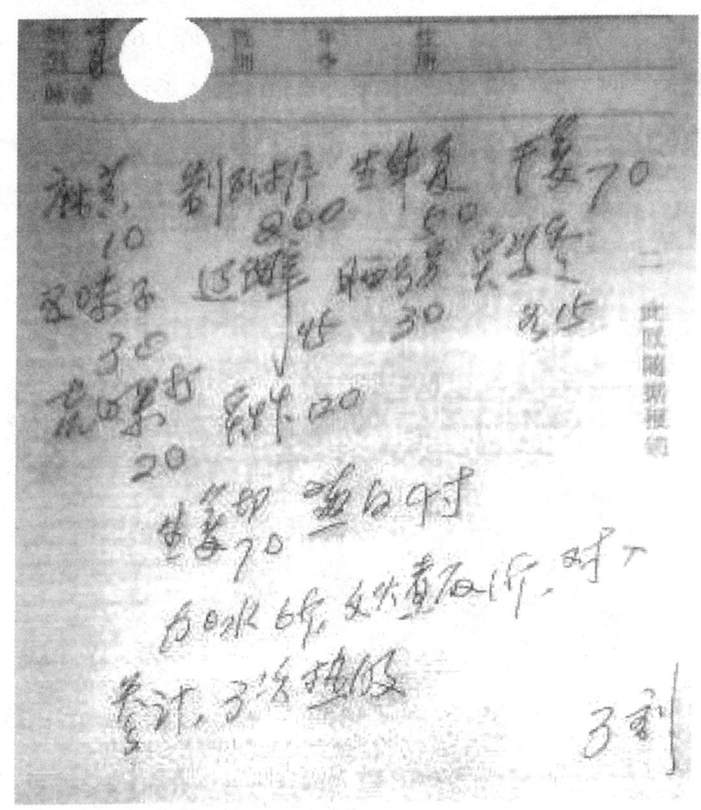
麻黄10　制附片200　生半夏50　干姜70
五味子30　辽细辛45　生晒参30　炙紫冬各15
壳白果打20　炙甘草120
生姜切70　葱白4寸
加水6斤　文火煮取1斤，兑入参汁，3次热服
3剂

图5-26　少阴阳虚、寒饮伏肺案

案析

1. 病因病机　少阴阳虚，寒饮伏肺。

2. 论治　温阳散寒化饮。

3. 方药解析　四逆汤温阳，姜、辛、味、夏化饮，麻、附、辛托透伏寒，加大干姜、生半夏剂量，制附片高达200g。考虑阳衰重而且寒饮伏深。炙紫冬、壳白果止咳平喘。

4. 注意　方中有“十八反”、多药超量，须患者知情同意。

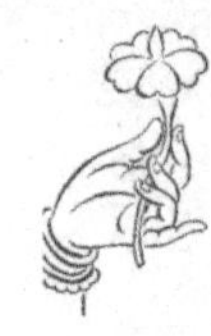

五、小青龙汤虚化（少阴阳虚，寒饮喘咳，风寒犯表）

一般资料 郜某，男，7岁（图5-27）。

病证 病退八九，守方。

处方 麻黄5g，制附片45g，桂枝15g，赤芍15g，炙甘草30g，生半夏45g，干姜30g，五味子30g，辽细辛30g，高丽参10g（另炖），炙紫冬10g，壳白果15g，肾四味各30g，生姜一大片，大枣20枚，核桃（打碎）6枚，葱白4寸。

煮服法 加水2000mL，文火煮取300mL，兑入参汁，浓缩至200mL，子、午两时初刻服。5剂。

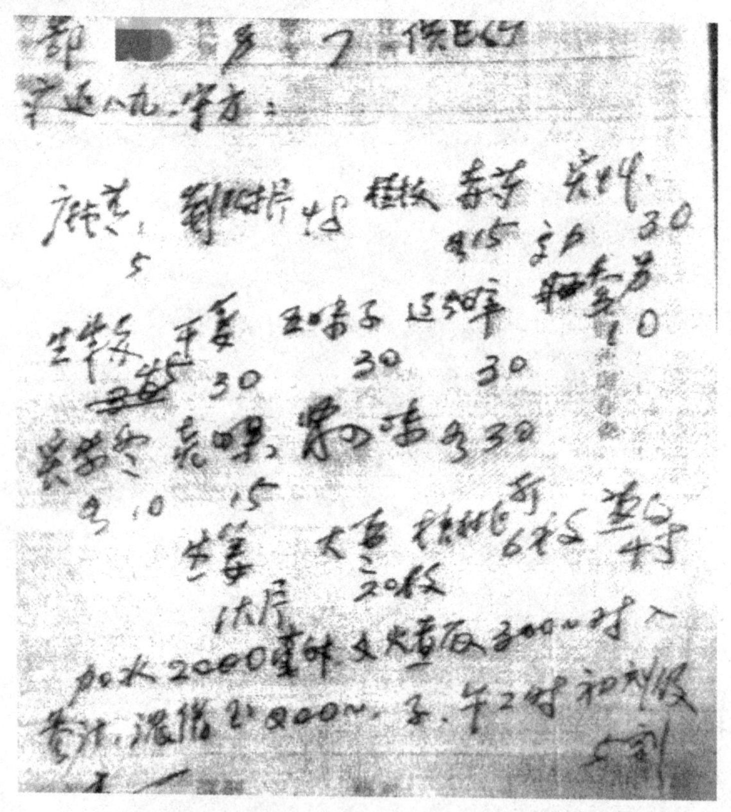

图5-27 少阴阳虚、寒饮喘咳、风寒犯表案

案析

1. 病因病机 属小青龙汤虚化，少阴阳虚，寒饮喘咳，风寒犯表。

2. 论治 温少阴之阳，化饮散寒，平喘止咳。

3. 方药解析 小青龙汤之小剂加炙紫冬、壳白果温化寒饮，散寒平喘止咳；

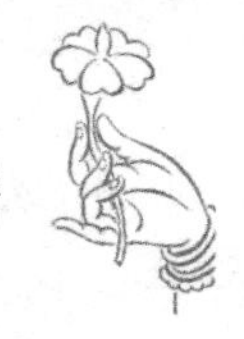

附子、肾四味温补少阴阳气。

4. 注意　细辛、白果量大、有毒，半夏、附子相反，须谨慎使用，并须患者知情同意。

六、小青龙汤证虚化（少阴阳虚，寒饮伏肺）

一般资料　燕某，女，37岁。2007年9月19日（图5-28）。

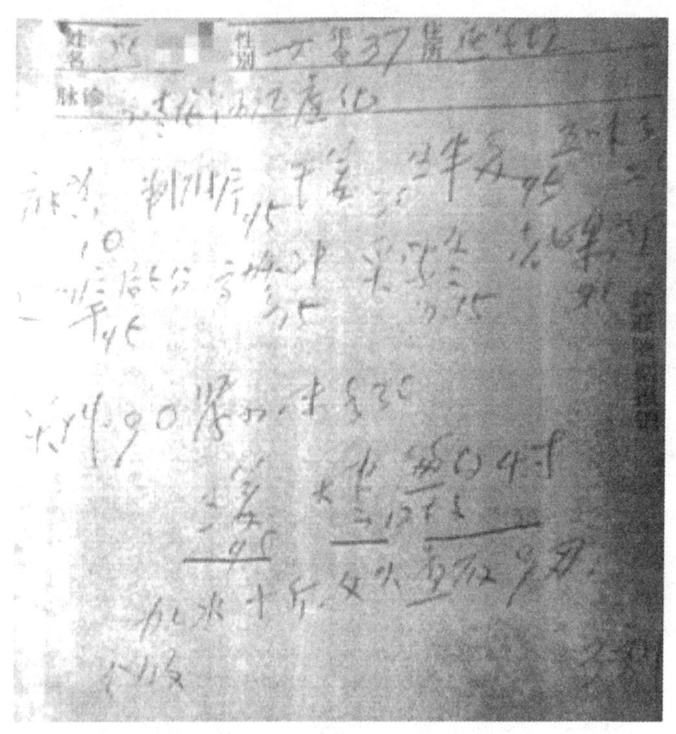
姓名　性别　年龄　脉诊

图5-28　少阴阳虚、寒饮伏肺案

处方　麻黄10g，制附片45g，干姜30g，生半夏45g，五味子20g，辽细辛45g（后5分），高丽参15g（冲），炙紫冬各15g，壳白果（打）25g，炙甘草90g，肾四味各30g，生姜45g，大枣12枚，葱白4寸。

煮服法　加水10斤（5000mL），文火煮取9两（450mL），3次分服。3剂。

案析

1. 病因病机　小青龙汤虚化。久病内外邪气，致少阴阳虚，寒饮伏肺。

2. 论治　温阳化饮，止咳平喘。

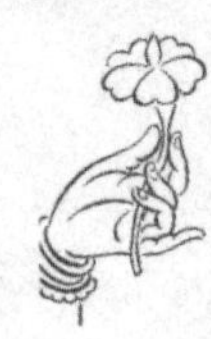

3. 方药解析　小青龙汤、四逆汤温少阴、化肺饮，四逆汤、肾四味温振肾阳，加紫菀、款冬花、壳白果平喘止咳。

4. 注意　方中有“十八反”用药、多药超量，须患者知情同意。

第 6 章　五脏救阳要方

五脏是六经的根基，一切外感、内伤疾病的急危重症，最后必累及五脏，导致阳虚、阳衰、阳脱、阳亡，故在此略论五脏救阳之医案处方。此五脏救阳要方，临床绝不可轻视，不可但求一隅。若能以此灵活加减，可通治一切阳气虚衰病证，轻则强身防病、延年益寿，重则挽回阳亡阴脱、血气衰竭。对于上述诸症，皆可参考应用，力挽狂澜。

第一，中医“藏”的概念，不同于解剖学的脏器或器官的概念，中医“藏”包含“蕴藏”的意义。张景岳《类经》中讲：“象，形象也。藏居于内，形见于外，故曰藏象。”因此，中医“藏”是根据外在表象建立的功能结构体系，从而形成中医学的藏象学说体系。它是生理、病理学的概念，不是解剖学的概念。

第二，中医脏腑经络是一个功能学概念，是机体生命活动进程中的构建。生命活动一旦停止，中医脏腑经络立即解体，中医学专业术语叫“气化结构”。如肝主疏泄、藏血，脾主升清、运化水湿、化生水谷精微，心主血脉、心主神明等。经络也是一个功能学概念，属于气化结构。不应把中医脏腑经络的生理、病理学概念与解剖学概念相混淆。

第三，五脏是六经体系的根基，也是三阴经体系的基础，隶属于六经体系。在三阴经中，太阴包括脾和肺，少阴包括心和肾，厥阴包括肝和心包。如太阴经即包括了手太阴肺和足太阴脾两经两脏。在脏腑经络学说里，脏腑是根本，经络是枝叶。在仲景六经体系里，其重点也不在经络，而在脏腑。

因此，可以说五脏（或六脏，加心包）是三阴经体系的重点，或者说三阴病重点在脏病而不在经病，腹满而吐、食不下、腹泻是太阴脾不能运化的问题；喘咳、上气、痰饮壅滞是太阴肺失宣肃的问题；脉微细、但欲寐是少阴心不能主血脉、主神明的问题；厥阴病厥热胜复、寒热错杂是肝失疏泄、气机逆乱的问题；少阴阳衰，火不生土，是肾阳衰微、命火不足的问题。

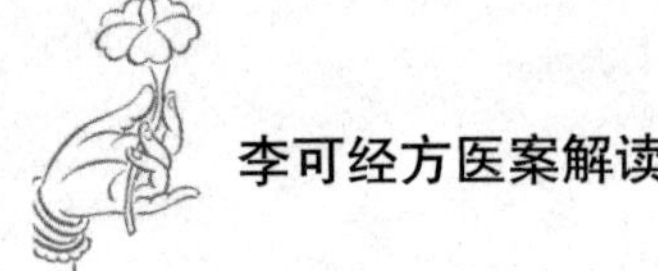

第一节　心（破格救心方）

一、风心病（三阴阳衰欲脱，心动神摇）

一般资料　李某，男，62岁。2006年2月18日（图6–1）。

病证　风心病久延，阳衰欲脱，心动神摇。

处方　制附片300g，干姜70g，炙甘草90g，净萸肉60g，生龙牡各30g，红参30g（另），活磁石45g。

煮服法　加水6斤（3000mL），文火煮取1斤（500mL），3次分服。10剂。

案析

1. 病因病机　久病，致三阴阳衰欲脱，心动神摇。

2. 论治　回阳救阴固脱。

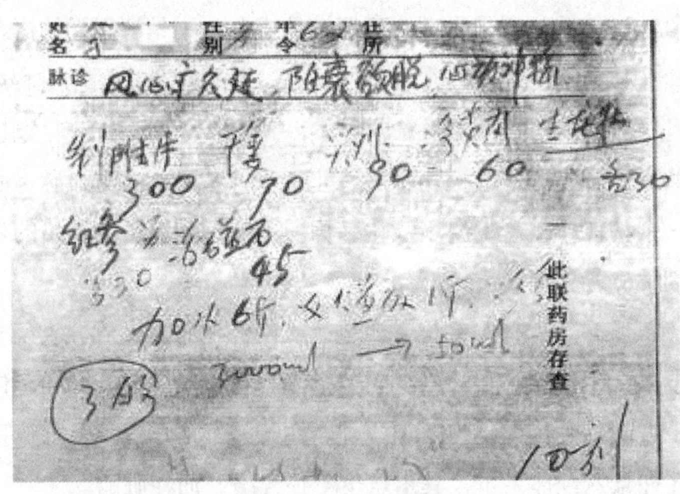

姓名　性别　年令62　住所

脉诊　风心病久延，阳衰欲脱，心动神摇

制附片300　干姜70　炙甘草90　净萸肉60　生龙牡各30

红参30　活磁石45

加水6斤，文火煮取1斤

3000ml → 500ml

3次

10剂

此联药房存查

图6–1　风心病案

3. 方药解析　破格救心汤去麝香，回阳救阴固脱。来源于《伤寒论》四逆汤、四逆汤衍生方参附龙牡汤和张锡纯的来复汤。四逆汤挽垂绝之阳，人参救暴脱之阴，来复汤敛欲散之气。无神昏、脑衰，故去麝香。

二、冠心病心衰（三阴阳衰欲脱，心胸瘀滞）

一般资料　郭某，女，58岁。2006年3月21日（图6–2）。

病证 冠心病 9 年，面色青灰，心痛彻背，一月两发，动则喘，下肢肿，心动神摇，腰困如折，脉微细，欲寐而不得寐。西医诊断，“已进入顽固性心衰”，救阳破阴为急。

处方 制附片 200g，高丽参 15g（另），干姜 70g，净萸肉 60g，丹参 120g，檀香 10g，降香 10g，砂仁 10g，桃仁 30g，五灵脂 30g，三石各 30g，炙甘草 60g。

煮服法 加水 5 斤（2500mL），文火煮取 1 斤（500mL），兑入参汁，3 次分服。3 剂。

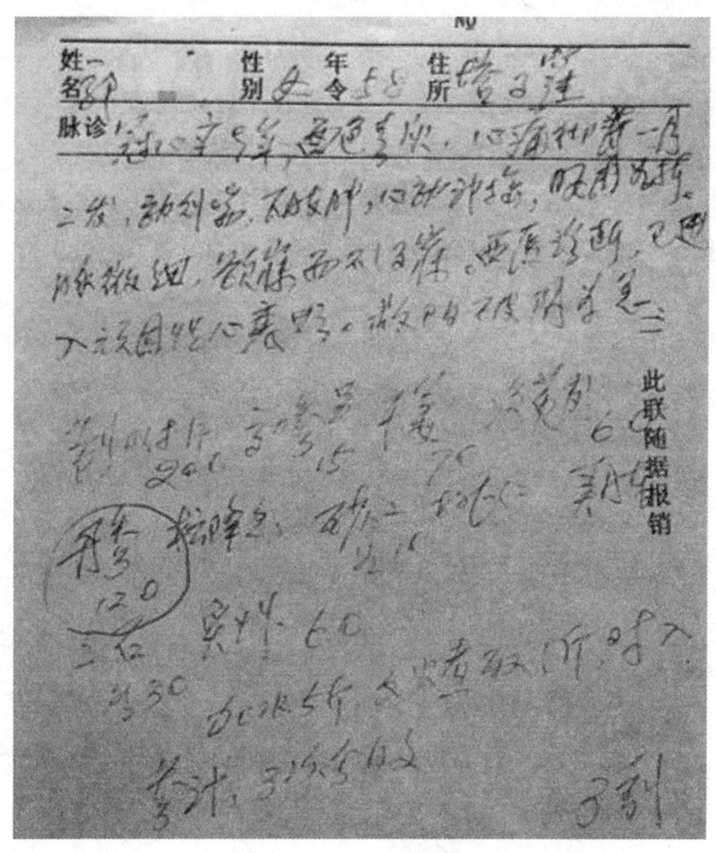

图 6-2 冠心病心衰案

案析

1. 病因病机 久病致三阴阳衰欲脱，心胸瘀滞。

2. 论治 温三阴之阳，化胸中瘀滞。

3. 方药解析 破格救心汤去麝香回阳固脱；丹参饮加桃仁、五灵脂、降香化

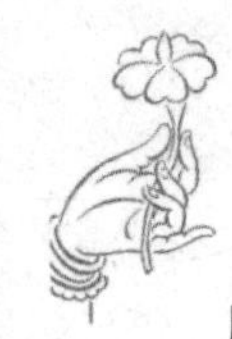

胸中瘀血。

4. 注意　附子超量、有毒，参、灵相畏，须患者知情同意。

第二节　肺（青龙救肺方）

一、寒饮伏匿（小青龙汤证虚化）

一般资料　耿某，女，8岁（图6-3）。

病证　3岁起咳喘屡发，病历5年，寒湿伏匿，小青龙汤证虚化。

处方　麻黄5g，桂枝23g，杭芍23g，炙甘草15g，生半夏30g，干姜15g，五味子15g，辽细辛23g，炙紫菀、炙款冬花各10g，壳白果20g（打），生晒参10g（另），肾四味各20g，生姜23g，葱白4寸，制附片24g，核桃4枚（打），大枣6枚。

煮服法　加水4斤（2000mL），文火煮取300mL，兑入参汁，3次分服。3剂。

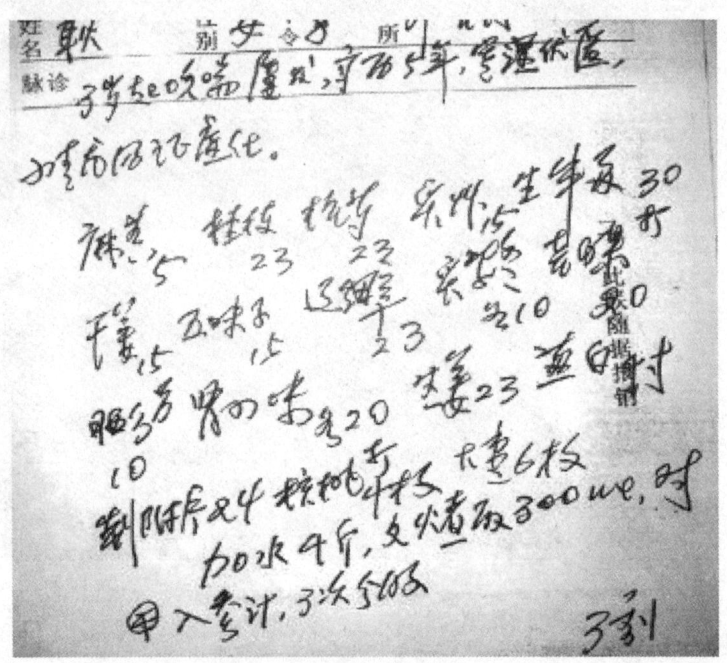

图6-3　寒饮伏匿案

案析

1. 病因病机　小青龙汤证虚化。多禀赋不足兼调摄失宜，致寒饮伏匿，复因风寒诱发。

2. 论治　扶少阴，散表寒，化痰饮，止咳平喘。

3. 方药解析　患者8岁，故取常用半量，麻黄更少，恐其阳脱。小青龙汤加麻黄附子细辛汤、肾四味等扶阳托透，散寒化饮。人参、五味子有固脱之意。

4. 注意　方中有“十八反”用药，多药超量，须患者知情同意。

二、肺心病心衰（三阴阳衰寒饮，小青龙汤证虚化）

一般资料　张某，男，58岁。2006年3月30日（图6-4）。

病证　肺心病7年以上，动则喘，脘胀肢肿如泥，唇、舌、甲青紫，脉急，132次/分。顽固性心衰5年以上。救阳破阴为急。

处方　制附片100g，高丽参20g（另），生半夏45g，干姜35g，五味子35g，辽细辛45g（后），三石各30g，肾四味各30g，炙甘草60g，麻黄5g，油桂10g（后），车前子10g（包），生姜45g。

煮服法　加水5斤（2500mL），文火煮取1斤（500mL），兑入参汁，3次分服。5剂。

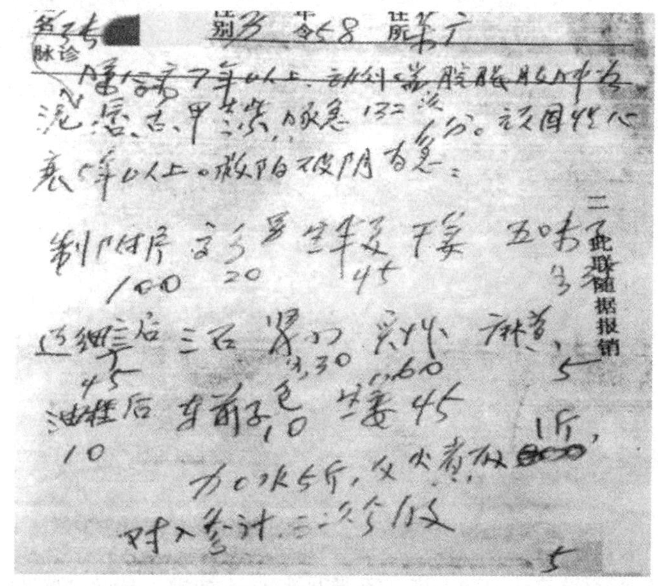
脉诊
二 此联随据报销

图6-4　肺心病心衰案

案析

1. 病因病机　小青龙汤证虚化。三阴阳衰寒饮。

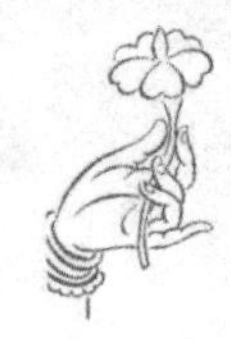

2. 论治　温阳化饮。

3. 方药解析　此为四逆汤加小青龙汤。所谓“小青龙汤虚化”就是少阴阳虚，寒饮壅肺。小青龙汤合四逆汤、肾四味等温阳化饮，车前子利水消肿，三石、高丽参、五味子固本防脱。

4. 注意　附子、生半夏、细辛超量、有毒、相反，须患者知情同意。

第三节　肝（奔豚镇肝方）

一、高血压（三阴阳衰，冲气夹寒饮上逆）

一般资料　张某，女，62岁。2006年6月23日（图6-5）。

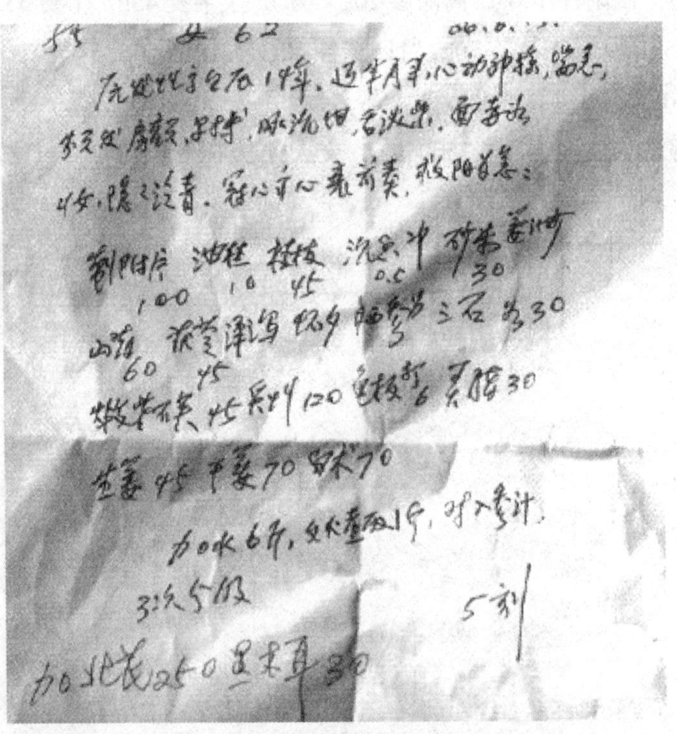

图6-5　高血压案

病证　原发性高血压14年，近半月来心动神摇，喘急，频发“房颤、早搏”，脉沉细，舌淡紫。面赤如妆，隐隐泛青。冠心病心衰前奏，救阳为急。

处方　制附片100g，油桂10g，桂枝45g，沉香0.5g（冲），砂仁米30g（姜汁炒），山药60g，茯苓45g，泽泻、怀牛膝、晒参（另）、三石各30g，煅紫石英45g，炙甘草120g，龟甲（打）6g，五灵脂30g，生姜45g，干姜70g，白术70g。

煮服法 加水6斤（3000mL），文火煮取1斤（500mL），兑入参汁，3次分服。5剂。

加生芪250g，黑木耳30g。

案析

1. 病因病机 久病三阴阳衰，致冲气夹寒饮上逆。

2. 论治 温阳镇逆，化饮利水。

3. 方药解析 此方以温氏奔豚汤为底，加三石、紫石英加重降逆之力，复加姜、术，已有四逆汤、理中汤、潜阳丹之效。原方为山西温碧泉老师所创，主治三阴沉寒痼冷、冲气上攻之奔豚证，属温阳降饮之剂。

4. 注意 涉及多药超量、“十九畏”，须患者知情同意。

二、高血压（三阴阳衰、冲气夹寒饮上逆）

一般资料 赵某，男，65岁。2007年9月14日（图6-6）。

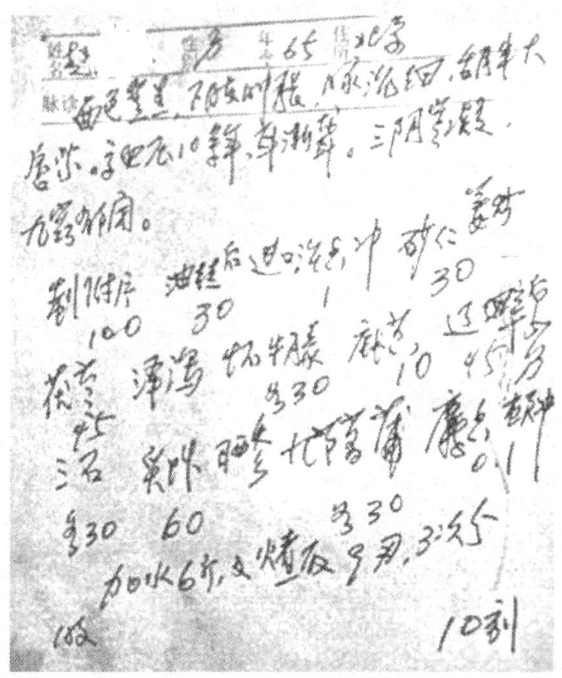

图6-6 高血压案

病证 面色黧黑，下肢肿胀，脉沉细，舌胖大，唇紫。高血压 10 余年，耳渐聋。三阴寒凝，九窍郁闭。

处方 制附片 100g，油桂 30g（后），进口沉香 1g（冲），砂仁 30g（姜汁炒），茯苓 45g，泽泻、怀牛膝各 30g，麻黄 10g，辽细辛 45g（后 5 分），三石各 30g，炙甘草 60g，晒参、九节菖蒲各 30g，麝香 0.1g（顿冲）。

煮服法 加水 6 斤（3000mL），文火煮取 9 两（450mL），3 次分服。10 剂。

案析

1. 病因病机　三阴阳衰，冲气夹寒饮上逆，九窍郁闭。

2. 论治　温阳化饮降冲，透邪通窍。

3. 方药解析　李可治疗高血压有四法，一曰藏阳：四逆汤或潜阳丹，于子、午二时冷服，令浮阳归宅；二曰镇冲：温氏奔豚汤加三石；三曰透邪：选麻黄附子细辛汤、大小续命汤，开玄府之闭，使寒浊之邪托透于外；四曰引火。此处由温氏奔豚汤加三石镇冲，麻黄附子细辛汤合九节菖蒲、麝香等透邪通窍。

三、三阴阳衰，冲气夹寒饮上逆

病证 面色晦暗渐退，脉敛，阴寒诸疾，盛夏得天时之助，必事半功倍（图 6-7）。

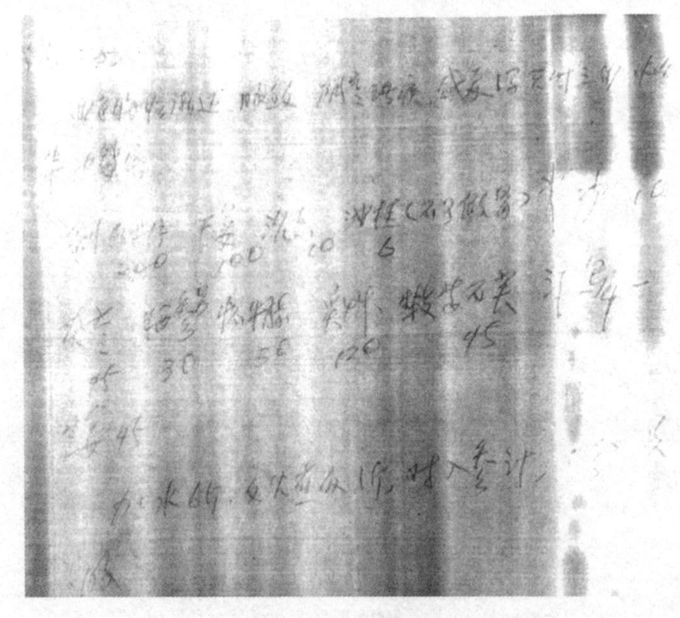

图 6-7　三阴阳衰案

处方　制附片 200g，干姜 100g，沉香 10g，油桂 6g（冲），砂仁 10g，茯苓 45g，生晒参 30g（另），怀牛膝 30g，炙甘草 120g，煅紫石英 45g，泽泻 45g，生姜 45g。

煮服法　加水 6 斤（3000mL），文火煮取 1 斤（500mL），兑入参汁，日分 3 次服。10 剂。

案析

1. 病因病机　三阴阳衰，冲气夹寒饮上逆，盛夏炎热助阳，则阴寒诸症好转。

2. 论治　救阳降逆，化饮利水。

3. 方药解析　温氏奔豚汤加紫石英，有救阳降逆、化饮利水、潜镇固脱之意，干姜易山药，更增原方救阳之力。

4. 注意　附子量大，须患者知情同意。

第四节　脾（桂附理中方）

一、三阴阳虚

一般资料　吴某，男，50 岁（图 6-8）。

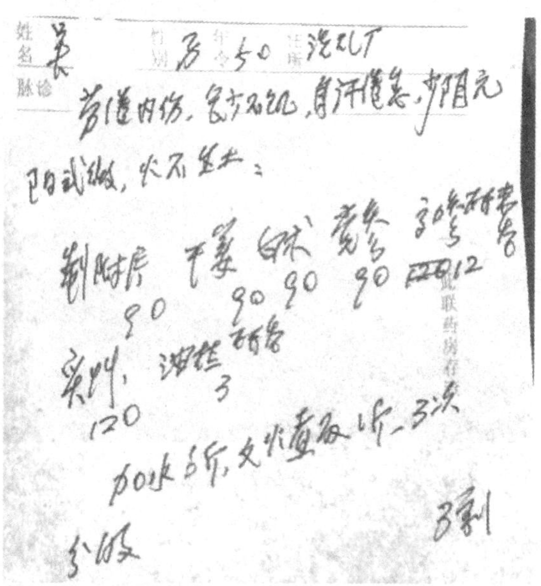

图 6-8　三阴阳虚案

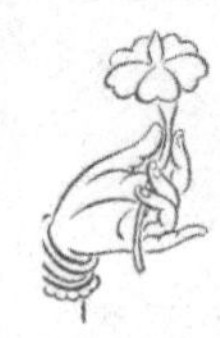

病证　劳倦内伤，食少不饥，自汗倦怠。少阴元阳式微，火不生土。

处方　制附片 90g，干姜 90g，白术 90g，党参 90g，高丽参 12g（研末吞），炙甘草 120g，油桂 3g（米丸吞）。

煮服法　加水 6 斤（3000mL），文火煮取 1 斤（500mL），3 次分服。3 剂。

案析

1. 病因病机　生活失摄，劳倦内伤，致三阴阳虚、阳衰。

2. 论治　温三阴五脏之阳。

3. 方药解析　三阴统于太阴，故以理中为重。桂附理中汤，实为温补一身之阳气的基础方。桂附理中汤中，桂枝或肉桂温厥阴之阳，干姜温太阴之阳，附子温少阴之阳，故桂附理中汤应看成理中汤、四逆汤、桂枝甘草汤、甘草干姜汤之合剂，是用以治疗三阴五脏之阳虚、阳衰之总剂。

4. 注意　附子超量，须患者知情同意。

二、胃肠溃疡（桂附理中汤）

一般资料　曹某，男，47 岁。2006 年 6 月 16 日（图 6-9）。

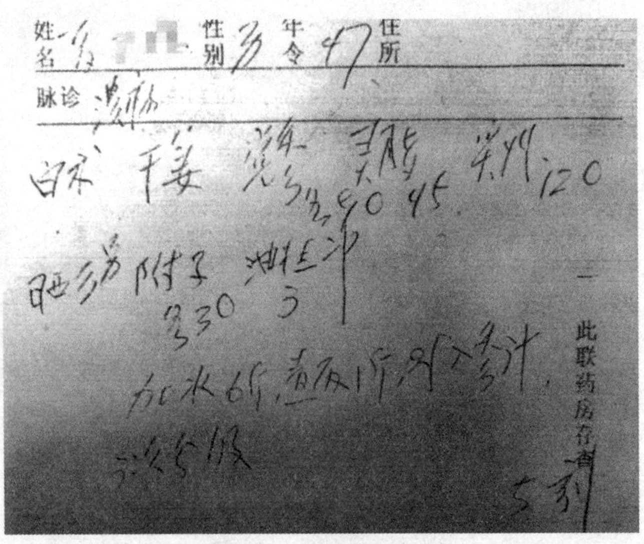

图 6-9　胃肠溃疡案

病证　胃肠溃疡。

处方　白术 90g，干姜 90g，党参 90g，五灵脂 45g，炙甘草 120g，晒参 30g

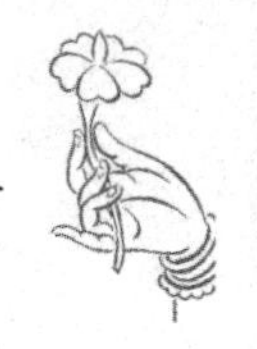

（另炖），附子30g，油桂3g（冲）。

煮服法　加水6斤（3000mL），煮取1斤（500mL），兑入参汁，3次分服。5剂。

案析

1. 病因病机　三阴阳虚，中土失运为主。

2. 论治　温三阴之阳，重在健运中土。

3. 方药解析　桂附理中汤温三阴之阳，重在健运中土；合五灵脂活血化瘀。

4. 注意　方中用药内含“十九畏”，须患者知情同意。

第五节　肾（四逆回阳方）

一、少阴、太阳表里阳虚

一般资料　郑某，男，87岁。2006年8月23日（图6-10）。

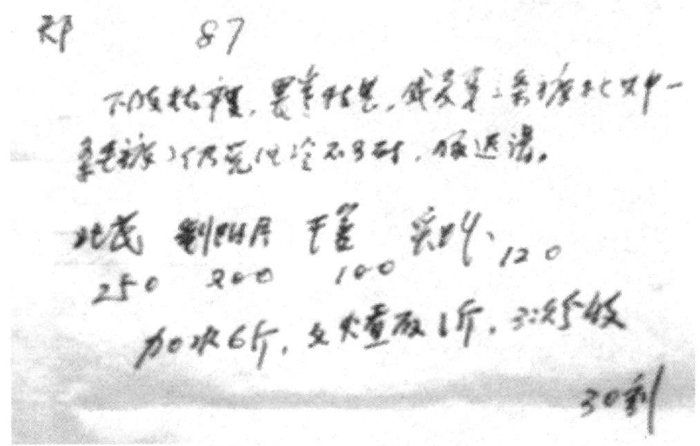
郑　87

北芪　制附片　干姜　炙甘草
250　200　100　120

30剂

图6-10　少阴、太阳表里阳虚案

病证　下肢枯瘦，畏寒特甚，盛夏穿3条裤子（其中1条毛裤），仍觉风冷不可耐。脉迟滑。

处方　北芪250g，制附片200g，干姜100g，炙甘草120g。

煮服法　加水6斤（3000mL），文火煮取1斤（500mL），3次分服。30剂。

案析

1. 病因病机　少阴、太阳表里阳虚畏寒。或禀赋不足，或生活失摄，致少阴

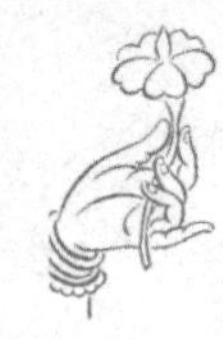

阳虚，火不生土，表里阳气皆亏。

2. 论治　温补表里之阳。

3. 方药解析　大剂黄芪温固太阳表阳，四逆汤固少阴、太阴之阳，表里之阳气旺盛，则畏寒解。

4. 注意　附子超量，须患者知情同意。

二、太阴、少阴阳衰

一般资料　某女，79 岁。2006 年 6 月 21 日（图 6–11）。

病证　消渴，误用白虎致喘咳，心动神摇，便溏，舌中剥为 5 分硬币大，夜尿不禁，咳而遗尿，脉结。险象百出，救误，救阳为急。

处方　制附片 45g，干姜 30g，炙甘草 90g，生晒参 30g（另），油桂 3g（后）。

煮服法　加水 4 斤（2000mL），文火煮取 1 斤（500mL），兑入参汁，3 次分服。3 剂。

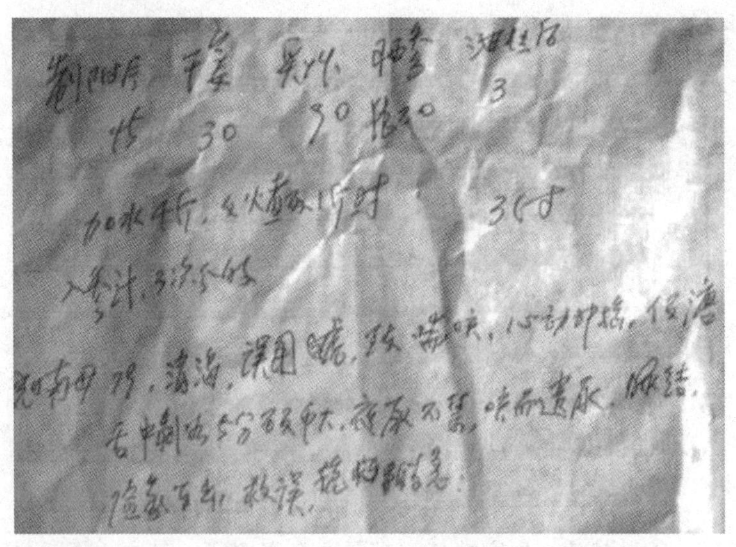

图 6–11　太阴、少阴阳衰案

案析

1. 病因病机　太少阳虚。高年消渴，误用白虎伤阳，太少阳衰不任而见心动神摇、便溏、尿失禁。

2. 论治　回阳救逆。

3. 方药解析　人参四逆汤合肉桂回阳救逆，固少阴、太阴之阳。

第 7 章　三阴寒湿伏匿

李老论三阴伏邪，即太阳表阳不固，寒、湿邪气乘虚入里，潜伏或潜藏于三阴经或三阴之脏，主要是寒邪，其次是湿邪，有时会合并毒邪，或有热化情况。

太阳主表、统营卫，为六经之藩篱，营卫气虚则邪过太阳，太阳与少阴相表里，太阳不固，营卫气虚，邪气由太阳直入于少阴；血弱气尽，腠理开，则邪入少阳，少阳与厥阴相表里，气血虚弱，少阳之邪可由少阳直入厥阴。中焦阳虚，则寒湿之邪可直入太阴。

阳气虚处便是留邪之所，“邪之所凑，其气必虚。”寒湿之邪之所以伏于三阴之经脏而不发病，是因为人体阳气虚损，无力抗邪，寒湿之邪乘虚而入，藏匿于人体三阴之经脏。不同于《素问·阴阳应象大论》“冬伤于寒，春必病温”，李老的三阴伏邪论大多是寒湿之邪入里，但最终并没有化热，或少有化热趋势。因其经络表里、同气相求，故太阳之寒邪在表阳不固时多伏于少阴；阳明虚化之邪或湿邪多伏于太阴；少阳之邪、胞宫受寒多伏于厥阴。

寒邪伏匿于手足少阴经脏则病胸痹、心痛、血痹、骨痹；寒邪伏匿于胞宫或厥阴血分则病痛经、闭经、不孕、妇科肿瘤；湿邪伏匿足太阴脾则病湿痹、湿病；痰饮伏匿手太阴肺则病留饮、伏饮、哮喘、咳嗽迁延不愈等。另外，牛皮癣、顽固湿疹、过敏性紫癜、痤疮、青春痘等也多为三阴阳虚，寒湿伏匿三阴。

三阴寒湿伏匿治疗多以四逆汤、理中汤、肉桂温少阴、太阴、厥阴之阳气，麻黄附子细辛汤托透伏寒，或以当归四逆加吴茱萸生姜汤从厥阴托透伏寒外出，均应临证酌情增损加减。

一、偏头痛（寒邪伏于少阴、厥阴，风寒诱发于三阳）

一般资料　李某，男，21 岁。2009 年 1 月 1 日（图 7–1）。

病证　左侧偏头痛 4 年，久治不愈，每月发作 4 次，发作前必有喷嚏 1 ~ 2 次，每次持续约 3 天，由风寒外袭引发，发作时如裹如蒙如刺，紧束如箍，喜按，畏寒殊甚，脉沉弱，舌淡，有齿印，苔水滑。辨证：正虚邪伏。

处方　麻黄10g，制附片45g，细辛45g，川芎90g，白芷30g（后7分），肾四味、蝉衣各30g，止痉散6～3（冲服），吴茱萸30g，红参30g，炙甘草60g，生半夏45g，生姜45g，大枣25枚，葱白4寸，核桃6枚。

煮服法　加水2000mL，文火煮取300mL，3次分服。有发作前兆时即服3剂。

案析

1. 病因病机　阳气素虚，寒湿凝滞少阴、厥阴，每因新感风寒引动伏邪而发头痛，表里同病。

2. 论治　温阳散寒，托透伏邪，通络止痛。

3. 方药解析　此方由麻黄附子细辛汤合五虎汤（去黑豆）为底托透伏寒，加吴茱萸加半夏汤散其寒痰凝滞，肾四味加固少阴之本，止痉散为通络止痛之圣剂，重用川芎上行颠顶，白芷宣窍止痛，蝉蜕升清阳之气。诸药合用，为伏寒头痛之要方。

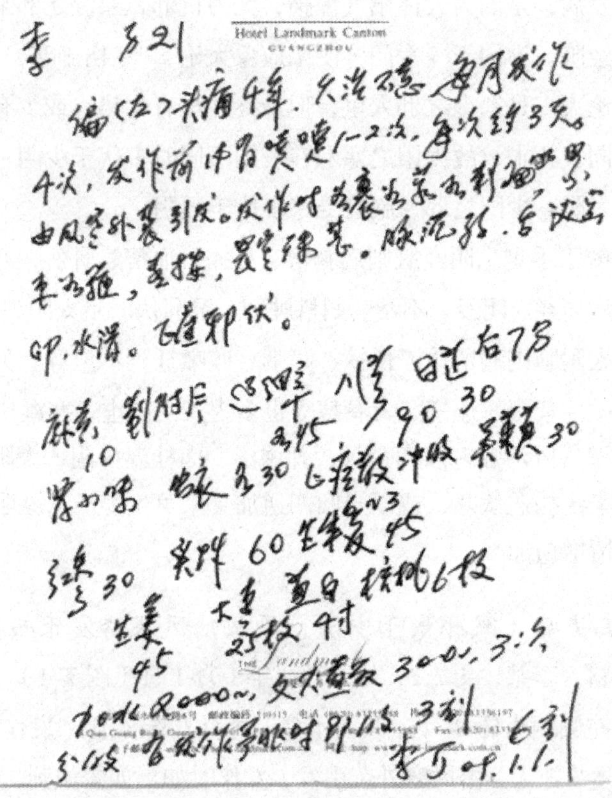

图7-1　偏头痛案

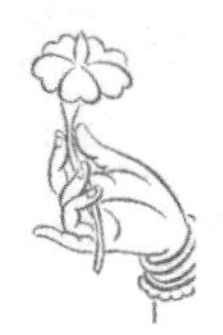

4. 注意　多药超量，有毒性药，涉及“十八反”，须患者知情同意。

二、偏头痛（寒伏三阴）

一般资料　武某，女，52岁（图7–2）。

病证　寒伏三阴，右偏头痛，鼻塞，双手顽麻。

处方　生芪250g，黑木耳45g，辛夷45g，苍耳子15g，制附片45g，麻黄10g，川芎90g，白芷30g（后），辽细辛45g（后），白芥子10g（炒研），炙甘草60g，生姜45g，葱白4寸，生山萸肉60g。

煮服法　加水4斤（2000mL），文火煮取6两（300mL），3次分服。3剂。

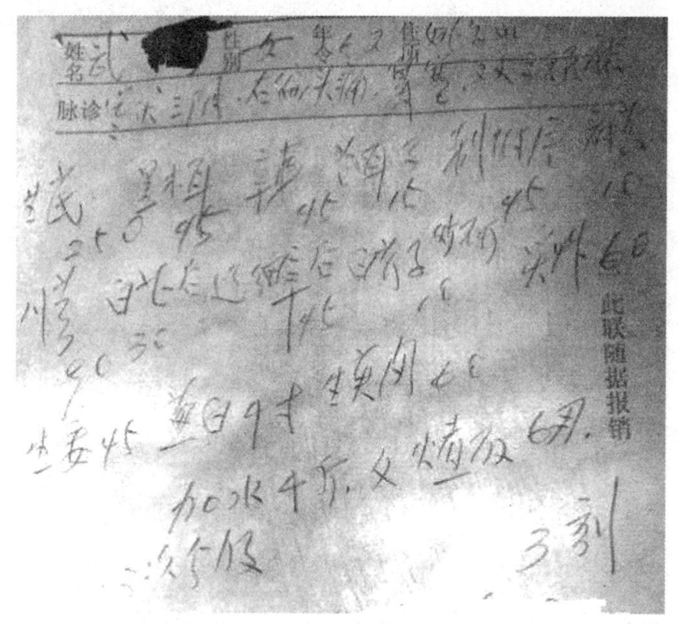

图7–2　偏头痛案

案析

1. 病因病机　寒伏三阴。右偏头痛，鼻塞，双手顽麻，为阴寒郁闭三阴。

2. 论治　温阳散寒。

3. 方药解析　方以麻黄、附子、细辛通阳散寒，黄芪、黑木耳、山萸肉补虚扶正，合川芎、白芷、辛夷、苍耳子等通窍止痛之品治标。

三、鼻炎（少阴阳虚伏寒）

一般资料　吴某，女，7岁。2007年9月16日（图7–3）。

病证 先天不足，卫外失固，鼻炎5年不愈。

处方 麻黄10g，制附片23g，辽细辛23g（后5分），辛夷45g，苍耳子15g，肾四味各30g，九节菖蒲10g，生晒参30g（捣），五味子20g，麝香0.1g，白芷10g（后5分），生姜45g，葱白4寸，二杠1g（冲），大枣12枚，核桃6枚（打），炙甘草30g。

煎煮法 加水3斤半（1750mL），文火煮取3两（150mL），日分3次服。10剂。

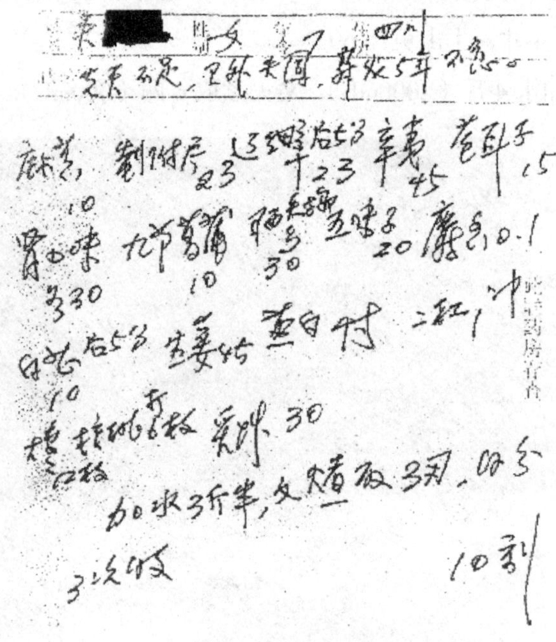
先天不足，卫外失固，鼻炎5年不愈。
麻黄10 制附片23 辽细辛后5分23 辛夷45 苍耳子15
肾四味各30 九节菖蒲10 生晒参30 五味子20 麝香0.1
白芷后5分10 生姜45 葱白4寸 二杠1冲
大枣12枚 核桃6枚打 炙草30
加水3斤半，文火煮取3两，日分3次服
10剂

图7-3 鼻炎案

案析

1. 病因病机 先天不足，少阴阳虚寒伏，风寒诱发。

2. 论治 温阳托透，散寒通窍。

3. 方药解析 麻黄附子细辛汤温阳托透，加麝香、辛夷、苍耳子、白芷、生姜、葱白散寒通窍。肾四味、核桃温固少阴，人参、五味子扶正敛气。

4. 注意 附子、细辛量大、有毒，须患者知情同意。

四、青春痘（厥阴伏寒）

一般资料 2006年6月28日（图7-4）。

病证 青春痘，厥阴伏寒外透，因势利导。

处方　柴胡125g，当归50g，桂枝45g，赤芍45g，炙甘草20g，通草20g，辽细辛45g，黑芥穗10g，牡丹皮15g，黑姜30g，生姜45g，大枣12枚。5剂。

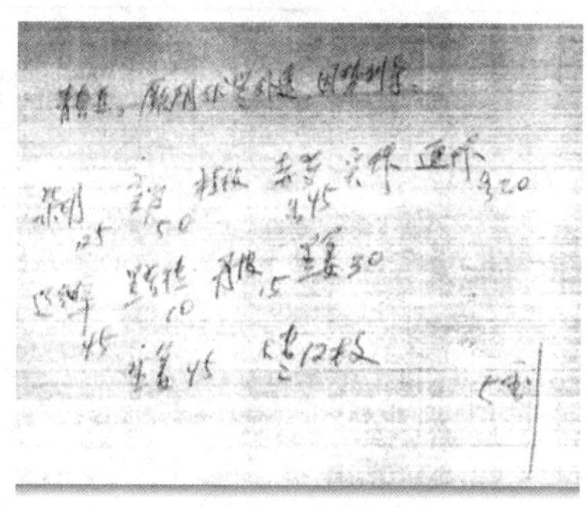

图7-4　青春痘案

案析

1. 病因病机　寒湿内伏厥阴，外发于皮肤，致青春痘。

2. 论治　透厥阴寒湿从少阳外出。

3. 方药解析　当归四逆汤温阳透厥阴寒湿，柴胡、黑芥穗、牡丹皮、黑姜、生姜透厥阴血分之寒湿从少阳外出太阳。柴胡125g为仲景之量。

4. 注意　细辛有毒、超量，须患者知情同意。

五、牛皮癣（少阴、太阴伏寒）

一般资料　沈某，男，28岁。2006年6月25日（图7-5）。

病证　牛皮癣5年许，面色萎黄，脾胃虚损，从太阴至四肢（阴寒郁闭）。

处方　制附片100g，干姜90g，白术90g，炙甘草120g，乌梢蛇30g，麻黄5g，辽细辛45g，生姜45g，大枣20枚。30剂。

案析

1. 病因病机　少阴、太阴阳虚，寒邪入中深伏，日久从脏腑外发至四肢皮肤，郁闭不畅。

2. 论治　温少阴、太阴阳气，托透伏邪。

3. 方药解析　四逆汤、理中汤温补少阴、太阴阳气；麻黄附子细辛汤托透

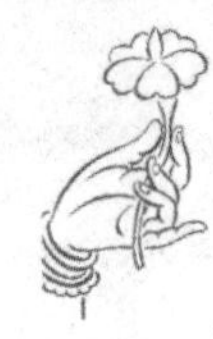

伏寒；生姜、大枣有助于调和营卫；乌梢蛇肉一味，入肺、脾二经，功能祛风、通络、止痉，善治皮肤顽疾。

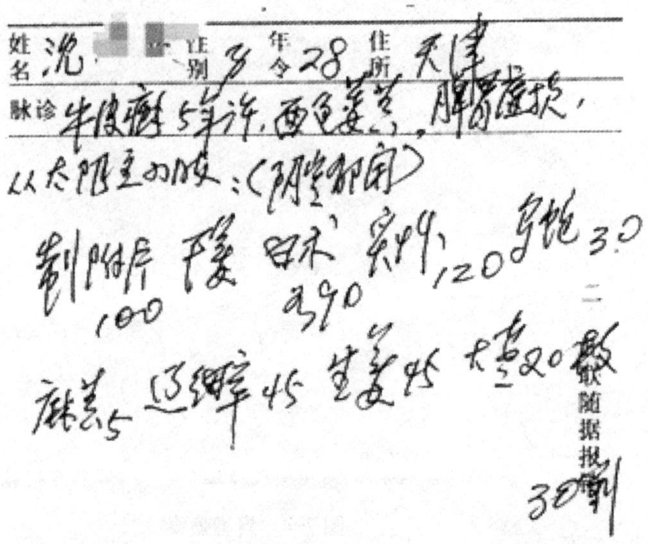

姓名 沈 性别 男 年令 28 住所 天津

脉诊 牛皮癣5年许，面色萎黄，

从太阳少阴治：（阴证郁闭）

制附片 100 干姜 白术 炙甘草 120 乌蛇 30

麻黄 5 辽细辛 45 生姜 45 大枣 20 枚

30 剂

图 7–5　牛皮癣案

4. 注意　附子超量，细辛有毒，须患者知情同意。

六、牛皮癣（寒毒伏藏于厥阴）

一般资料　杨某，男，25 岁。2006 年 1 月 22 日（图 7–6）。

病证　牛皮癣 6 年，逢冬末发，痒甚龟裂。脉短，舌边尖赤，无苔，不渴。寒毒入于厥阴血分。养血托透法（托透：麻附辛）。

处方　当归 50g，桂枝 45g，赤芍 45g，白芍 45g，炙甘草 30g，通草 30g，辽细辛 45g，麻黄 10g，附子 30g，黑芥穗 10g，蝉衣 30g，黑豆 30g，生姜 45g，大枣 12 枚。

煮服法　加水 2000mL，文火煮取 600mL，3 次分服。10 剂。

又，乌梢蛇肉 300g，研粉蜜丸，分作 30 丸，每次 1 丸，3 次/日。

案析

1. 病因病机　寒毒入于厥阴血分，至冬末时阳气上升外发，寒邪借势外透。

2. 论治　养血，托透寒邪。

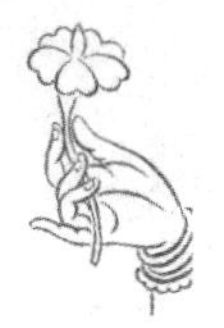

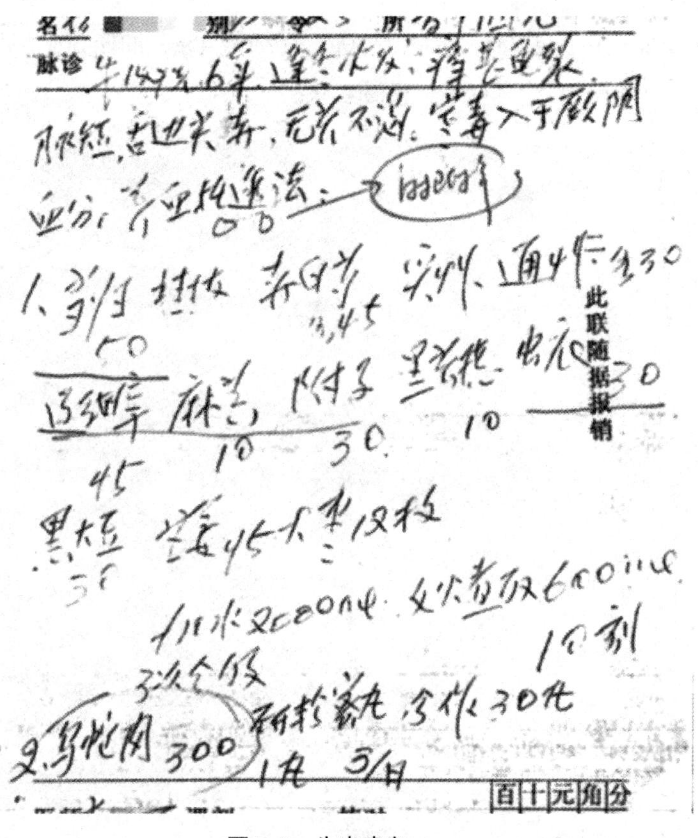

脉诊

此联随据报销

百十元角分

图7-6　牛皮癣案

3. 方药解析　当归四逆汤养血透厥阴寒邪于外，麻黄附子细辛汤温阳散少阴之寒邪于表，黑芥穗入血分祛风止痒，蝉衣祛风止痒，生姜解表之寒邪，黑豆补肾。乌梢蛇肉为皮肤顽癣之要药，有祛风、止痉之效。

4. 注意　细辛后入，附子用制。

七、喘脱（三阴阳衰，寒饮留伏）

一般资料　汤某，男，70岁。2006年6月25日（图7-7）。

病证　高年，动则喘，面色青惨，声低息微，便溏，食入胀加，目下如卧蚕，唇、甲、舌青紫，疲惫，动则大汗，脉左滑急，右弦劲搏指，134次/分。西医诊为双肺间质炎变。两本飘摇，颇虑暴脱。病由外感引发，正虚邪伏，阴寒窃踞胸中。拟救太阴以保少阴，缓缓托透伏邪。若得胃气来复，便存生机。

处方一　制附片200g，干姜90g，红参90g（另），白术90g，炙甘草120g，

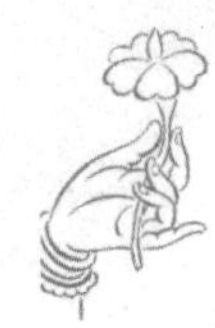

净山萸肉 90g，生半夏 75g，五味子 30g，辽细辛 45g，油桂 30g（后），麻黄 3g，白芥子 10g（炒研），生姜 75g，葱白 4 寸。

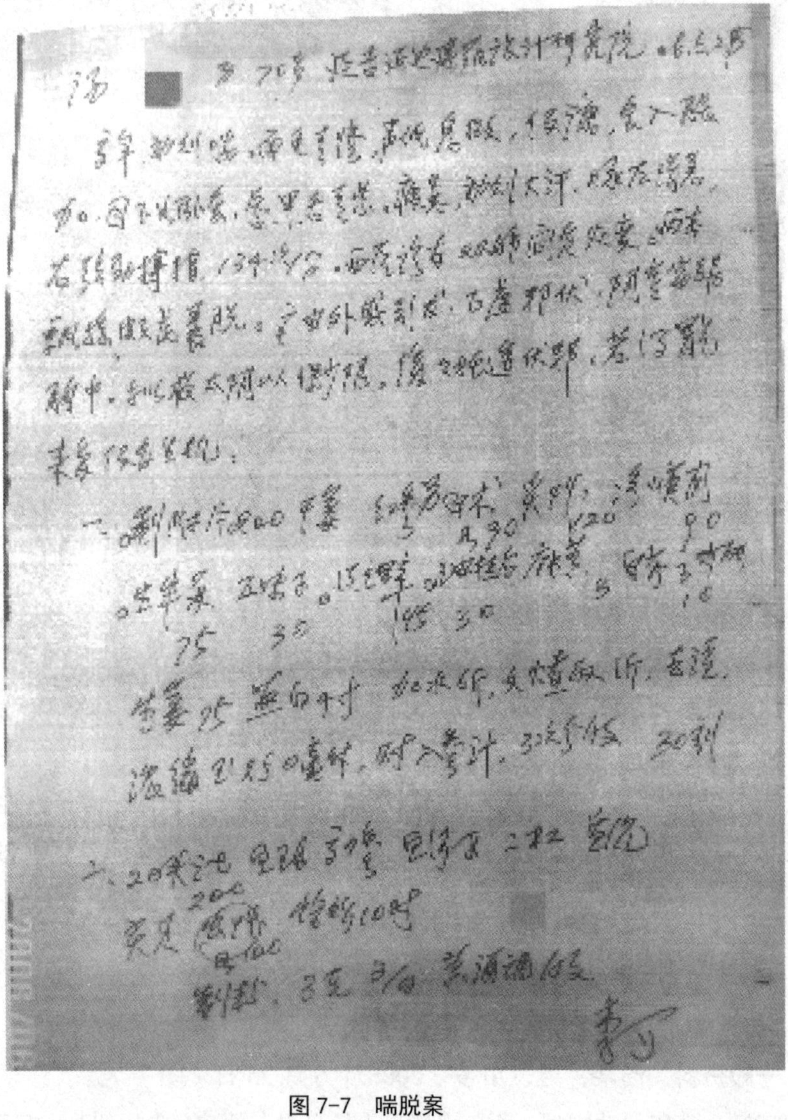

图 7-7　喘脱案

煮服法　加水 6 斤（3000mL），文火煮取 1 斤（500mL），去渣，浓缩至 250mL，兑入参汁，3 次分服。30 剂。

处方二　20 头三七 200g，血珀 100g，高丽参 100g，血河车 100g，二杠 100g，血沉 100g，尖贝 100g，炙甘草 100g，蛤蚧 10 对。

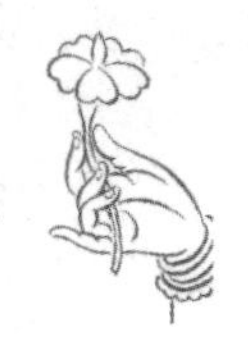

煮服法　制粉，每次 3g，3 次/日，黄酒调服。

案析

1. 病因病机　三阴阳衰，寒饮留伏，阴寒窃踞胸中。

2. 论治　拟救太阴以保少阴，缓缓托透伏邪。

3. 方药解析　处方一理中汤、四逆汤以温太阴、少阴之阳，小青龙汤加葱、姜、白芥子以温肺散寒、化饮除痰。处方二为五味固本散加沉香、尖贝、炙甘草、蛤蚧，培元固本，化痰补虚纳气。

4. 注意　附子、半夏相反，细辛有毒，须患者知情同意。

八、隐匿型冠心病（阴寒痰瘀伏于胸中，元阳不能敷布）

一般资料　续某，男，35 岁。2006 年 6 月 28 日（图 7–8）。

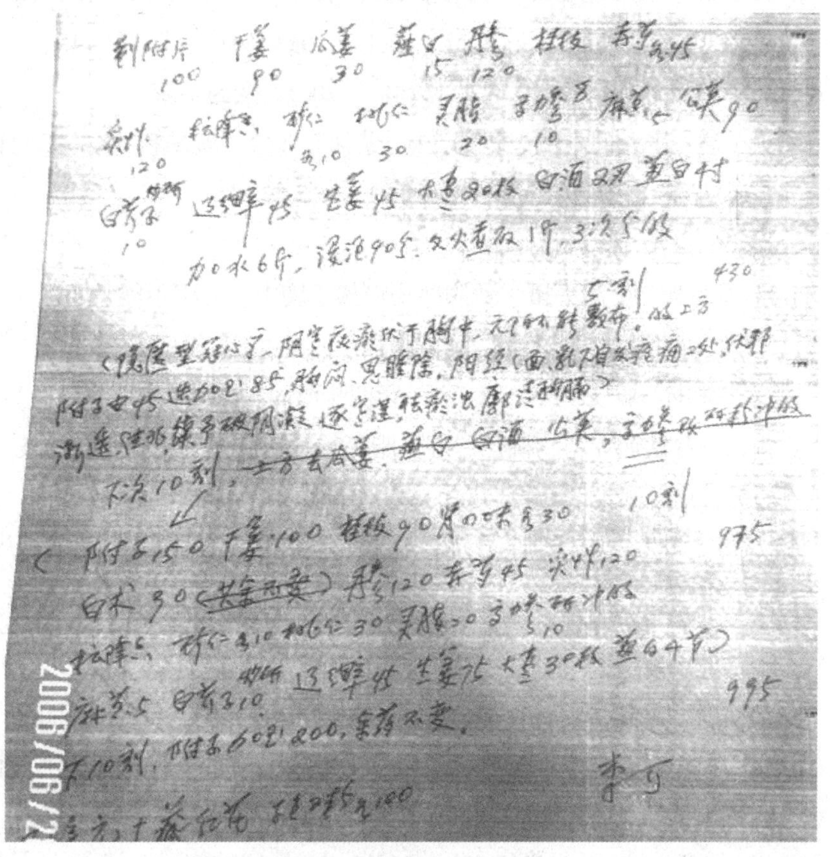

图 7–8　隐匿型冠心病案

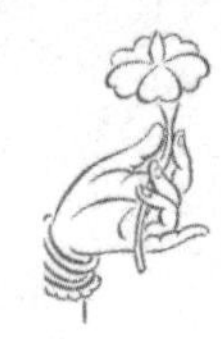

处方一 制附片100g，干姜90g，瓜蒌30g，薤白15g，丹参120g，桂枝45g，赤芍45g，炙甘草120g，檀香10g，降香10g，砂仁10g，桃仁30g，五灵脂20g，高丽参10g（另），麻黄5g，蒲公英90g，白芥子10g（炒研），辽细辛45g，生姜45g，大枣20枚，白酒2两，葱白4寸。

煮服法 加水6斤（3000mL），浸泡40分钟，文火煮取1斤（500mL），3次分服。5剂。

病证 隐匿型冠心病，阴寒痰瘀伏于胸中，元阳不能敷布。服上方，附子由45g迭加至85g，胸闷、思睡除，阳经（面、乳下）自发疮疡2处，伏邪渐透，佳兆。续予破阴凝，祛瘀浊，廓清胸膈。下方10剂。

处方二 附子150g，干姜100g，桂枝90g，肾四味各30g，白术30g，丹参120g，赤芍45g，炙甘草120g，檀香10g，降香10g，砂仁10g，桃仁30g，五灵脂20g，高丽参10g（研冲服），麻黄5g，白芥子10g（炒研），辽细辛45g，生姜75g，大枣30枚，葱白4节。下10剂，附子加至200g，余药不变。

培元（注：培元固本散，鹿茸50g，紫河车1具，琥珀粉50g，三七粉100g，高丽参50g）+藏红花、灵芝孢子粉各100g。

案析

1. 病因病机　生活失摄，致阴寒痰瘀伏于胸中，元阳不能敷布。

2. 论治　破阴凝，祛痰瘀，廓清胸膈。

3. 方药解析　两方共解：四逆汤、肾四味温固少阴元阳；瓜蒌薤白类方通阳、祛痰宽胸；丹参饮加赤芍、桃仁、五灵脂等行气活血化瘀；麻黄、桂枝、细辛固表散寒。另合培元固本散+藏红花、灵芝孢子粉以培元固本，恢复生机。

4. 注意　附子量大，细辛有毒，附子与瓜蒌相反，参、灵相畏，须患者知情同意。

九、风湿性关节炎（三阴阳虚，寒湿伏匿）

一般资料 王某，女，38岁。2006年6月7日（图7-9）。

病证 风湿性关节炎7个月，双膝、手指痛，咽亦痛，不红不肿，指稍冷，膝冷，畏风冷特甚。舌淡，前1/3两条淡裂纹，脉沉紧。心虚，寒湿伏匿，托透之。

处方 生芪120g，制附片90g，干姜90g，川乌、稆豆、防风各30g，麻黄

10g，桂枝、赤芍各 45g，炙甘草 90g，辽细辛 45g，当归 50g，吴茱萸 30g，晒参 45g（另），生姜 75g，葱白 4 寸，蜂蜜 150mL，大枣 30 枚。

煮服法　加水 6 斤（3000mL），文火煮取 1 斤（500mL），兑入参汁，分 3 次饭后服。3 剂。

案析

1. 病因病机　三阴阳虚，寒湿伏匿。痹证，关节疼痛，畏风畏寒，为三阳表虚，寒湿伏匿，不通则痛；咽为少阴经脉通行之地，不红不肿为少阴寒盛，浊阴痹阻喉部。

2. 论治　温阳托透。

3. 方药解析　四逆汤、黄芪、桂枝温三阴之阳，吴茱萸汤解三阴寒凝；乌头汤、乌头桂枝汤、麻黄附子细辛汤、黄芪桂枝五物汤温阳托透，解散寒凝；用蜂蜜、稆豆、防风以解乌头、附子毒性。

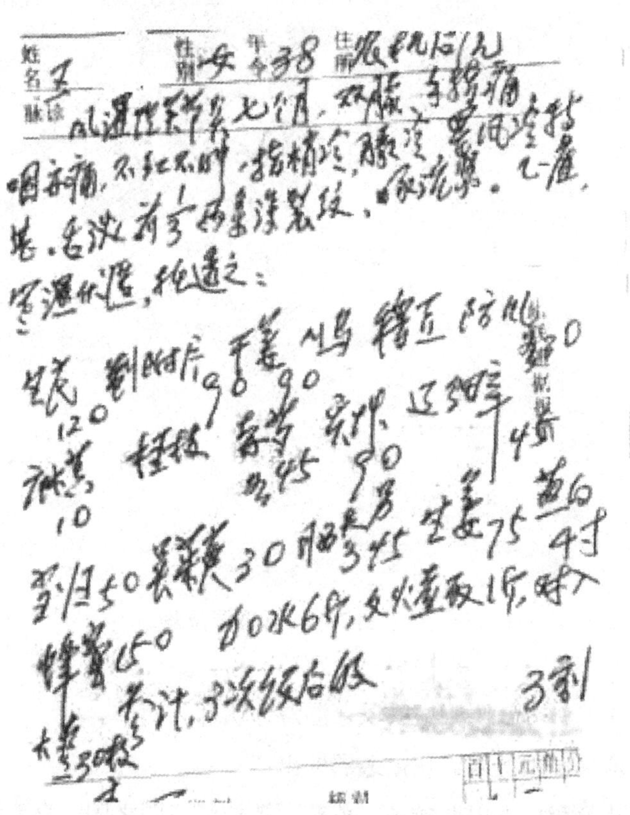

图 7-9　风湿性关节炎案

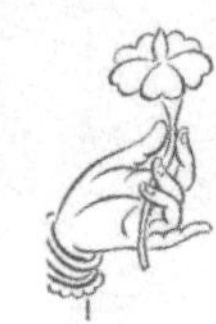

4. 注意　附子、川乌、细辛量大、有毒，须患者知情同意。

十、风寒湿痹（三阴阳虚寒凝）

一般资料　冯某，男，30 岁。2005 年 9 月 15 日（图 7–10）。

病证　风寒湿痹，伏邪久羁，托透为法。

处方　麻黄 10g，生芪 120g，附子 45g，川乌、穞豆、防风各 30g，桂枝、杭芍各 45g，炙甘草 60g，生半夏 45g，干姜 30g，防己 15g，细辛 45g，徐长卿 30g，止痉散 3～2（冲），晒参 30g（另），蜂蜜 150mL，生姜 45g，大枣 20 枚。

煮服法　加水 2500mL，文火煮取 500mL，兑入参汁，饭后 3 次分服，3 剂。

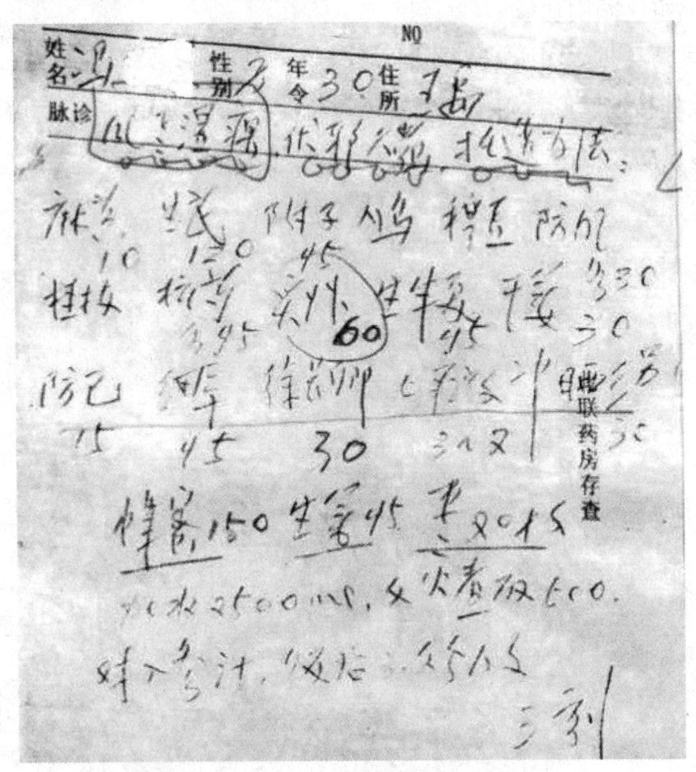

图 7–10　风寒湿痹案

案析

1. 病因病机　三阴阳虚，风寒湿痹，伏邪久羁。

2. 论治　温阳散寒，托正透邪外出。

3. 方药解析　方以四逆汤、黄芪、桂枝温三阴之阳，乌头汤、乌头桂枝汤、

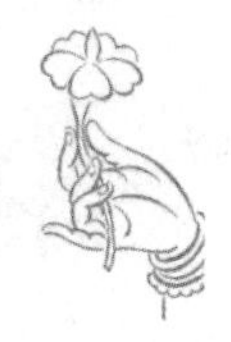

麻黄附子细辛汤、止痉散散寒除湿，祛风通络。

4. 注意　附子、川乌、细辛量大、有毒，半夏、乌头、附子涉及相反，须患者知情同意。

十一、寒痹（三阴阳虚，寒湿伏匿少阴、太阴）

一般资料　李某，女，45岁（图7-11）。

病证　30年沉寒痼冷，托法有效。伏邪渐次外透，守方。

处方一　生北芪250g，粉葛根90g，制附片150g，川乌30g，穞豆30g，防风30g，止痉散3～3（冲），生山萸肉60g，干姜90g，白术90g，麻黄5g，辽细辛45g（后5分），生晒参30g（捣），炙甘草100g，龟甲10g（捣），蜂蜜150mL，生姜45g，大枣12枚。煮服法同前。30剂。

处方二　固本散+止痉散50～60，每次3g，3次/日。

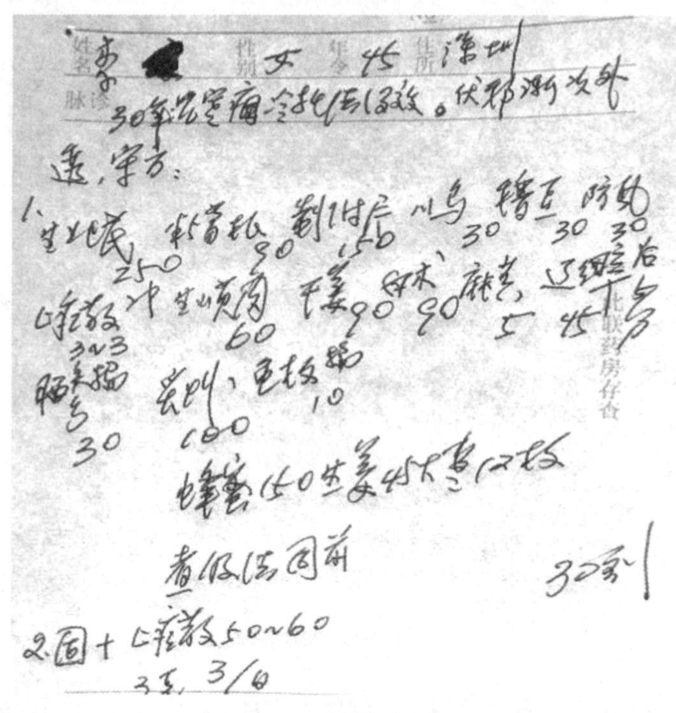

图7-11　寒痹案

案析

1. 病因病机　三阴阳虚，寒湿伏匿少阴、太阴。

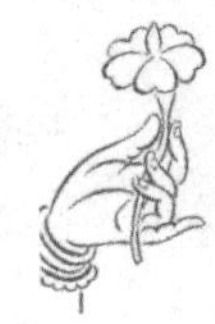

2. 论治　温三阴之阳，托透伏寒。

3. 方药解析　方以四逆汤、理中汤、大剂黄芪扶三阴之阳，合乌头汤破三阴寒凝，麻黄附子细辛汤合葛根以托透伏寒外出，止痉散搜风通络，生山萸肉、龟甲收敛防脱，蜂蜜、生姜佐制毒性。其中麻黄量小，不用桂枝，以防发散太过拔阳之虞。

4. 注意　制附片、川乌量大有毒，注意与蜂蜜、生姜联合使用，以佐制毒性。

十二、鼻咽癌案（三阴阳衰寒凝）

一般资料　吴某，男，34 岁（图 7–12）。

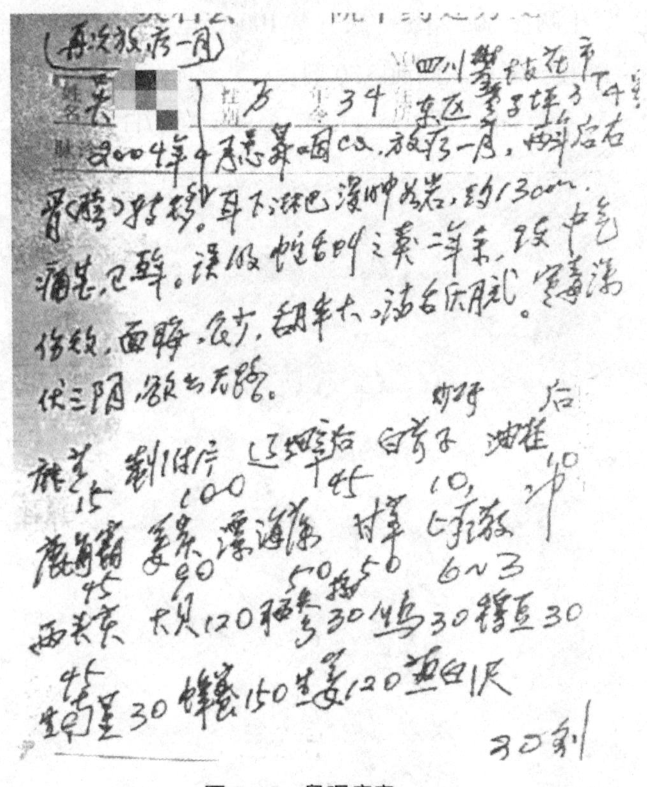

图 7–12　鼻咽癌案

病证　2004 年 4 月患鼻咽癌，放疗 1 个月，2 年后右胯骨转移，再次放疗 1 个月。耳下淋巴漫肿为岩，约 13cm，痛甚，已 5 年。误服白花蛇舌草之类 2 年余，致中气伤败，面晦，食少，舌胖大，淡舌质腻。寒毒深伏三阴，欲出无路。

处方　麻黄 15g，制附片 100g，辽细辛 45g（后），白芥子 10g（炒研），油桂

10g（后），鹿角霜 45g，姜炭 90g，漂海藻 50g，甘草 50g，止痉散 6～3（冲），两头尖 45g，大贝 120g，晒参 30g（捣），川乌 30g，稆豆 30g，生南星 30g，蜂蜜 150mL，生姜 120g，葱白 1 尺。30 剂。

案析

1. 病因病机　三阴阳衰寒凝。癌肿本为寒毒之邪凝结，误服清热之品，致阳气衰败，寒毒更加深伏。

2. 论治　温阳散寒，托透通阳，消坚散结。

3. 方药解析　麻黄附子细辛汤托深伏阴分之毒邪外透，川乌以加强透伏寒之力，稆豆、蜂蜜为制川乌毒性之品，人参补益元气，阳和汤温阳、散经络中之寒凝，海藻甘草汤、大贝、两头尖、生南星消坚散结，葱白、生姜助阴邪透出太阳之表。

4. 注意　多药超量、相反、有毒，须谨慎使用，并需患者知情同意。

十三、直肠癌术后（少阴阳虚，寒痰凝滞，伏邪化热外透）

一般资料　欧阳某，女，56 岁。2008 年 10 月 18 日（图 7-13）。

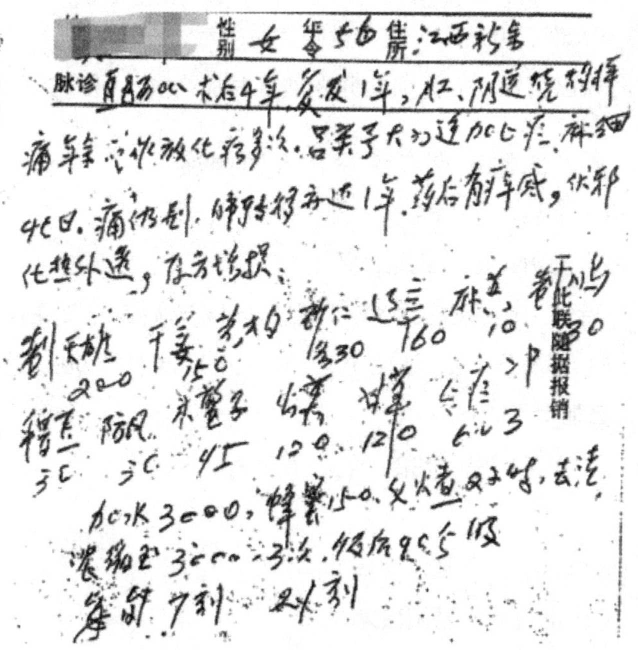

性别 女　年令 56　住所 江西新余

脉诊

此联随据报销

图 7-13　直肠癌术后案

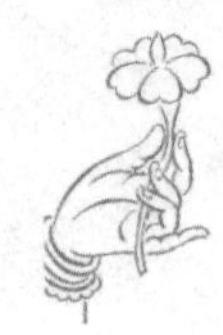

病证 直肠癌术后4年，复发1年，肛、阴道灼烧样疼痛年余，曾放化疗多次，予“大四逆加止痉、麻细”45日。痛仍剧，肺转移亦近1年，药后有痒感，伏邪化热外透，原方增损。

处方 制天雄200g，干姜150g，黄柏30g，砂仁30g，辽细辛60g，麻黄10g，制川乌30g，稆豆30g，防风30g，木鳖子45g，蒲公英120g，甘草120g，止痉散6～3（冲）。

煮服法 加水3000mL，蜂蜜150mL，文火煮2小时，去渣，浓缩至300mL，日3次，饭后90分钟服。每旬7剂，21剂。

案析

1. 病因病机　少阴阳虚，寒痰凝滞，伏邪化热外透。癌瘤为阴毒寒邪，深伏于体内，肛门、阴道烧灼疼痛为虚火外越的征象，痒感为伏邪有外透之机。

2. 论治　温少阴阳气，逐少阴寒邪，引火归原。

3. 方药解析　四逆汤中天雄、川乌同用，温阳散寒力量远超附子，同时加稆豆、防风、蜂蜜解乌头类毒性。麻黄附子细辛汤托透少阴寒邪，加封髓丹引火归原，木鳖子、止痉散通络散结，蒲公英以清郁滞之热。

4. 注意　天雄、川乌乌头碱含量高，易中毒，临证时加大炙甘草剂量，并同时用稆豆、防风以解毒，需久煎，并在煎煮时加蜂蜜，可以提升用药的安全性。

十四、寒入三阴，重在少阴、太阴阳虚

一般资料 李某，男，34岁（图7-14）。

病证 寒入三阴，正虚邪陷，托之。

处方一 麻黄10g，制附片45g，辽细辛45g（后5分），白术、干姜各90g，高丽参15g（冲），茯苓45g，油桂10g（后5分），炙甘草90g，生半夏45g，五味子30g。每日叠加附子10g。

处方二 “固”1料，兄弟同服。每次3g，3次/日，平遥黄酒调服。

案析

1. 病因病机　三阴寒凝，正虚邪陷。

2. 论治　扶正透邪，温阳破寒。

3. 方药解析　处方一以四逆汤、理中汤、桂、姜温三阴之阳气，以麻黄附子

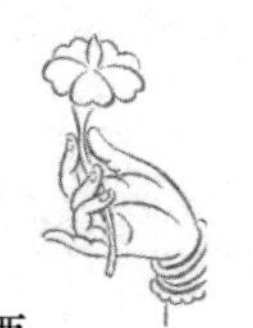

细辛汤温阳托透，以生半夏、茯苓化痰降逆，五味子固脱。处方二以固本散温酒服，培补先后天固本。

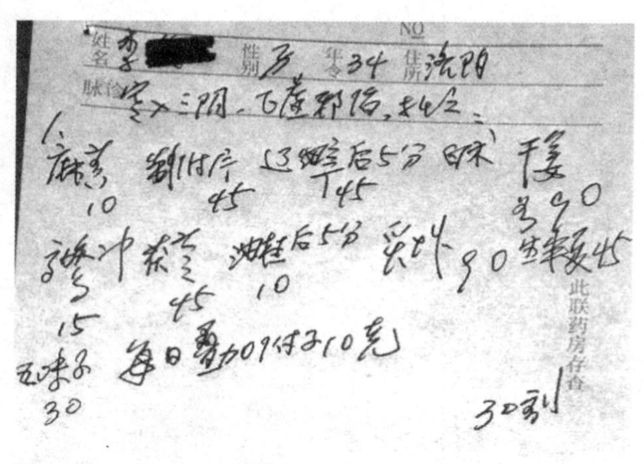

NO

姓名　性别　年令　住所

脉诊

此联药房存查

图 7-14　寒入三阴案

4. 注意　附子和半夏为“十八反”，需注意患者知情同意。

十五、痛经（寒伏厥阴血分）

一般资料　吕某，女，24 岁（图 7-15）。

病证　近查双肺尖肺结核，痛经，颈项强痛，经期头痛，偶呕。脉沉细，舌淡，食纳可，二便调。偶觉轰热，面晦。太阳表邪内陷厥阴血分，时值初夏，养阳托邪。

处方一　生黄 250g，当归、桂枝、杭芍各 45g，炙甘草 60g，通草 30g，辽细辛、天雄各 45g，吴茱萸 30g，益母草、丹参各 45g，乳香、没药各 10g，干姜、生半夏、生姜各 45g，大枣 25 枚，白术 45g，砂仁米 30g（后 10 分），高丽参 9g，五灵脂 18g，生龙牡各 30g。

煮服法　加水 3000mL，文火煮取 300mL，3 次分服。每旬 7 剂，服至立秋止。

处方二　固本+藏红花、炮甲珠、砂仁米、越桂各 100g，炮附片 300g，炙甘草 100g。每次 3g，3 次/日，热黄酒调服。

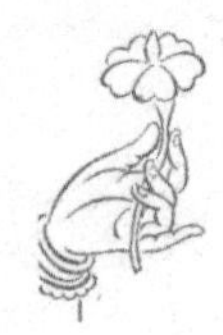

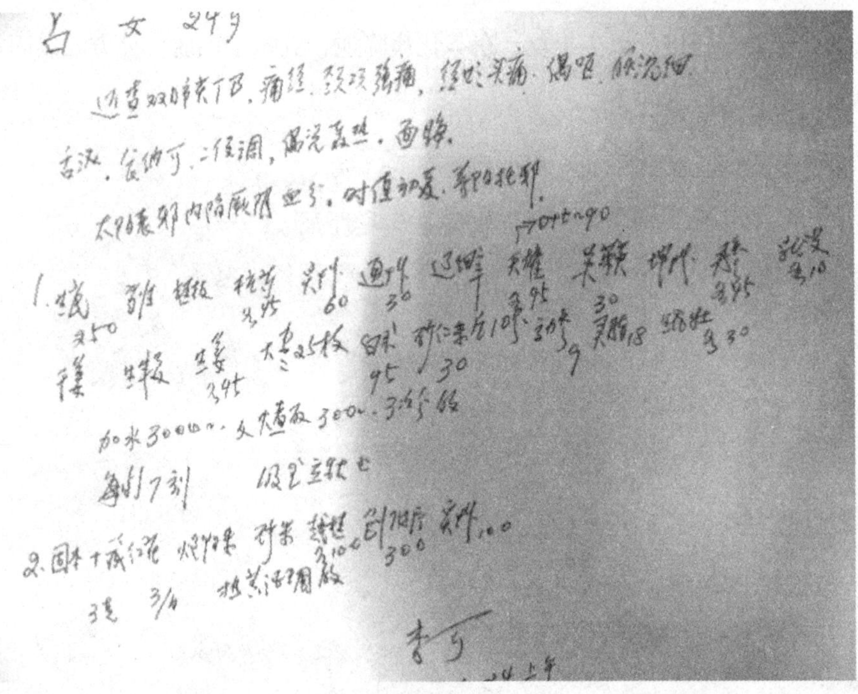

图 7-15　痛经案

案析

1. 病因病机　太阳表邪内陷厥阴血分。痛经、经期头痛，示阴寒伏匿厥阴血分。

2. 论治　温阳通脉，扶正托邪。

3. 方药解析　处方一以四逆汤、理中汤、黄芪、吴茱萸温三阴之阳，当归四逆汤、黄芪桂枝五物汤、麻黄附子细辛汤、活络效灵丹温阳活血通脉；小半夏汤、砂仁米、五灵脂以化中浊，辟中路；并合龙牡化浊降逆。处方二以培元固本散合温阳活血之品，以缓图之。

4. 注意　方中有“十八反”“十九畏”药物，须患者知情同意。